अनुक्रमणिका

भारतातील नं. १ फिटनेस एक्सपर्ट

ऋजुता दिवेकर

व्यायामाशी मैत्री आरोग्याची खात्री

'लूज युवर वेट' या बेस्ट सेलर पुस्तकाचा पुढील भाग

अनुवाद

प्रा. रेखा दिवेकर

ekadā

ekadā

First published in English as *Don't Lose Out, Work Out!* in 2010 by westland ltd

First published in Marathi as *Vyayamaashi Maitri Aarogyaachi Khaatri* in 2014 by Ameya Inspiring Books

Published in 2025 by Ekadā, an imprint of Westland Books, a division of Nasadiya Technologies Private Limited

No. 269/2B, First Floor, 'Irai Arul', Vimalraj Street, Nethaji Nagar, Alapakkam Main Road, Maduravoyal, Chennai 600095

Westland, the Westland logo, Ekadā and the Ekadā logo are the trademarks of Nasadiya Technologies Private Limited, or its affiliates.

ISBN: 9789371975728

10 9 8 7 6 5 4 3 2 1

Typeset by Shabdmadhuri, Pune
Printed at Manipal Technologies Limited, Manipal

प्रस्तावना

काश्मिरला कोलाहोई ग्लेशिअरच्या ट्रेकवरचा आमचा गाईड, जावेद, सुसाट धावत खडकामागे जाताजाता म्हणाला, "मौत और टट्टी कभी भी आ सकती है।" महाभारतातल्या एका कथेनुसार धर्मराज युधिष्ठिराने 'मानव जातीची सर्वांत आश्चर्याची गोष्ट ही की मर्त्य असूनही तो अमर असल्यासारखे वागतो,' असं सांगून त्या बदल्यात आपल्या चार भावंडांचे आयुष्य परत मिळवले होते. खरं तर आपले जीवन म्हणजे 'पहिल्या व शेवटच्या श्वासामधले अंतर' एवढेच असते. कोणत्याही व्यक्तीच्या जन्माच्यावेळी एकाच गोष्टीची खात्री असते - त्याचा किंवा तिचा मृत्यू; बाकी सगळं अनिश्चित!

मला खात्री आहे की, माझ्याप्रमाणे तुम्हीसुद्धा 'मृत्यू आणि मृत्युनंतरचे जीवन' याबद्दल अनेक गोष्टी, शोध इ. बद्दल वाचले ऐकले असेल. मात्र, या क्षणाला आपल्या पुढ्यात आपलं चालू आयुष्य व आपण त्याचं काय करतो ते आहे. प्रत्येक क्षणाला शरीरात 'कॅटॅबॉलिझम' होत असते. 'कॅटॅबॉलिझम' म्हणजे शरीरातील पेशींचा होणारा ऱ्हास. मृत्यू व त्याविषयीचे गूढ आपल्या मनात ठाण मांडून बसलेले असते; मात्र शरीरात प्रत्येक क्षणी, अगदी आत्ता हे वाचताना सुद्धा, होणाऱ्या पेशींच्या ऱ्हासाबद्दल आपण अनभिज्ञ असतो. कॅटॅबॉलिझम म्हणजे एका अर्थी आपल्या 'देहत्यागाची' तयारीच म्हणायला हवी; किंवा 'वार्धक्याकडे वाटचाल' म्हटलं तर ते ऐकायला आपल्याला जरा बरं वाटेल! आता ज्यांना लवकर म्हातारं व्हायचंय त्यांनी हात वर करा बघू आणि ज्यांना म्हातारपण लांबवायचंय त्यांनी पटकन जाऊन दार उघडा! अरे हे काय? कोणी हातही वर करत नाहीये व कोणी दार उघडायलाही जात नाहीये. हे बघा, कॅटॅबॉलिझम कमी होण्यासाठी 'दैनंदिन जीवनात जास्त हालचाल करणे' हाही एक मार्ग आहे. लहान-सहान ॲक्टीव्हीटीज् वृद्धत्व रोखण्यासाठी महत्त्वाच्या आहेतच पण मोलाचा वाटा मात्र नियमित व्यायामाचा आहे.

मेटॅबॉलिझम (चयापचय) = ब्रेक डाऊन + बिल्ड अप (झीज + भर)

थोडं स्पष्टीकरण देते – जीवनात आपल्याला 'ॲनॅबॉलिझम'चे सुद्धा वरदान लाभले आहे. ॲनॅबॉलिझम म्हणजे शरीरात नवीन पेशींची निर्मिती होणे (आणि हो, आपल्या सवयी, स्वभाव, व्यायामाचे वेळापत्रक, श्रद्धा, भविष्य हेही आपण घडवू शकतो.) व्यायामाच्या शास्त्रानुसार ॲनॅबॉलिझम आणि कॅटॅबॉलिझम दोन्हींचा एकत्रित परिपाक म्हणजे मेटॅबॉलिझम. मेटॅबॉलिझम म्हणजे शरीराचा रोजचा ऊर्जेचा अथवा उष्मांकांचा वापर (किंवा खर्च). 'मेटॅबॉलिझम' या ग्रीक शब्दाचं मूळ आहे – मेटॅबोल (Metabole) मेटॅबोल याचा अर्थ बदलणे. मेटॅबॉलिझम आयुष्यात बदलत राहते. जितका जास्त काळ तुम्ही पृथ्वीतलावर रहाल तेवढी मेटॅबोलिझम कमी होत जाईल. याची कारणे अनेक आहेत; मुख्य म्हणजे तुम्ही हळूहळू लठ्ठ होत जात असता, न जाणो आजच्या घडीला तुम्ही कधी नव्हे इतके लठ्ठ असाल, आणि इतकेच नव्हे, तुमचे हाडांचे व स्नायूंचे वजन कमी कमी होत जाते; कारण विचारा पाहू! बरं, बरं मी सांगूनच टाकते– हाडं व स्नायू कमजोर होऊन, चरबीचे (fat)प्रमाण वाढून निसर्ग समतोल साधू पाहतो पृथ्वीवर फार गर्दी नको म्हणजे तुम्ही स्वर्गवासी व्हा आणि पुढच्या पिढ्यांना जागा द्या! म्हणजे आजोबांची रिकामी झालेली बेडरूम नातवंडांना मिळते, हो ना!

वृद्धत्व अशा प्रकारांनी सामोरे येते :

१) स्केलेटो मस्क्युलर चेंजेस

याबद्दल आधी मी लिहिले आहे हे खरे पण मला परत परत सांगायचंय आपण दिवसानुदिवस लठ्ठ होत जातो आणि आपले स्नायू व शरीर ढिले पडू लागते. स्नायुच्या पेशींचा आकार कमी होतो. वेगळ्या शब्दांत मांडायचे तर स्नायूतंतू आक्रसू लागतात. फॅट किंवा चरबीच्या पेशींचा आकार वाढू लागतो. यामुळे आपल्या शरीराच्या वजनात बदल होतो; इतकेच नव्हे तर शरीराच्या वजनाला कारणीभूत असलेल्या घटकांमध्येही बदल होऊ लागतात. कधी नव्हे इतकं चरबीचे वजन आपल्या वजनवाढीस हातभार लावत असतं आणि साधारण ऐंशीला पोहोचेपर्यंत हे वाढत राहतं. नंतर मात्र वेगाने हाडे व स्नायू आक्रसू लागतात. चरबी कमी होऊ लागते. तुम्ही अगदी किडकिडीत होता

व शरीराची ताकद भराभर उतरू लागते आणि हे बदल एकाएकी होत नाहीत, सावकाश होत जातात. आपण तिशीला आलो की ते चालू होतात, मेनोपॉज (पाळी संपण्याचा काळ) व अँड्रोपॉज (पुरुषांमधी हार्मोन्स् कमी होतात तो काळ) जवळ आला की हे बदल झपाट्याने होतात व नंतर तर घसरणच चालू होते. एकीकडे शक्ती कमी होऊ लागते तर दुसरीकडे लोअर बॉडीवर (कंबरेपासून खालचा भाग) फॅट (मेद) जमा होऊ लागते. हातापेक्षा पायातला जोर कमी होत जातो; पोट, कंबर, पार्श्वभागाचा घेर वाढू लागतो. जसजसं आपलं वय वाढत जातं व हातात पैसा खेळू लागतो, तसंतसं आपण पायांचा वापर कमी करू लागतो असं माझं प्रामाणिक मत आहे. आपण चालत जाणं थांबवतो, बसला उभे राहत नाही, धावत गाडी पकडत नाही एवढंच नव्हे तर दरवाजा उघडायलाही उठण्याची तसदी घेत नाही, पडदे हलवत नाही की स्वयंपाकघरात जाऊन पाण्याचं भांड आणत नाही. भारतात श्रीमंती वाढली की शारीरिक हालचाली कमी करायच्या असा जणू नियम आहे! म्हणजे संविधानानुसार नव्हे पण आपण मात्र तोच कायदा असल्यासारखे वागतो.

याबाबतीत तुम्ही काही करू शकता का? अर्थातच हो! पण त्याची चर्चा नंतर करू. प्रथम हाडांची काय अवस्था होते ते पाहू या. हाडांची घनता कमी होऊ लागते व बोन मॅट्रीक्स कमकुवत होते. हाडे खनिजांची बनलेली असतात; त्यातील सर्वांत महत्त्वाचे कॅल्शियम असते. शरीराच्या एकूण वजनाच्या ४% पर्यंत वजन हे खनिजांचे असते व ते वयानुसार कमी होते. समजा पंचवीस वर्षांचे असताना तुमचं वजन ५० किलो. असेल तर त्यातील खनिजांचे वजन २ किलो. असेल. आता समजा, तुमचं वय ५० आहे, वजन ७५ कि. आहे तर खनिजांचे वजन ३ कि. नसेल आणि तुमची बैठी जीवनशैली असेल तर ते २ किलो पेक्षाही कमी असेल.

आपल्या शरीराच्या एकूण वजनात लीन बॉडी वेट्चा (स्नायू व हाडांचे वजन) वाटा कमी होतो व त्यामुळे आपली ताकद कमी होते हे सांगण्याचा हा प्रयत्न. आपलंच वजन आपल्याला पेलेनासे होते. बोन मॅस्ट्रीक्स (बोन मॅट्रीक्स हे मासेमारीसाठी वापरल्या जाणाऱ्या नागमोडी जाळ्याप्रमाणे असते. या जाळीच्या भोकांमध्ये कॅल्शियमसारखी खनिजे असतात व या खनिजांमुळे हाडांना बळकटी प्राप्त होते.) कमकुवत होऊ लागते. त्याची अवस्था

फाटलेल्या जाळ्यासारखी होते, आणि आपली हाडं, सांधे, टेण्डन्स्, लिगामेन्टस् आपलं वजन पेलण्याची धडपड करू लागतात. बऱ्याचदा सांध्यांमध्ये द्राव जमा होऊन त्यांना सूज येऊ लागते. आपले वजन पेलण्याचे काम पायाचे घोटे व गुडघे करत असल्यामुळे प्रथम त्यांना दुखापत होते. थोडं घसरलं-पडलं तरी फ्रॅक्चर होते. आपल्यापैकी बऱ्याच जणांच्या आज्या अशा पडून कुल्ल्याच्या (hip bone) हाडाचं फ्रॅक्चर होऊन अंथरुणाला खिळल्या असतील व त्यातच त्यांचा मृत्यू ओढवला असेल.

२) हार्मोन्समध्ये होणारे बदल

हार्मोन्समध्ये तर बदल नक्कीच होतात. एस्ट्रोजन, टेस्टोस्टेरोनची पातळी कमी होते हे मी सांगण्याची आवश्यकता नाही. पण आणखी एक अत्यंत महत्त्वाचा बदल होतो तो आपल्या इन्स्युलीन सेंसिटीव्हीटीमध्ये इन्स्युलीन हे 'ॲनॅबोलीक हार्मोन' आहे. हे आपल्या शरीराच्या वाढीस मदत करतं. ह्या हार्मोनचं कार्य ढेपाळायला लागलं की आपल्या पेशींना त्यांचा पोषक द्रव्यांचा नियमीत पुरवठा मिळेनासा होतो व अशा रीतीने मधुमेह आपल्या जीवनात शिरकाव करतो. आता खरं म्हणजे ही पन्नाशीनंतर होणारी स्थित्यंतरं आहेत; पण आता मात्रा आपल्या गाड्या, इन्टरनेट कनेक्शन, धावपळीचं आयुष्य यामुळे आपल्या शरीराची कार्य मंदावतात. अगदी पंचविशीतही असं आढळतं. त्यामुळे तुमच खरं वय काय याला काही महत्त्व उरत नाही आणि महत्त्वाचं होतं ते तुमच जैविक (biological) वय.

३) अनैच्छीक संस्थांच्या कार्यात बदल

आपलं हृदय, फुप्फुस, पचनसंस्था यांचही वय होतं. याचा अर्थ एखादं काम करण्याची क्षमता पूर्ववत रहात नाही. ती कमी होत जाते. उदाहरणार्थ, कॉलेजमध्ये असताना आपण संध्याकाळी सहा वाजता सहज दोन वडा-पाव खातो आणि दुसऱ्या दिवशी सकाळी सहा वाजता ते आपल्या लक्षातही येत नाही. आता कंपनी इक्झिक्युटिव्ह झाल्यावर सेल्स मीटिंग आटोपल्यावर वडा-पावकडे बघूनही आपल्याला दुसऱ्या दिवशी सकाळी होणारी हालत आठवते. मुद्दा हा की, हृदयाबरोबर व पोटाबरोबर आता तुम्ही जास्त 'रिस्क' घेऊ शकत

नाही. बेताने सांभाळून खाणं ठीक असतं.

व्यायाम हाच उपाय

चला, वय होण्याबाबत तर मी कितीही लिहू शकते आता लिहिलेले अक्षरश: हिमनगाच्या टोकाइतके आहे. या पुस्तकात याबाबत लिहिण्याचा विचार मी एवढ्याचसाठी केला की प्रत्येक **भारतीयाची मनोमन इच्छा असते की जगताना अथवा मरताना आपण आपल्या मुलांवर अथवा जवळच्या आप्तांवर ओझं (आर्थिक किंवा भावनिक) होऊ नये.** आपल्याला हसत–हसत किंवा जेवणानंतर किंवा झोपेतच मरण यावं असं वाटतं आणि तत्पूर्वी आपल्याला नातवंड खेळवायची इच्छा असते. ही इच्छा पूर्ण करण्याच्या दिशेने आपली पावलं मात्र पडत नाहीत. जिमवर खर्च करणं आपल्याला पटत नाही. मॉर्निंग वॉकला जायचं ते मुख्यत्वे फिटनेसपेक्षा मजा मारण्यासाठी; दोन खाण्यांमध्ये भरपूर वेळ जाऊ द्यायचा आणि टी.व्ही. बघत झोपायचं. थोडक्यात, काय परावलंबित्व, मग ते पूर्ण किंवा अंशत: असो, टाळण्यासाठी पुरेसा वेळ किंवा पैसा खर्च करण्याची आपली तयारी नसते. हेच बदलायला हवं. सुनियोजीत व्यायामाने चमत्कार घडू शकतो. बारा आठवडे इतक्या कमी कालावधीत आपण वृद्धत्वाकडे होणारी वाटचाल २० वर्षांनी उलटवू शकतो. याचा अर्थ व्हीलचेअर सोडा आंटीजी, लिफ्ट पण नको, चालायला सुरुवात करा.

व्यायामाच्या विज्ञानाविषयी, तंत्राविषयी सखोल माहिती घेण्यापूर्वी काही गोष्टींची स्पष्ट कल्पना आपल्याला असायला हवी.

अ) १००० मैलांचा प्रवास चालू करण्यासाठी पहिलं पाऊल पडणे महत्त्वाचे असते. तुम्ही बराच वेळ वाया घालविला असे तुम्हाला वाटत असेल तर माझ्यावर एक मेहेरबानी करा. विचार करण्यात एक सेकंदही वाया घालवू नका. आपण फार आधीच व्यायामाला सुरुवात करायला हवी होती, आपण उगीचच १० वीच्या वेळेस टेनीस/बास्केट बॉलला रामराम ठोकला इ. विचार आता निरर्थक आहेत. आत्ताच व्यायामाला सुरुवात करा. तुम्हाला आयुष्यभर व्यायामाशी बांधिलकी ठेवायची आहे व त्यासाठी तो चालू करणं ही पहिली पायरी आहे, हे विसरू नका.

ब) Something is better than nothing अशी इंग्रजीत म्हण आहे; पण मी म्हणेन की Something is better than everything (दररोज व्यायाम करण्याच्या हट्टापेक्षा काही दिवस व्यायाम केलेला बरा.)

मी दिवाळी/नाताळ/परीक्षा/प्रेझेंटेशन नंतर व्यायाम चालू करेन या सापळ्यात कृपया फसू नका. यात तुमचा उदात्त हेतू असतो की, या गोष्टीनंतर मी अत्यंत नियमित राहीन. पण हा 'नियमितपणा' एक मोठे आव्हान असते व त्यासाठी तुम्हाला सातत्याने प्रयत्नशील राहावे लागते. एखाद्या दिवसाने, आठवड्याने, महिन्याने पुढे ढकलून ते सोपे होत नाही तर कठीणच होत जाते. व्यायायामाच्या बाबतीत म्हणाल तर या महिन्यात तीन वेळा व्यायाम करणं पुढील महिन्यात एक दिवसाआड व्यायाम करण्यापेक्षा चांगलं आहे कारण पुढचा महिना हा नेहमी 'पुढचाच' राहतो.

असो, असं वाटणाऱ्यांपैकी तुम्ही एकटे नाहीत बरं का! प्रत्येक व्यक्तीला व्यायाम उद्यावर ढकलावासा वाटतो. मी 'इंडो-चायना योगा ॲण्ड हेल्थ समीट' साठी चायनाला होते. तेव्हा, आख्यायिका ठरलेले बी. के. एस. अय्यंगार गुरुजी म्हणाले होते, 'रोज मला वाटतं- आज नको, उद्या करू योगासने' म्हणून स्वत:ला आरोपीच्या पिंजऱ्यात उभं करू नका. दररोज योगासने करणाऱ्या ९५ वर्षे वयाच्या गुरुजींना असं वाटतं तर आपल्या पामरांची काय कथा?

क) ट्रेनिंगसाठी पैसे मोजावे लागतात, ते भरायची तयारी ठेवा. हो, खरं आहे, ट्रेनरला ट्रेनिंगसाठी पैसे द्यावे लागतात. मानसिकता बदला. आजारपणात लागतील म्हणून किंवा मुला-बाळांसाठी पैसे वाचवू नका. त्यापेक्षा दर महिन्याला थोडेसे पैसे ट्रेनरवर, योगवर्गावर, जिम मेंबरशीपसाठी खर्च करा आणि आपल्या शरीररूपी संपदेचं संरक्षण करा.

मेंदूची धारणा – कर्मफळ त्वरित हवे

'युद्धस्य कथा रम्या:' म्हणतात ते खरंच आहे. लीडर व्हॅलीमध्ये कोलाहोई ग्लेशिअरला जाताना आमचा गाईड जावेद याने काश्मिरच्या लढ्याच्या अशाच काही गोष्टी सांगितल्या. त्याला इंडियन आर्मीबद्दल

नितांत आदर आहे व त्याला वाटतं की, काश्मिरच्या वाताहतीसाठी सरकारचे, मग ते स्टेट गर्व्हन्मेंट असो किंवा सेंट्रल, जबाबदार आहे. राजकारण इथून–तिथून एकसारखं असतं व एकजात सगळे राजकारणी, हरामी असतात. त्याच्या मते आर्मी सामान्य काश्मिरी जनतेप्रमाणे, स्टेट आणि सेंट्रल गर्व्हन्मेंटमध्ये असलेल्या मतभेदांमुळे भरडली जात आहे; पण आर्मी आम काश्मिरी जनतेप्रमाणे 'दिलकी साफ और जबानकी पक्की' आहे.

माझ्या चेहऱ्यावरचे आश्चर्याचे भाव पाहून तो त्याच्या बाबतीत घडलेली घटना सांगू लागला. काही वर्षांपूर्वी तो यात्रेकरूंसोबत घोडेवाला म्हणून अमरनाथला चालला होता. चंदनवाडी नावाच्या बेसकॅम्पवर एका रात्री अतिरेक्यांनी बेछूट गोळीबार केला. जावेदच्या तंबूतील सहा लोकांना मरण आले पण जावेद व आणखी एक घोडेवाला, नशीब बलवत्तर, म्हणून बचावले. काही वेळाने इंडियन आर्मीतील ऑफिसर्स त्या घटनेचा आढावा घेण्यास तेथे आले. सहा मृतदेह पाहून त्यातील एका ऑफीसरनी बंदुकीच्या टोकाने जावेदच्या डोक्यावर ठोसे मारले. रात्रभर त्याच्या कानातू रक्त वाहत होते. दुसऱ्या दिवशी सकाळी जावेद कान वाहत असतानाच, आर्मी कॅम्पवर 'बडा साहिब' ना तक्रार सांगण्यासाठी गेला.

'बडा साहिब' ने सांगितले, 'ज्याने तुला मारलं आहे त्याला मी शिक्षा करतो.' खरोखरच ज्याने मारलं होतं त्याला डोक्यावर बंदूक ठेवून तीन तास कडक उन्हात उभे राहण्याची शिक्षा फर्मावली गेली. 'एक मिनिट जरी बंदूक खाली आली तरी एक तास शिक्षेत वाढ.' कोणावर विश्वास ठेवायचा याची जाण व ताबडतोब गुन्ह्याला शिक्षा या दोन गुणांमुळे इंडियन आर्मी जावेद व त्याच्या इतर घोडेवाल्या मित्रमंडळींसाठी 'हिरो' ठरली होती. जावेद म्हणतो की, परत कोणाला मारण्यासाठी बंदूक उचलण्यापूर्वी तो ऑफिसर आता दहा वेळा विचार करेल. जावेदचा अकारण झालेला अपमान व आजही त्याच्या कानावर उठून दिसणारा जखमेचा व्रण पाहता तीन तास उभं राहण्याची शिक्षा म्हणजे काहीच

नाही; पण त्वरित केलेली कारवाई जावेदसाठी मोलाची ठरली.

मला वाटतं मेंदूचा हाच भाग वेट लॉस, एक्सरसाईझ प्लॅन मध्ये वापरला जातो. जर लोकांना जबरी व्यायाम करायला सांगितला व बदल्यात 'रिवॉर्ड' म्हणून शरीराची लवचिकता, वेगाने धावण्याची क्षमता, जड वस्तू उचलण्याची ताकद इत्यादी महत्त्व सांगितले तर कोणाला त्याचे कौतुक नसते; पण मशीनवर करंट्स्, १५ मिनिटे स्टीम बाथ आणि जवळपास शून्य कॅलरीचा आहार घेऊन रोज १०० ग्रॅ. वजन उतरेल असे आमिष दाखविले तर मात्र सगळे फिदा! स्मार्ट आणि हुशार मंडळी ज्यांना हे कमी होणारं वजन पाण्याचं असतं आणि फॅट तसूभरसुद्धा हलत नाही, हे कळतं ते सुद्धा अशा 'प्रॉमीसेस'ना बळी पडतात. याचं कारण आपल्या मेंदूत बसलेलं 'त्वरित बक्षीस अथवा शिक्षा' याचं घट्ट समीकरण! म्हणून मग जरा काही विशेष केलं की लगेच केक, आइस्क्रीम किंवा असंच काहीतरी हवं असतं, नंतर बराच वेळ अपराधी वाटलं तरी चालतं. त्या क्षणाला बक्षीस मिळणं महत्त्वाचे असते.

मेंदूची ही कार्यपद्धती 'फिटनेस जर्नी' चालू करताना समजून घ्यायला हवी. शेवटी तुमचं शरीर आहे, खेळ नव्हे की ज्यात बक्षीस/शिक्षा असं सगळं आखीवरेखीव आहे. फिटनेस लेव्हलमध्ये बदल होण्यासाठी पुरेसा वेळ द्यायला लागतो आणि हा बदल रोज १०० ग्रॅम. वजन कमी होण्यापेक्षा १०० पट जास्त अर्थपूर्ण, कायमस्वरूपी, लाख मोलाचा असतो.

व्यायामाने वृद्धत्व कसे लांबवता येईल?

प्रत्येक वेळी व्यायाम करताना शरीरातील पेशींची सूक्ष्म प्रमाणात मोडतोड होते. याला 'कॅटॅबॉलिक रिॲक्शन' असं म्हणतात. स्नायूंची झालेली ही मोडतोड शरीर दुरुस्त करते; त्याला 'ॲनबॉलिझम' असं म्हणतात. शरीर अशा पद्धतीने जुळवून घेते. शरीराला व्यायामाच्या बाबतीत नियमितता दिसली की शरीर अशा पद्धतीने दुरुस्ती करते व नवीन पेशींची निर्मिती करते की जेणेकरून तुम्ही पुढच्या वेळेस त्याच प्रमाणात व्यायाम केलात तरी पेशींची मोडतोड होत नाही. यामुळे

'हायपरट्रॉफी' दिसून येते. हायपरट्रॉफी म्हणजे स्नायूंमध्ये झालेली वाढ. त्यामुळे हाडांची घनताही वाढते म्हणजे वय होण्याची प्रक्रिया उलटवली जाते (Anti-ageing) **सारांशाने, वर्किंग आऊट म्हणजेच व्यायाम ही कॅटॅबॉलिक प्रोसेस आहे जी ॲनॅबॉलिझमला उत्तेजन देते.** तुम्ही योग्य प्रमाणात (right intensity) व्यायाम करत असता तेव्हा ॲनॅबॉलिझम प्रोसेस किंवा पेशींची दुरुस्ती, पुनर्बांधणी आणि राखण (maintanance) करण्यासाठी लागणारी ऊर्जा (कॅलरीज) कॅटॅबॉलिक प्रोसेस पेक्षा जास्त असते. अशा रीतीने तुम्ही मोड-तोडीची किंवा वय होण्याची प्रक्रिया उलट दिशेला वळवता. इथे शरीराची उपजत बुद्धी कामी येते; वापरात असलेले स्नायू टिकाव धरून राहतात. निष्क्रिय होऊन वाया जात नाहीत; ॲट्रॉफी (Atrophy -स्नायू कमी होणे) टळते.

यामुळे वजन कमी होईल का? तुम्हाला काय वाटतं? अर्थात वजन उतरेल. एक तर व्यायाम करताना कॅलरीज जळतात. दुसरं म्हणजे दुरुस्ती व पुनर्निर्माणासाठी कॅलरीज खर्च होतात व यासाठी कधीकधी ४८ तास इतका अवधी लागू शकतो. म्हणजेच व्यायामानंतर दोन दिवस कॅलरीज खर्च होत राहतात. (याबद्दल विस्ताराने पुढे वाचाल). आणि कळस म्हणाल तर व्यायामामुळे बॉडी कॉम्पोजीशन (शरीराची संरचना) बदलते. शरीरातील फॅट कमी होऊन स्नायू वाढतात. BMR बेसल मेटॅबोलिक रेट वाढतो. (बेसल मेटॅबलिक रेट - चयापचय क्रियेचा वेग.)

व्यायामाचा अभाव असेल तर स्नायूंपेक्षा फॅटचे प्रमाण जास्त होते व बेसल मेटॅबोलिक रेट कमी होतो. याचं कारण 'फॅट' निष्क्रिय असते. ते शरीरातून 'कॅलरीज' न घेता जैसे थे राहते तसे स्नायूंचे नाही; म्हणून शरीराला स्नायूंपेक्षा 'फॅट' (चरबी, मेद) साठवून ठेवणे सोपे जाते. तुम्हाला 'ॲनॅबोलिक झोन' मध्ये राहायचे असेल तर पुढील गोष्टी लक्षात ठेवा.

१) योग्य आहार

'डोन्ट लुज युवर माईंड, लुज युवर वेट'वाचा. जेव्हा तुम्ही कमी तेला-तुपाचा, कॅलरीजचा आहार घेता तेव्हा शरीरात तुमच्या पुर्नबांधणीच्या क्षमतेपेक्षा जास्त मोडतोड होत असते. तुम्हाला अजिबात ताकद उरत नाही. जिमला जायचा विचार तर दूर, केस सरळ करायला हातही उचलवत नाही.

याचा परिणाम म्हणजे वय वाढल्याची चिन्हे दिसू लागतात व तीही झपाट्याने; कारण शरीरावर फॅट साचू लागते. पोषक आहार घेतल्याने तुम्हाला व्यायाम करावासा वाटतो. व्यायामाच्या वेळेस मोडतोड होते हे खरं, पण पुनर्बांधणीत जास्त ऊर्जा खर्च होते. परिणाम - फॅट लॉस, तरुण चेहेरा, केसांवर चमक, कंबरही बारीक.

२) निवांत झोप

'विमेन ॲण्ड द वेट लॉस तमाशा' वाचा. वेळी-अवेळी झोपलं तर व्यायामाचं टाईमटेबल बिघडेलच म्हणून समजा. एवढंच नाही तर सर्व ॲनॅबॉलिक हार्मोन्सचे (शरीराची पुनर्बांधणी, नुकसानभरपाई करणारे) प्रमाण रात्री खूप वाढते. शांतनिवांत झोपेअभावी ॲनॅबॉलिक हार्मोन्स, ग्रोथ हार्मोन्स पुरेशा प्रमाणात निर्माण होत नाहीत व याचा परिणाम म्हणजे तुम्ही स्थूल, वयस्क दिसू लागता.

३) तणावरहित नातेसंबंध

बॉस कडक असेल किंवा पती-पत्नी नात्यात मोकळेपणा, स्निग्धता नसेल तर तुम्ही झपाट्याने वार्धक्याकडे वाटचाल करू लागता.

व्यायामुळे येणारा उत्साह आणि धुंदी

दार्जिलिंगला स्मृती या माझ्या लिंब जमातीतील मैत्रिणीला मी सांगत होते की, माझा आणि एकूण सर्व कोकणवासीयांचा भूता-खेतांवर विश्वास आहे आणि माझ्या एका चुलत आजोबांच्या मते जर माझं अस्तित्व खरं असेल, तर भुतांचेही आहे. यावर ती हसून म्हणाली, ''मी पण आता तुला एक जगावेगळी गोष्ट सांगते - एखाद्या प्रिय व्यक्तीचे निधन झाले तर ५ दिवसांनंतर आम्ही बोकड कापतो आणि शोकाकुल आप्तेष्टांना पार्टी देतो. नाच-गाण्याच्या कार्यक्रमात त्यांना सहभागी करून घेण्याची पद्धत आहे. मी नवलाने म्हटले, 'झालं गेलं विसरा, जीवनाला सामोरे जा, चांगली युक्ती आहे.' भारतातील बऱ्याच जाती-जमातीत

पशुबळी देण्याची प्रथा आहे. पण नाच–गाणं मात्र मला जरा चमत्कारिक वाटले. अचानक माझ्या डोक्यात वीज सळसळली प्रकाश पडला – 'द रनर्स हाय.' 'रनर्स हाय' हा शब्दप्रयोग जिममध्ये जाणाऱ्यांच्या चांगलाच परिचयाचा आहे. कुठचाही व्यायाम केल्याने मेंदूतील 'फील गुड' (प्रसन्न, उत्साही वाटणे) रसायनांमध्ये वृद्धी होते, त्याला 'द रनर्स हाय' असे म्हटले जाते. सेरोटॉनीन आणि नॉरएपिनेफ्रीनची पातळी कमी झाल्यास नैराश्य, औदासीन्य येऊ लागते आणि व्यायामाने (स्मृतीच्या जातीत नाच–गाण्यामुळे) याच दोन रसायनांची पातळी वाढते. खरंच, कधी दु:खीकष्टी वाटत असेल तर व्यायाम करा, नाचा. काही अभ्यासानुसार अँटीडिप्रेसंट औषधांपेक्षा 'व्यायाम' हीच उपचारपद्धती जास्त परिणामाकारक असल्याचे दिसून आले आहे, पुन्हा याचे काही साईड इफेक्टसूही (विपरीत परिणाम) नाहीत, अर्थात् तुम्ही जास्त छान दिसू लागता हाच एक साईड–इफेक्ट!

आता मुख्य मुद्याकडे वळू या. **हे लक्षात असू दे की जेव्हा अ‍ॅनॅबॉलिझमपेक्षा कॅटॅबॉलिझम जास्त प्रमाणात होते तेव्हा शरीरावर फॅट जमा होऊ लागते.** याचाच अर्थ चयापचय क्रियेतील कॅटॅबॉलिझमचा वाटा अ‍ॅनॅबॉलिझमपेक्षा वरचढ असला की स्थूलपणा वाढीस लागतो. हे टाळण्याचा एकच रामबाण उपाय म्हणजे दैनंदिन वेळापत्रकात व्यायामाचा योग्य प्रमाणात समावेश करणे ज्यायोगे अ‍ॅनॅबॉलिझमसाठी लागणाऱ्या कॅलरींमध्ये भरीव वाढ होईल. थेडक्यात सांगायचं तर चालता येत असताना रांगू नका. जेव्हा अ‍ॅनॅबॉलिझम कॅटॅबॉलिझमपेक्षा जास्त प्रमाणात होते तेव्हा अ‍ॅनॅबॉलिझमसाठी लागणाऱ्या जास्तीच्या कॅलरीज 'फॅट' पेशींमधून वापरल्या जातात. म्हणजेच जेव्हा तुम्ही अँटी–एजींगच्या क्रीम्स् वर किंवा शस्त्रक्रियेवर विश्वास ठेवत नाही तेव्हा तुम्ही १००% बरोबर असता; या उपायांनी वय होण्याची प्रक्रिया उलटवता येत नाही कारण यामुळे कॅटॅबॉलिझम वाढते व अ‍ॅनॅबॉलिझम कमी होते. **एकच कायमस्वरूपी शहाणपणाचा मार्ग म्हणजे अ‍ॅनॅबॉलिझम वाढवा व वृद्धत्वाला लांब ठेवा.**

वाचकांशी हितगूज

आठवतेय तेव्हापासून या पुस्तकाचा कीडा माझ्या डोक्यात वळवळतोय! कदाचित मी विद्यार्थीदशेत, इंडस्ट्रीयल केमिस्ट्रीत बीएस. सी. करत असताना, वॉर्म अप इंस्ट्रक्टर–मुख्य इंस्ट्रक्टरला मदतनीस म्हणून काम करत असे, तेव्हापासून असेल. १९९९ मध्ये मी स्पोर्ट्स सायन्स ॲण्ड न्युट्रीशन मध्ये पोस्ट ग्रॅज्युएशन केले; 'फिटनेस' या विषयातील अधिकृत शिक्षण घेण्याची पहिली पायरी पूर्ण झाली. खूप कमी जणांकडे या प्रकारचे शिक्षण व प्रत्यक्ष कार्यानुभव असेल पण माझ्या लक्षात आलंय की फिटनेस, व्यायाम व वजन कमी करण्यासाठी उपदेशाचे डोस पाजायला याची काहीच आवश्यकता नसते. कुठेही गेले तरी सगळेजण या विषयाचे ज्ञान पाजळत असतात. कोणीही व्यायाम या विषयावर अधिकारवाणीने आणि तेही बारकाव्यांसकट बोलू शकते. ज्यांना पायरूव्हीक आणि लॅक्टीक ॲसिड, हिमोग्लोबीन आणि मायोग्लोबीन, टाईप-१ आणि टाईप- २ डायबेटीस यांच्यातील फरकाबद्दल 'ओ का ठो' माहिती नसते; तेही तज्ज्ञ असतात. तज्ज्ञ अशासाठी की या विषयातील पूर्ण माहिती असल्यासारखे त्यांचे वक्तव्य असते. त्यामुळे खरं तर अधिकृत शिक्षण घेण्याची गरज मला वाटत नव्हती, परंतु माझ्या आईला मी फक्त ग्रॅज्युएट असणं कमीपणाचं वाटत होतं आणि म्हणून मला कमीत-कमी पोस्टग्रॅज्युएट व्हायला हवे होते. एकदा मी पुरेसे शिक्षण घेतले की, मी 'फिटनेस एक्सपर्ट' झाले काय किंवा 'प्लंबिंग एक्सपर्ट' झाले काय, तिला फरक पडणार नव्हता.

माझ्या करिअरच्या सुरुवातीला कोणी म्हटलं की, 'जिममध्ये गेल्यामुळे बल्की दिसू लागतो', 'धावण्याने गुडघ्यांची वाट लागते', 'स्लीप डीस्क'चा त्रास असेल तर पुढे वाकून व्यायाम करू नयेत इत्यादी, तर मी लंबेचौडे भाषण द्यायला तयारच असे. अगदी जीव तोडून मी सांगायचा प्रयत्न करत असे.

त्यात वस्तुस्थितीपेक्षा संताप, कारणमीमांसेपेक्षा चीड, नैराश्य जास्त असे. माझं ऐकून घेणं कमी व बडबड जास्त असा प्रकार होता. नंतर मला प्रकर्षाने जाणवले की मी 'प्रोफेशनल (व्यवसायिक) राहण्यातच शहाणपणा आहे. बोले तो, टेबलवर पैसे आल्याशिवाय तोंड उघडायचे नाही. काय होतं की पैसे घेऊन मी तेच ज्ञान दिले की, त्याला वजन प्राप्त होते त्यात तथ्य असून फक्त 'गरम हवा' नाही, हे पटू लागते आणि मोफत सल्ला दिला की मात्र 'या मुद्द्याबद्दल खूप मत-मतांतरे आहेत' असं ऐकायला लागते. म्हणजे इतर कोणीही सांगणं किंवा मी सांगणं यात फरक राहात नाही. पैसे घेतले की इतरांचे न ऐकता माझे ऐकले जाते. 'माझ्या मतांची किंमत इतरांनी केली पाहिजे' असे वाटते तेव्हा मी स्वत: माझ्या मतांची किंमत करायला शिकायला हवे. महत्त्वाचं म्हणजे पटकन प्रतिक्रिया न देणे आणि समजा माझ्या बोलण्याकडे कोणी दुर्लक्ष केले तरी मला माझी फी मिळालेली असते.

पैशाच्या मोबदल्यात त्यांनी माझा सल्ला निष्ठेने पाळावा, त्यासाठी त्यांनी प्रामाणिक प्रयत्न करावेत, अशी मी अपेक्षा करते. मग माझं काम सुलभ होऊन जाते. शिक्षित करणे, पूर्ण माहिती देणे आणि माझ्या ज्ञानाच्या आधारे योग्य तो सल्ला देणे, यामुळे 'लोकांना पटविण्याची जबाबदारी माझी आहे,' या विचारापासून माझी सुटका होते. माझी जबाबदारी प्रामाणिकपणे योग्य सल्ला देण्याची होती व आहे. पटविण्याची नव्हे.

आजकाल मात्र तोंडात गुळणी धरून बसणे हा माझ्या कामाचाच एक भाग झालाय. धावपटू न धावणाऱ्यांकडे तुच्छतेने पाहतात; पीळदार बाहू आणि प्रमाणशीर पोटऱ्या असलेली मंडळी ट्रेडमीलला कमी लेखतात, योगसाधनेत रमणारे लोक ट्रेनमध्ये, बगीच्यांमध्ये डोळे बंद करून प्राणायाम करत असतात; माझ्या लक्षात आलेय की, हे केवळ विनोदी राहिले नाही आणि याच्या मागचे कारण आहे चुकीची किंवा अर्धवट माहिती.

जेव्हा आरोग्याशी, फिटनेसशी संबंध येतो तेव्हा अर्धवट माहिती जास्तच धोकादायक असते.

अर्धवट माहितीचे संपूर्ण माहितीत रूपांतर करण्याचा प्रयत्न म्हणजे हे पुस्तक आहे. खरं तर हा विषय (आहारशास्त्राबरोबर) इतर विज्ञानशाखांप्रमाणे गांभीर्याने घेऊन शाळेत शिकवायला हवा. शेवटी आपण किती फिट आहोत

त्यावर आपल्या आयुष्याची गुणवत्ता ठरते.

मला आशा आहे की, तुम्हाला हे पुस्तक वाचल्यावर आवडेल आणि तुमच्या व्यायामाच्या प्रयत्नांना योग्य दिशा आणि अर्थ लाभेल; आणि हो, पुस्तक विकत घेतल्याबद्दल मनापासून धन्यवाद कारण तसा व्यायामाबद्दलचा फुकटचा उपदेश तुम्हाला कुठूनही मिळाला असता.

– ऋजुता दिवेकर

मुंबई

नोव्हेंबर २०१३

१

व्यायामाबद्दलचे गैरसमज

भ्रामक कल्पनांची एक गंमत आहे. जितकं जास्त त्याबद्दल ऐकू किंवा बोलू तितकं ते खरं वाटू लागतं. लोक अगदी शपथा घेऊन सांगायला तयार असतात की, त्या अमक्या तमक्याचं काही-बाही करून वजन कमी झालं किंवा त्याला प्रचंड 'फायदा' झाला वगैरे वगैरे! काहीजणांच्या मनात तर हे गैरसमज इतके खोलवर रुजलेले असतात की, त्याबद्दल आपण एखादी शंका जरी उपस्थित केली तरी ते त्यांच्या जिव्हारी लागतं; जसं काही त्यांच्या एखाद्या प्रिय व्यक्तीवरच आपण टीका करतोय! सुतावरून स्वर्ग गाठायची वृत्ती आणि चुकीच्या पद्धतीने केलेले विश्लेषण यामधून हे गैरसमज फोफावतात. **या भ्रामक कल्पनांचा उगम गैरसमज, अयोग्य विश्लेषण आणि चुटकीसरशी पर्याय काढण्याच्या वृत्तीमध्ये आहे.**

म्हणून आपण व्यायामाबद्दलच्या प्रचलित गैरसमजांबद्दल जाणून घेऊ, ते कसे उत्पन्न झाले ते पाहू आणि त्या 'अमक्या-तमक्याच्या' सांगण्यावर का विश्वास ठेवायचा नाही, तेही शिकून घेऊ.

स्पॉट रिडक्शन - द मदर ऑफ ऑल मिथस्

विशिष्ट जागेवरची चरबी कमी करणे. सर्वांत मोठा गैरसमज.

कोणे एके काळी मुंबईत बेसमेंटमध्ये असलेल्या जिममध्ये जाण्यासाठी मी जिना उतरत होते. (सगळ्या प्रतिष्ठित क्लबस् आणि हॉटेलस्चे जिम बेसमेंटमध्ये का असतात हे एक कोडेच आहे.) जसपाल आरशातल्या माझ्या प्रतिमेकडे पाहून हसत होता. त्याच्या हसण्यात वेदना आणि अभिमान दोन्ही दिसत होते. तो त्याच्या सुटलेल्या, थुलथुलीत पोटावर गुडघे आपटत होता आणि असं करताना वेदनांनी कळवळत होता. मी किंचाळले 'जसपाल,

थांबव हे!' मी परत परत सांगत होते.

सगळे म्हणतात की, 'सायकलिंग करताना गुडघे पोटावर आपटले की पोटाचा घेर कमी होतो.' मी ओरडले, 'ते वेडपट आहेत, त्यांना कळत नाही.' जसपाल गोंधळून गेला; मी त्याची ट्रेनर होते आणि त्याच्या मते हे पाहून मला अभिमान वाटायला हवा होता आणि तो म्हणाला सुद्धा, 'तू खूश व्हायला पाहिजेस मी वीस मिनिटे असे सायकलिंग केले.' तुम्ही कदाचित जसपालला भेटला नसाल किंवा पोट कमी करण्यासाठी केलेले त्याचे जीवापाड प्रयत्न पाहिले नसतील, पण तुम्ही एखाद्या मिसेस खन्नाला भेटला असाल, जी रोज ५०० क्रंचेस करून पोट सपाट करू पाहते. कदाचित जिमचे अधिकृत ब्रोकर पटेल अंकलना भेटला असाल जे खांद्यावर धनगराप्रमाणे काठी ठेवून स्वत:भोवती गिरक्या घेतात व दोन्ही 'साईड्स' (कंबर) कमी करण्याचा प्रयत्न करतात. मात्र, मिसेस खन्ना काय किंवा पटेल अंकल काय, त्यांचा अमूल्य वेळ फक्त खर्ची घालतात; फायदा शून्य! मला काय म्हणायचंय ते तुम्हाला कळलच असेल. 'स्पॉट रिडक्शन' हे एक खूळ आहे; दुसरं-तिसरं काहीही नाही. पटेल आणि मिसेस खन्ना असे व्यायाम करतील. तेव्हा आजूबाजूच्या लोकांना 'आला वारा, गेला वारा, त्याचा का कोणी सगासोयरा' या म्हणीची आठवण होईल; मात्र, पोटावरच किंवा कंबरेवरच 'फॅट' कमी होण्याची सुतराम शक्यता नाही.

असो, पटेल त्याच्या गोल्ड स्टॉकवर रगड कमाई करतोय आणि मिसेस खन्नांची मुलं शाळेत अव्वल नंबर मिळवताहेत. म्हणजे ते काही मूर्खांची अवलाद नाहीयेत. मग ते असे व्यायाम का करतात? उत्तर सोपं आहे; त्यांच्या दृष्टीने 'व्यायाम' या विषयात समजून घेण्यासारखे काहीच नाही किंवा हे पुस्तक यापूर्वी लिहीले गेले नव्हते. (माझी कॉलर पण मला थोडी ताठ करू दे ना!)

हा गैरसमज का रूढ झाला?

काही काही शब्द ना आपल्यासमोर जोडी-जोडीनेच येतात, जसे 'बॉवेल' बरोबर 'मुव्हमेंट' तसे 'फॅट' बरोबर 'बर्न' हा शब्द येतो. मग तुम्हाला फॅट बर्न करायचा अनुभव घ्यायचा असेल तर सोप्या पद्धती म्हणजे (क्रंचेस - जमिनीवर पाठीवर झोपून खांदे व छाती वर उचलणे.) क्रंचेस, साईड कीक्स-पायानी बाजूला लाथ मारणे. लेगलीफ्ट- पाय समोरून अथवा बाजूने

वर उचलणे. वगैरे वगैरे! आणि हो, याचे अगणित फायदे आहेत; उदाहरणार्थ कुठच्याही साधनाची गरज नाही, आडवं पडण्याएवढी जागा लठ्ठ आंटीना द्या किंवा आरशासमोर अंकलना जागा द्या, ते वर्षभराचे पैसे भरून 'जिम मेंबर' होतील आणि जिममधील उपकरणांना हात सुद्धा लावणार नाहीत. आता मी तुम्हाला यामागचं शास्त्रीय कारण सांगते.

जेव्हा आपण दीर्घ काळ स्नायूंचे आकुंचन करत राहतो. म्हणजे क्रंचेस करताना रेक्टस अ‍ॅबडॉमीनसचे (पोटाचे) आणि साईड कीक्स् करताना अ‍ॅबडक्टरचे (मांड्यांच्या बाहेरील बाजू), तेव्हा स्नायूंच्या आकुंचनामुळे 'लॅक्टीक अ‍ॅसिड' तयार होते, आणि या आम्लधर्मी पदार्थांमुळे 'बर्न' ची भावना होते. स्नायूवर साठलेल्या चरबीचा या 'बर्नशी' सुतराम संबंध नसतो. वास्तविक पहाता स्नायू व चरबी (फॅट) यात मुख्य फरक असा आहे की, स्नायूंचे आकुंचन होऊ शकते किंवा ते शिथिल होऊ शकतात,पण चरबीचे तसे नाही.

व्यायामाच्या शरीरविज्ञानशास्त्रात 'चरबी' किंवा 'मेद' यास शरीरातील नॉन वर्किंग एन्टीटी (काम न करणारा भाग) म्हणून ओळखले जाते. म्हणजेच तुम्ही साईड कीक्समध्ये पाय वरती उचलता किंवा जमिनीवर पाठीवर झोपून खांदे आणि छाती वर उचलता (क्रंचेस) तेव्हा चरबी तसूभरही हलत नाही पण स्नायूवर अवाजवी ताण पडतो, लॅक्टीक अ‍ॅसिड निर्माण होते. लॅक्टीक अ‍ॅसिड मेंदुला स्नायूंचे आकुंचन किंवा छळ थांबविण्यासाठी विनवत राहते.

हो, यासाठीच शरीरात लॅक्टीक अ‍ॅसिडची निर्मिती होते. लॅक्टीक अ‍ॅसिड चे प्रमाण विशिष्ट मर्यादेबाहेर वाढले की, मेंदुला ती अ‍ॅक्टीव्हीटी थांबवण्याचा संदेश मिळतो. लॅक्टीक अ‍ॅसिड ठराविक गतीने 'बर्न' वाढवत जाते व विशिष्ट वेदना होऊ लागतात. मेंदू स्नायूंचे आकुंचन थांबविण्याची आज्ञा देतो, जेणेकरून वेदनाही थांबतील.

मग मानवी मेंदू इतका मूर्ख आहे का की तो शरीराला चरबी जाळू देणार नाही? अर्थातच नाही. मेंदू तर्कशुद्ध सुसंगत विचार करतो. लॅक्टीक अ‍ॅसिड प्रमाणाबाहेर वाढले की स्नायूंवर जास्त ताण पडल्याचे ओळखतो. स्नायूंवर जास्त ताण आल्यास त्याच्या भोवतालचे लिगामेंट्स (सांध्यांना आधार देणारी व योग्य ती हालचाल सुकर करणारी रचना), बोन्स (हाडे), सांधे, टेन्डन्स

(स्नायूंचे निमुळते होत जाणारे टोक जे हाडांशी जोडलेले असते) दुखावले जातात; म्हणजे खेचले जातात, तुटतात, मोडतात. बाप रे! असं होऊ देता कामा नये! शेवटी व्यायाम करण्याचा उद्देश शरीर मजबूत करणे हा असतो. त्यात हाडे, सांधे, लीगामेंट्स, टेंडन्स् सर्व काही आले. शरीर दुबळे करणे किंवा शरीराला दुखापत करणे हा व्यायामाचा हेतू नसतो. दुर्दैवाने आपल्याकडे व्यायामाची माहिती इतकी तोकडी असते की, जेव्हा मेंदू तुम्हाला थांबण्यास सांगतो तेव्हा तुमचा ट्रेनर तुम्हाला सांगतो, 'अजून एकदा, अजून एक रिपीटेशन करा, दुखू दे जरा! हार मानू नका.' शेवटी मेंदू तुम्हाला जमिनीवर आडवेच पाडतो. तुम्हाला वाटतं की आपली चरबी जाळण्याची इच्छाशक्ती कमी पडतेय आणि आपण लठ्ठच रहाणार, तुमचा ट्रेनर तिरकसपणे म्हणतो, 'नो पेन, नो गेन.' (कष्ट केल्याशिवाय फळ मिळत नाही.)

मग तुम्ही क्रंचेस, लेग लीफ्ट्स करायचं की नाही? अर्थातच करायचं! पण जिममध्ये जाऊन फक्त तेवढेच नाही करायचे. चरबी कमी करण्याचा हेतू असला तरी या गोष्टींना अग्रक्रम द्यायचा नाही. (प्रकरण २ व ३ मध्ये सविस्तर वाचा.) आठवड्यातून किंवा पंधरवड्यातून एकदा १०-१५ रिपीटेशन्सूचे २ किंवा ३ सेट्स करायचे. अशा पद्धतीने ठराविक जागेवरचे स्नायू, योग्य रीतीने हलविण्याचा तुमचा हेतू साध्य होईल. तुमचा जिममधला वेळ तर वाचेलच पण सांध्यांनाही दुखापत होणे टळेल.

धावणे गुडघ्यांसाठी अगदी वाईट आहे

किंवा 'धावताय? वेड-बिड लागलंय का?' नी रिप्लेसमेंटची (Knee replacement) (गुडघ्याची वाटी बदलण्याची शस्त्रक्रिया), तयारी चाललीये वाटतेय? 'धावू नका गुडघ्याची वाट लागेल,' हे बोलणे म्हणजे जॉगर्स पार्कच्या बाहेर उभ्या केलेल्या गाडीवर नियमितपणे मुतणाऱ्या काळ्या कुत्र्याने उपदेशामृत दिल्यासारखे आहे. बेकार विनोद, माहितीय मला! पण शपथ सांगते, कोणीही ऐरा-गैरा माणूस धावण्याचे दुष्परिणाम सांगून घाबरवेल, धोक्याची घंटा वाजवेल, सावध करेल. मला कळत नाही की आयुष्यात कधीही न धावलेला माणूस खात्रीपूर्वक धावण्याचे दुष्परिणाम कसे सांगू शकतो?

प्रत्येक अविवाहीत व्यक्ती जसे लग्नाचे शेकडो फायदे सांगेल तेच तर्कशास्त्र इथे लागू पडते. विवाहीत व्यक्तींना मात्र जाणीव असते की, विवाहाकडे पहाण्याचा आपला दृष्टिकोन आपण आनंदी राहू अथवा नाही ते ठरवितो. लग्नानंतर आयुष्यात होणारे अनिवार्य बदल स्वीकारण्याची तयारी नसली तर मात्र नातेसंबंध बिघडून विवाह जाचक ठरू शकतो.

लग्नामुळे दोन व्यक्तींमधील समीकरणेच बदलतात. समाधानी वैवाहिक आयुष्यासाठी अत्यावश्यक असतं ते दोघांनाही जबाबादाऱ्यांची आणि हक्कांची सम-समान जाणीव असणं. त्याचप्रमाणे धावण्यात यशस्वी होण्यासाठी, व्यवस्थित धावण्यासाठी शरीराचं वजन आणि शरीराचा जोर वेट-बेअरिंग जॉईंट्स वर समसमान पडायला हवा. (वेट बेअरिंग जॉईट्स म्हणजे शरीराचे वजन पेलणारे सांधे.) म्हणजेच धावण्यामुळे तुमचे पाय व जमीन यामधील समीकरण बदलते.

सांगण्याचा मुद्दा असा की, धावण्यासाठी कोणाचा सुल्ला घ्यायचाच असेल तर तो धावपटूचा घ्या, डॉक्टर, लिफ्टमन किंवा काळ्या कुत्र्याचा नको. अर्थात त्यातलं कोणी धावपटू असेल तर खुशाल विचारा.

धावताना गुडघ्यांना दुखापत होण्याची शक्यता असते का? हो, असते की, लग्न केल्यावर ते कंटाळवाणं वाटण्याची शक्यता असते तसेच हे आहे. मग तुम्ही नशिबाला दोष देत बसणार का? नाही.

तुम्ही धावण्यामागचे जैवगतीशास्त्र (बायोमेकॅनीक्स) जाणून घ्या आणि या धोक्यापासून लांब राहा. धावताना 'नॉन-काँटॅक्ट फेज' येते म्हणजे तेव्हा तुमचे दोन्ही पाय जमिनीला टेकलेले नसतात, तर ते जमिनीपासून वर उचललेले असतात. मग जेव्हा तुमचा पाय जमिनीवर पडतो तेव्हा शरीराच्या वजनाच्या चार ते सहा पट दाबाने पडतो; जर तुम्ही मांड्यांचे स्नायू ताकदवान (Strengthen) करण्याची किंवा त्यांना ताण (Stretching) देण्याची तसदी घेतली नसेल तर दुखापत होऊ शकते. मात्र, ही दुखापत धावण्यामुळे होत नाही तर धावण्यामागच्या शास्त्राकडे दुर्लक्ष केल्यामुळे होते. धावताना वापरात येणारे स्नायू ताणणे, ताकदवान करणे हे खूप महत्त्वाचे आहे. पुरेशी ताकद व लवचिकता नसेल तर गुडघ्यांना दुखापत होणार; मग तुम्ही धावा/धावू नका, जलद चाला, टी.व्ही.वरचे चॅनेल्स् बदलत बसा, काहीही करा! फरक एवढाच

की चालून दोन महिन्यांऐवजी दोन वर्षांत गुडघ्यांची वाट लागेल. मग तुम्हाला वाटेल की अरे, मी तर नियमितपणे 'व्यायाम' केला आहे! खरं की काय? तुम्ही नियमितपणे फक्त चुकीच्या गोष्टी केल्यात. व्यायाम करणे म्हणजे नीट विचार करून, जाणून घेऊन एखादी ॲक्टीव्हीटी चालू करणे. तुम्ही तसं केलं असेल तर तुम्ही स्नायूंच्या मजबुतीकडे, ताणण्याकडे लक्ष दिलेच असेल; पण असं न केल्यास गुडघ्यांना दुखापत होते. नुसते छान शूज, मॅचिंग ट्रॅक्स् घेणे म्हणजे 'धावण्याची' तयारी नाही. हे म्हणजे कसं झालं पहा! तुमची पत्नी तुम्हाला काहीतरी महत्त्वाचं सांगतेय आणि तिच्याकडे लक्ष न देता तुम्ही तिला कुठचा आधुनिक स्मार्ट फोन द्यायचा याच विचारात दंग आहात!

गृहीत सिद्धान्त – ट्रेडमिलवर चालू नका, पाठीची वाट लागेल.

प्रत्येक व्यक्तीला आस असते ती दीर्घायुष्याची, सुडौल बांध्याची! चालण्यासारखा चांगला व्यायाम नाही असंही प्रत्येकाला वाटतं पण ट्रेडमिलवर चालून पाठदुखी उद्‌भवेल याचीही खात्री असते. बरं समुद्रावर किंवा बागेत फिरायला जायला वेळ नसतो. मग यावर तोडगा काय काढायचा? ऐका माझं, आधी 'धावणे गुडघ्यांसाठी वाईट' या गैरसमजाबद्दल परत एकदा वाचा. तुमच्या पाठीची/गुडघ्यांची वाट ट्रेडमिलवर चालण्याने किंवा धावण्याने नाही; तर या सांध्या भोवतालच्या स्नायूंना मजबूत न केल्यामुळे लागेल; पण हे मी परत का सांगतेय? तुम्ही सगळी पर्यावरण संवर्धन करणारी मंडळी आहात तरी मी कागद का फुकट घालवतेय? याचं कारण मला ट्रेडमिलसंबंधी एक महत्त्वाचा मुद्दा मांडायचा आहे. साईड बारस् अथवा फ्रंट पॅनेलचा आधार न घेता ज्या वेगाने तुम्ही ट्रेडमिलवर चालू शकाल, तोच वेग तुमच्यासाठी योग्य आहे. जर तुम्ही ५०० कि. कॅलरीज जाळल्यात किंवा एक तास चाललात किंवा '९.५'च्या वेगाने धावलात आणि हे सर्व करताना तुम्ही ट्रेडमिलच्या साईड बारचा, फ्रंट पॅनेलचा किंवा आणखी कशाचा आधार घेतलात तर तुमची पाठ गेलीच म्हणून समजा (किंवा आणखी एखादा वेट बेअरिंग जॉईंट.) एखाद्या फाईव्ह स्टार हॉस्पिटलमधला ऑर्थोपेडीक सर्जन अमुक इतक्या शस्त्रक्रिया करण्यासाठी धडपडत असेल तर त्याला तुमच्यासारखा बकरा नक्कीच मिळेल.

तेव्हा ट्रेडमिलवर धावायचं असेल तर आधी स्वत:चं वजन पेलायला

शिका. धावताना ट्रेडमिलवर वजनाचा भार टाकला नाहीत की तुमची पाठ सुरक्षित राहील. सुरक्षितच नव्हे तर अधिक मजबूत सुद्धा. लक्षात ठेवा किती कॅलरीज जाळल्यात यापेक्षा काय पद्धतीने धावलात हे महत्त्वाच आहे.

जर तुम्ही 'वेट ट्रेनिंग' केलंत, तर तुम्ही 'बल्की' दिसाल

जिममध्ये जाण्याचा हेतूच मुळी तो आहे. शास्त्रीय परिभाषेनुसार त्याला 'हायपरट्रॉफी' किंवा 'स्नायूंची वाढ' असे म्हणतात. शरीराची चरबी (फॅट) जाळणारी भट्टी म्हणजे 'स्नायू' हे तुम्हाला ठाऊक आहेच. याचाच अर्थ सपाट पोट आणि घट्ट पार्श्वभाग हवा असेल तर स्नायूंची वाढ झाली पाहिजे आणि हे कोणाला नकोय? पण प्रत्येक पुरुषाच्या मनात भीती असते आपण 'बॉडी बिल्डर' दिसू याची व स्त्रीला काळजी असते 'पुरुषी' दिसण्याची. आता एक अगदी महत्त्वाचं सांगते, फक्त जिममध्ये जाऊन बॉडी-बिल्डर सारखं दिसता येणारच नाही. इतक्या सहज होत नाही ते; त्यासाठी किती घाम गाळावा लागतो, प्रचंड मेहनत, ध्यास, चिकाटी याचा तो परिपाक असतो. ज्यांना बॉडी बिल्डर व्हायचे आहे ते असं सगळं करतात आणि तरी बहुतेकवेळा अपयशाचे धनी होतात. तेव्हा ही व्यर्थ भीती मनातून काढून टाका.

आता नीट समजून घ्या. तुमचे विचार मला कळत आहेत. तुम्हाला बेडौल मोठ्ठ शरीर नको आहे. स्त्री असाल तर दंड मांडीएवढे फुगीर होऊ द्यायचे नाहीयेत व पुरुष असाल तर 'हिरो' दिसायचे आहे, व्हीलन नव्हे. मात्र, स्त्री-पुरुष कोणीही असाल तरी पोट 'सपाट' हवे व शरीर लठ्ठ नकोय. तेव्हा व्यायामशाळेला - 'जिम'ला, पर्याय नाही. यामुळे सौंदर्यात भर पडेल इतकेच नव्हे तर हाडांची घनता (बोन डेंसिटी) वाढेल. हा फायदा तुम्हाला हवाच असेल कारण हाडांची घनता वाढली की तुम्ही वयापेक्षा लहान दिसता, चाळिशीला पंचविशीचे! वेट ट्रेनिंग केल्यामुळे तुमचे शरीर अधिक चांगल्या रीतीने चरबी जाळू लागते हे तर खरंच पण जास्त महत्त्वाचं हे की जीवनशैलीशी निगडित आजारांना, विशेषकरून मधुमेहाला यामुळे अटकाव होतो. (प्रकरण २ व ३ मध्ये जाणून घ्या.)

अच्छा, तुम्हाला या घनते-बिनतेत किंवा तंत्रात फार रस नाहीये का? फक्त तुम्हाला सडसडीत, सुडौल दिसायचे आहे का? मग तुम्हाला मोठ्ठ्या

स्नायूंकडे लक्ष द्यायलाच लागेल - पाय, पाठ, खांदे, छाती. मगच तुमचे बाहू व्यवस्थित आकारात राहतील. तुमच्या एकूण व्यक्तिमत्त्वाला बाधा येणार नाही. मात्र, मोठ्या स्नायूंकडे दुर्लक्ष केलेत तर तुमचे दंड तुमच्या थुलथुलीत पोटाशी स्पर्धा करतील हे नक्की! (विकट हास्य!) आता एक काम करा, आरशासमोर काटकोनात उभे राहून पहा. तुमच्या दंडाचा फुगीर मध्यभाग तुमच्या पोटापेक्षा मोठा व मांडीपेक्षा लहान असला पाहिजे.

जेव्हा जिममध्ये नियमितपणे जाऊन स्ट्रेन्थ ट्रेनिंगचे पद्धतशीर वेळापत्रक अवलंबाल, तेव्हा हे साध्य होईल. तसे नाही केलेत तर तोंडाने 'बाय-बाय' म्हटलेत तरी जाणारी व्यक्ती लांबवर गेली तरी तुमचा शक्तीहीन हात काही वर येणार नाही.

फक्त शंभर सूर्यनमस्कार घाला

वा! आणखी एखाद्या फाईव्ह स्टार हॉस्पिटलमधील ऑर्थोपेडीक सर्जन खूश झाला असेल!

कितीही झालं तरी 'सूर्यनमस्कार' हे प्राचीन शास्त्र आहे. पूर्ण पाठीच्या कण्याला सुदृढता मिळते, देहातील प्रत्येक चक्र उद्दिपीत करते, शरीरशुद्धी होते वगैरे वगैरे. थोडं थांबा आणि ही बकवास बंद करा आधी! एकही ऋषी, मुनी, आचार्य, पुराण दावा करत नाहीत की सूर्यनमस्कारांमुळे इतके सगळे किंवा यातील एक फायदा पूर्णत्वाने मिळेल आणि जरी सांगत असतील तरी अमुकतमुक अटी पाळल्यात तरच (कंडीशन्स अप्लाय). त्यातील काही अटी म्हणजे तुमचा आचार, विचार, आहार हे योगशास्त्रातील तत्त्वानुसार असायला हवे. उदाहरणार्थ, तुम्ही विचार कराल की मी कालच पेस्ट्री खाल्ली आहे तेव्हा आज खाता कामा नये. पण प्रत्यक्षात मात्र तुम्ही ती खरेदी करून खाता. खाता की नाही?

जास्त शक्यता अशी की तुम्ही खाता आणि बारीक कंबर राहण्याची अपेक्षा करता, त्यापेक्षा वस्तुस्थितीला सामोरे जा. तुम्ही हे प्राचीन शास्त्र आचरणात आणताहात ते वजनकाट्यावर वजन कमी दिसावं यासाठी; चक्र किंवा आत्मोन्नती वगैरे गोष्टींशी तुमचे देणे-घेणे नसते. सत्य काय आहे माहितीये? तुम्ही दिवसाला शंभर सूर्यनमस्कार घालता म्हणजेच तुम्ही योग्य

तंत्र, डाव्या-उजव्या बाजूचा समतोल, आसनांचा अनुक्रम याकडे पुरेसे लक्ष देत नाही (खरं तर प्राचीन योग शास्त्रानुसार शरीराचे संगोपन, संवर्धन नीट केले पाहिजे.) तुमचं लक्ष असतं ते फक्त चरबी जाळण्यावर व घाम गाळण्यावर ज्याबद्दल प्राचीन शास्त्रात पुसटसा उल्लेखही सापडणार नाही.

अर्थात हे खरंच की सूर्यनमस्कार घातले तर शरीरस्थित चक्रांचे शुद्धिकरण होते; तुमची वाटचाल आत्मोन्नतीकडे होऊ लागते; पण तुमची आसने अत्यंत अचूक व परिपूर्ण असतील तरच हे शक्य असते. न पेक्षा तोटे होण्याची शक्यता जास्त असते. तुम्हाला एखादी प्रसिद्ध व्यक्ती शंभर सूर्यनमस्कार करते अशी ऐकीव बातमी असते पण त्याचबरोबर तुम्हाला प्रत्यक्षातली सरिता माहीत असते जिचे गुडघ्याचे लीगामेंट्स खेचले गेलेत. भूषणला पाठीची दुखापत झालेली असते. अनुजाला स्कॅप्युला टेन्डनायटीस (टेन्डन्स्ना येणारी सूज) यांनी ग्रासलेले असते आणि बाकीच्यांच जाऊ द्या हो, तुम्हालाही सडसडीत झाल्याचे समाधान मिळत नसते. तुम्हाला फोफसे झाल्यासारखे वाटते, चिडचिड वाढते, दुपारी डोकेदुखी सतावते आणि दोन कप कॉफी पिऊनही तरतरी वाटत नाही. तेव्हा लक्षात घ्या की कुठेतरी, काहीतरी चुकताय.

मग शंभर सूर्यनमस्कार कधीच घालायचे नाहीत का? अर्थातच घालू शकता. 'योगा एड चॅलेंज' नावाची धर्मादाय संस्था आहे जिच्यातर्फे न्यूयॉर्क टाईम्स स्क्वेअर आणि सिडनीतील डार्लिंग हार्बरपासून ऋषिकेशच्या गंगाकिनाऱ्यापर्यंत अनेक ठिकाणी नियमित योगासने करणारे ग्रुप्स १०८ सूर्यनमस्कार घालून सत्कार्यासाठी निधी जमवितात; पण असं काहीतरी खास कारण असेल तर ठीक आहे. तुम्ही तुमच्या कार्याची ओळख माध्यमांकरवी जनतेला करून देता, उरलेलं वर्ष तुम्ही आखीव-रेखीव योगासने करता म्हणजे हे 'मॅरॅथॉन रनिंग' प्रमाणे आहे. भरपूर सराव करून तुम्ही २१ किंवा ४२ कि.मी. धावता पण रोज तुम्ही इतके धावत नाही.

आता प्रश्न असा आहे की किती सूर्यनमस्कारांनी सुरुवात करावी? अगदी एकापासून चालू करा म्हणजे खरं दोन होतात- उजवी व डावी बाजू मिळून एक सूर्य नमस्कार धरला जातो. अशा गुरुंकडून शिका जे तुम्ही किती सूर्यनमस्कार घालता यापेक्षा ते कसे घालता याला महत्त्व देतील आणि

श्वासोच्छ्वास यथायोग्य चालण्याकडेही लक्ष पुरवतील. मग तुम्हाला या प्राचीन विद्येपासून होणाऱ्या फायद्यांची थोडीफार अनुभूती होऊ लागेल; आणि हो, वजनही उतरू लागेल. अरे देवा, किती वजनाची काळजी कराल?

चरबी (फॅट)/मेद वितळून घाम येतो

काय म्हणताय तुम्ही? परत एकदा बोला. तुम्ही शाळेत जाऊन शिकलात ना की चरबी (फॅट/ऑईल) व पाणी एकमेकांमध्ये मिसळत नाहीत. मग हे तुमच्या शरीरात कसं घडू शकेल? मेद/चरबी (फॅट) पाण्यात विरघळून त्वचेच्या छिद्रांमधून बाहेर कसे पडेल?

अच्छा! चरबी नाही तर निदान विषद्रव्ये तरी घामात विरघळून बाहेर येतील ना! जरा नीट लक्ष देऊन वाचा – शरीराचे तापमान नियंत्रित ठेवण्यासाठी घामाची निर्मिती होते. तात्पर्य, शरीराचे तापमान जेव्हा नॉर्मल तापमानापेक्षा वाढतं, तेव्हा ते कमी करण्यासाठी शरीरातून घाम निघतो. त्यामधून पाणी, काही क्षार व खनिजे बाहेर पडतात. **खूप घाम आला म्हणजे तुमची ना चरबी कमी होते, ना शरीरशुद्धी होते; तुमचे डिहैड्रेशन होते.** (शरीरातील पाणी वाजवीपेक्षा बरेच कमी होते.)

डिहैड्रेशन सुधारण्यापलीकडे झालं तर सरळ तुमची रवानगी नरकात! ('घाम गाळणे' याबद्दल इतक्या मूर्खासारख्या कल्पना ठेवल्याची शिक्षा!)

भरपूर घाम आला की, विषद्रव्ये निघतात, चरबी कमी होते हा गैरसमज मनात खोलवर रुजलेला असतो. जेव्हा आपण व्यायाम करतो तेव्हा शरीराचे तापमान वाढते. ते नियंत्रित करण्यासाठी घाम येतो. घाम येण्याची प्रक्रिया देहात होते याचाच अर्थ असा की, शरीराला जाणीव असते की शरीराच्या विविध क्रिया यथायोग्य पार पडण्यासाठी शरीराचे तापमान विशिष्ट हवे. (इतकं कमी नको की हुडहुडी भरेल आणि इतकं जास्त नको की, घाम येतच राहील.) दैनंदिन जीवनात आपण पाहतो की खूप थंड किंवा खूप गरम हवेत आपल्याला उत्साही वाटत नाही.

जर व्यायाम गरम वातावरणात, स्टीम रूममध्ये किंवा एसी बंद करून केला तर व्यायामाचा मूळ हेतूच हरवेल. तुम्ही तुमचा वेळ व्यायामासाठी खर्च करत असाल तर त्याचे फायदेही मिळायला हवेत. नाहीतर तुमची ऊर्जा

शरीराचे तापमान नियंत्रण करण्यात खर्च होते. तसेच शरीराच्या अत्यावश्यक क्रिया चालू ठेवण्यासाठी ऊर्जा खर्च होते. स्नायूना बळकटी येण्यासाठी, फिट राहण्यासाठी अशा व्यायामाचा उपयोग होत नाही, केलेला व्यायाम फुकट जातो.

❁

जेव्हा संपूर्ण पुस्तक वाचून तुम्ही व्यायामामागचे शास्त्र समजून घ्याल तेव्हा तुमचा व्यायाम कितपत शास्त्रशुद्ध आहे हे तुमच्या लक्षात येईल आणि मग तुम्हीच तुमच्या योगासन वर्गात/रनिंग ग्रुपमध्ये जिममध्ये प्रचलित असलेल्या गैरसमजांचे निराकरण करू शकाल.

पुढील प्रकरणांमध्ये आणखी काही गैरसमजांवर प्रकाशझोत टाकला आहे.

- ‘चालणे’ हा सर्वोत्तम व्यायाम प्रकार आहे.
- जिममध्ये जितका जास्त वेळ काढाल तितके शरीर जास्त फिट होत जाते.
- वेट ट्रेनिंगसाठी कुठचेही मशीन वापरले नाही तरी ‘फॅट बर्निंग’ चांगले होते.
- ‘कार्डिओ एक्सरसाईझ’ रिकाम्या पोटी करणे किंवा ‘कार्डिओ’च्या आधी फक्त कॉफी घेणे.
- स्ट्रेन्थ ट्रेनिंग व कार्डिओ एकत्रित करणे.
- ‘मॅरॅथॉन ट्रेनिंग’ हे धावण्याविषयी असते.
- प्राणायाम, श्वासोच्छ्वासावर नियंत्रण, ध्यानधारणा म्हणजे योग.
- शरीराच्या एखाद्या भागासाठी योगासने करणे किंवा आहारावर बंधने घालून योगासने करणे.

२

व्यायामामागचे विज्ञान – शरीरात काय घडामोडी चालतात?

फक्त चौरस आहार नाही, तर चौरस व्यायामाचीही आपल्याला गरज असते.

व्यायामामागचा अगदी प्राथमिक हेतू म्हणजे त्यामुळे स्नायूंचे आकुंचन होणे; पण असे म्हणणे उथळपणाचे ठरेल. आपल्या शरीराची अत्यंत गुंतागुंतीची रचना लक्षात घेतली तर हा वरवर दिसणारा छोटासा फायदा झाला. खरं तर आपल्या शारीरिक, मानसिक, भावनिक आणि आध्यात्मिक पातळीवरील आरोग्यावरही व्यायामाचा खूप परिणाम होत असतो. तुम्ही शरीराला ज्या प्रकारे व्यायाम देता, ट्रेन करता त्याप्रमाणे तुमच्या हृदयातही महत्त्वाची स्थित्यंतरे होत राहतात. आधुनिक संशोधन आणि प्रत्यक्ष अनुभवांवरून– नुसतं बसून राहणे किंवा निष्क्रियता, ज्यामुळे स्नायूंचे आकुंचन होत नाही– ही जीवनशैलीशी निगडित आजारांसाठी **स्वतंत्र धोक्याची घंटा** आहे. यात स्थूलत्व, मधुमेह, हृदयरोग, मणक्यांचे आजार, हर्निया, उच्च रक्तदाब, सांधेदुखी (आर्थ्रायटीस), कर्करोग आणि अधलं-मधलं सर्वकाही येतं.

'बसून राहणं म्हणजे आधुनिक धूम्रपान' म्हणायला हवे. जसं केवळ धूम्रपानामुळे स्थूलत्व, हृदयरोग, कर्करोग व अधलं-मधलं काही उद्‌भवू शकते त्याप्रमाणेच केवळ बसून राहण्यामुळेही हे आजार उद्‌भवू शकतात. 'बसून राहणे' ही 'स्वतंत्र धोक्याची घंटा' असं म्हणण्याचे कारण की, बाकी तुम्ही भले फक्त घरचं अन्न खाता, अगदी रोज व्यायाम करता, ठराविक वेळेस झोपता, आवडीचे काम करता, तणावग्रस्त नसता पण दिवसाचा बराच वेळ बसून राहता तर तुमची वाट लागली असं समजा.

शारीरिक हालचाल

अर्थात हे पुस्तक व्यायामावरचे आहे (मी हे विसरले नाहीये). पण त्या विषयाला हात घालण्यापूर्वी तुम्हाला सांगू इच्छिते की, शारीरिक हालचालींचा अभाव व त्यापासून होणारे संभाव्य धोके टाळण्यासाठी एक तासाचा जिममधला व्यायाम हा 'जादूमंतर' ठरणार नाही. व्यायाम केला की झालं गंगास्नान, आता बाकी सर्व माफ, असं नाही. आपण एक तास जिममध्ये काय करतो त्या पेक्षा उरलेले २३ तास कसे घालवतो त्याचाही मोठा परिणाम होत असतो. असं असलं तरी व्यायाम आपल्यासाठी आत्यंतिक महत्त्वाचा असून उरलेले तेवीस तास सत्कारणी लावण्यासाठी, आपल्याला हवं ते कामकाज उत्साहाने करण्यासाठी व्यायामाचा हा एक तास उपयुक्त ठरतो. (आणि त्यासाठी हे पुस्तक.)

आता तुमच्याकडे व्यायामासाठी एक तास वेळ नसतो आणि तो जर असता तर मला या पुस्तकाचे मानधन मिळण्याची शक्यता नव्हती असं काही रडगाणं चालू करण्यापूर्वी मी तुम्हाला व्यायामासंबंधी आवडेल अशी एक गोष्ट सांगते.

'दर आठवड्याला फक्त १५० मिनिटे व्यायाम पुरेसा असतो'

या व्यायामाने रक्तातील साखरेची पातळी यथायोग्य राहते, चरबी (फॅट) कमी होते आणि स्थूलत्वाशी निगडित असलेले आजार दूर राहतात. पुढील प्रकरणांमधून या १५० मिनिटांमध्ये व्यायामाचे नियोजन स्वत:साठी कसे करावे हे तुम्हाला शिकता येईल. नुसतं 'वॉक'ला जाण्याने व्यायामाचे फायदे मिळणार नाहीत हेही तुम्हाला कळेल.

परत मुद्याकडे येऊ. भारतातच राहणाऱ्या भारतीयांसाठी 'शारीरिक हालचाली' वाढवणे इतके सोपे नाही. प्रतिष्ठा व श्रीमंती मिरविण्यासाठी आपण निष्क्रियतेचा आधार घेतो. छान ब्रँडेड पर्सेस वापरणाऱ्या मेमसाहिबा आपल्या गाडीचं दार उघडायचीसुद्धा तसदी घेत नाहीत. मोठे साहेब स्वत:चा कप विसळत नाहीत कारण ते उच्चशिक्षित, पैसेवाले आणि उच्च पदस्थ असतात. जितकी कमी हालचाल तितके आपले छान चालले आहे; जास्त आदरास

पात्र आणि जास्त अधिकार सुद्धा. खरंच! याचा परिणाम म्हणजे ३५ वर्षे किंवा त्याहूनही जास्त काळ मधुमेह, उच्च रक्तदाब, थायरॉईड इ. कटकटींचा सामना करणं. यामुळे समाज आळशी होत जातो. छान बंगला, कपडे, पर्स हवी तसेच सुस्तावलेपण, आरामात बसून दिवस घालवणं हवेहवेसे वाटू लागते.

जनुकांना दोषी ठरवू नका

शेवटी आपण आपल्या जनुकांना (genes) दोष देऊ लागतो; 'आमच्या घराण्यातच मधुमेह आहे, स्थूलत्व आहे इत्यादी. आपल्या उत्तम मार्कांसाठी, धारदार बुद्धीसाठी, नोकरीतील प्रमोशनसाठी आपण जनुकांचे कौतुक करत नाही. नाही, नाही– ते तुमचं कर्तृत्व आणि 'हार्ड वर्क' पण स्थूलत्व हे 'हार्ड वर्क'च्या अभावामुळे येतं; किंवा 'हार्ड वर्क'चा अतिरेक (पांढरपेशा व्यवसाय/टेबलवर्क) की ज्यामुळे तुम्ही शरीर हलवायलाच तयार नसता किंवा कमीत कमी हलवता. असेही लोक आहेत की लिफ्ट वर आल्याशिवाय खुर्चीतून हलणार नाहीत. एवढंच नव्हे तर लिफ्टमधून बाहेर आल्यावर गाडी हजर हवी व गाडीचे दार उघडायला ड्रायव्हर तयार हवा. वा! तुम्ही अगदी 'बडे' झालात, म्हणजे 'बडा पेट' असं मला म्हणायचे आहे, तसेच तुमचे औषधांवरील खर्चसुद्धा 'बडे.' एक गोळी रात्री झोप येण्यासाठी, दुसरी उठविण्यासाठी तर तिसरी थायरॉईड, रक्तदाब, मधुमेह आटोक्यात ठेवण्यासाठी. छानच चाललंय म्हणायचे!

आजवर झालेले जनुकविषयक अभ्यास हे 'शारीरिक वजन' केंद्रस्थानी ठेवून झालेले आहेत. शरीराची 'संरचना' (Composition) लक्षात घेतली गेली नसल्यामुळे यावरून 'खरं चित्र' डोळ्यांसमोर येत नाही. आधी झालेले अभ्यास नव्या संशोधकाना दिशादर्शक ठरतात. 'आयडेंटीकल ट्वीनस्' मध्ये जनुकांचा संच एकसारखाच असला तरी भिन्न शारीरिक हालचालींमुळे (activities) वजन तसेच आजारांच्या धोक्यातही फरक पडतो; म्हणून जनुकांबद्दल विसरून जा, चांगले–वाईट कसेही असोत, तुम्ही ते बदलू शकत नाही म्हणून या नवीन उपचाराकडे वळा. शारीरिक हालचाली, जास्तीत जास्त हालचाल होईल असे पहा व कमीत कमी वेळ बसण्यात घालवा.

नुसती शास्त्रशुद्ध माहिती असणे वागणुकीत बदल आणण्यास असमर्थ असते ह्याचे दाखले वारंवार मिळत असतात. 'वागणूक' हे रॉकेट सायन्स नाही, (त्याच्याइतके ते सोपे नाही?) हे वाक्य मी फिटनेस कॉन्फरन्समध्ये ऐकलेय. तुम्हाला आवडलं असलं आणि कुठे फेकायचं असलं तर ते माझं नाही हे सांगून ठेवते. साओ पावलो (Sao Paulo)या ठिकाणच्या एका व्यक्तीने हे म्हटले आहे. तिथे योग्य त्या गोष्टीच फक्त बोलल्या, केल्या जाता असं म्हणतात. असो, वैज्ञानिक पुरावे माहिती असण्यापेक्षा मनापासून पटलं तरच व्यायामात, शारीरिक हालचालींकडे बघण्याच्या दृष्टिकोनात परिवर्तन होऊ शकते आणि कुठल्याही चांगल्या गोष्टीची सुरुवात घरापासूनच व्हायला हवी. उदा. पुरुषांनी रविवारी स्वयंपाकघर साफसूफ करावं; आई, बहीण किंवा बायकोबरोबरीने दैनंदिन घरकामात वाटा उचलावा इत्यादी. बहुतेक आपल्या सर्वांच्या घरी नोकरचाकर असल्यामुळे या कामाचा मोठा बोजा होणार नाही पण त्यामुळे दोन गोष्टी होतील-

१) शारीरिक हालचाली व त्यामुळे होणारे फायदे वाढतील (शेजार-पाजाऱ्यांच्या कौतुकभरल्या हेवामिश्रित नजरा वाट्याला येतील, त्या वेगळ्याच!)

२) घरातील स्त्रियांसाठी हे वातावरण पोषक राहील व त्या त्यांच्या फिटनेसबाबत जागरूक राहतील.

थोडक्यात, स्त्री-पुरुष कोणीही असोत, घरात ऑफिसात कोठेही असोत, शारीरिक हालचाली आणि व्यायाम या दोन्हींमध्ये गल्लत करू नये. दोन्ही खूप वेगळे पण तितकेच महत्त्वाचे आहे. एकाची जागा दुसरे घेऊ शकत नाही. घराची साफ-सफाई, स्वयंपाकघरातील कामे, केर-लादी ह्या गोष्टी जिममधल्या वेट लिफ्टींगची, त्रिकोणासनातील कमरेच्या बाकाची, वाळूत चालण्या-धावण्याची जागा घेऊ शकत नाहीत. या मागचं तत्त्व बघा -

शारीरिक हालचाली आपलं वय होईपर्यंत आपल्याला फिट ठेवतात आणि व्यायामांनी आपण वयाचा प्रवास उलट्या दिशेला वळवतो.

विश्वास ठेवा किंवा नका ठेवू, पण आपल्यापैकी बऱ्याच जणांची हाडं मजबूत नसतात, स्मरणशक्ती कमी असते, रक्तातील साखर अनियमित असते

आणि ह्या तक्रारी वय होण्यापूर्वीच चालू होतात. काहीजणांना विशीतच डीस्क प्रोलॅप्स सतावतो, तिशीत कोलेस्टेरॉल वाढते, पंचेचाळीशीत हार्ट एनलार्ज होते आणि रक्तदाबावरची गोळी दैनंदिन आहाराचा भाग होतो. 'वैद्यकीय तंत्रज्ञान व औषधे' यांच्या कृपेने आपण जास्त काळ जगू हे खरं पण त्यातला किती काळ आपण हॉस्पिटलमधल्या बेड्सवर काढू व कष्टाने मिळविलेला पैसा औषधांवर खर्च करू?

असो, निराश होण्याचे कारण नाही. ज्या क्षणी तुम्हाला जाणीव होईल व तुम्ही व्यायाम, हालचाली दोन्हींचा जीवनाचा अविभाज्य भाग म्हणून स्वीकार कराल त्या क्षणी शरीरही बदलू लागेल. **उदाहरणार्थ, व्यायामानंतर फक्त अठ्ठेचाळीस तासात इन्स्युलीन सेन्सीटीव्हीटी सुधारू लागते.** माहितीय तुम्हाला एखादं औषध जे इतक्या कमी कालावधीत परिणामकारक ठरतं आणि त्याचा साईड इफेक्ट म्हणजे फक्त 'मस्त वाटणं' हा असतो?

बांधेसूद अभिनेते

तुम्ही शाहरूख, सैफ किंवा सलमान यांच्यासारखे दिसूच शकणार नाही- नाही, म्हणजे तुम्ही खान नसल्यामुळे तसे दिसणार नाही असं नाहीये, तर तुम्ही बॉलीवुड प्रोफेशनमध्ये नाही म्हणून! फिल्म्स् हे एकच असं प्रोफेशन(व्यवसाय) आहे की, ज्यात जसे जास्त यश मिळत जाते तसे अभिनेत्याला सेटवर जास्तच धावपळ, शारीरिक हालचाल करावी लागते. यशस्वी हिरो सिनेमातील जवळपास प्रत्येक दृश्यात असतो. हिरोला सारखं व्हॅन ते सेट, सेट ते व्हॅन असं करावं लागतं. शॉट अगोदर बराच वेळ साऊंड, लाईट, कॅमेरा यांची जुळवाजुळव होईपर्यंत त्यांना तिष्ठत राहावं लागतं. त्यांचं काम म्हणजे उभं राहणं, चालणं, नाचणं मारामारी करणं, अभिनय करणं; फारच कमी वेळ बसण्यासाठी मिळतो. ॲक्टर असल्यामुळे नैसर्गिकरीत्याच त्यांचा कायनेस्थेटीक इंटलीजन्स (पडलं तर चटकन सावरता येणं) चांगला असतो. जवळपास रोज ते व्यायामासाठी वेळ काढतात. परिणामी ते त्यांच्या समवयस्कांपेक्षा फिट, काटक आणि तरुण दिसतात. ॲक्टींग म्हणजे अभिनय हे शारीरिक

कामात गणले जाते आणि म्हणूनच ॲक्टींग थांबलं की अभिनेते लठ्ठ होऊ लागतात. ॲक्टींग बंद की फॅट बर्निंग बंद! आणि हे लक्षात घ्या की बहुतेक सगळे अभिनेते वर्षानुवर्षे Work & work out (अभिनय व व्यायाम) करत असतात. २००१ मध्ये 'द क्लब' मध्ये कन्सल्टींग करत असतात मी सैफला वेट ट्रेनिंग करताना पाहत असे. (त्या वेळेस तो मला चार्मिंग 'आकर्षक' वाटला होता आणि दिवसेंदिवस तो जास्तच आवडू लागला.) आता २०१४ साल चालू आहे. १३ वर्ष सातत्याने व्यायाम केल्यामुळे कमावलेली शरीरसंपदा १२ दिवसांच्या प्रयत्नानी मिळत नसते.

सर्वोत्तम व्यायाम

वारंवार मला विचारण्यात येणारा प्रश्न 'तुमच्या मतानुसार सर्वोत्तम व्यायाम कोणता?' **अगदी सोप्पं उत्तर, जो नियमितपणे केला जातो तो सर्वोत्तम व्यायाम.** तुम्हाला ऑलिम्पिक साईझ स्वीमिंगपूलमध्ये ब्रेस्टस्ट्रोक मारत पोहायला आवडत असेल तर तुमच्यासाठी तो सर्वोत्तम व्यायाम आहे. ट्रेडमील भावत असेल तर ट्रेडमील. जिममध्ये तुमच्या वजनाच्या डबल वजने घेऊन वेट लिफ्टिंग करण्याचा शोक असेल तर वेट ट्रेनिंग सर्वोत्तम! शीर्षासन अथवा सर्वांगासान केल्याशिवाय तुमचं डोकं चालत नसेल तर तुमच्यासाठी 'योगासने' सर्वोत्तम आहेत. 'तुमच्यासाठी लग्न करायला उत्तम जोडीदार कोण?' हे मी कसे सांगू शकेन? तुम्हाला जी व्यक्ती आवडते, ज्या व्यक्तीच्या सान्निध्यात तुमचं मन रमते ती व्यक्ती तुमच्यासाठी सुयोग्य वधू/वर, हेच व्यायामालाही लागू आहे.

आता एखादा व्यायाम तुमच्यासाठी सर्वोत्तम ठरू शकतो पण तुम्ही त्याला किती उत्तम प्रकारे न्याय देऊ शकाल हा प्रश्न उरतो. म्हणजे बघा हं, आपण खूप वेळा असं बघतो-तुम्ही कसून वर/वधू संशोधन करता आणि शेवटी तुम्हाला स्वप्नातला राजकुमार/राजकुमारी भेटते. आयुष्याला अर्थ आल्यासारखं तुम्हाला वाटतं, तुम्ही समाधानाने तुडुंब भरता. आपल्या जोडीदारासोबत सगळा वेळ व्यतीत करावा, हिंडावं-फिरावं, स्वप्नं बघावीत असं वाटतं. तुमचं मित्रमंडळ तुम्ही भेटत नाही म्हणून नाराज होतं, तुमची

भावंडे तुम्ही फोन उचलत नाही म्हणून खट्टू होतात. कामातही तुमचं हवं तसं लक्ष नसतं आणि बॉस ओरडला तरी तुम्ही फारशी फिकीर करीत नाही. तुम्हाला हवं ते मिळाल्यामुळे तुमच्या आनंदाला पारावार उरत नाही. पण... पण १-२ महिन्यांमध्ये तुमची धुंदी उतरते. तुमच्या जोडीदाराच्या काही गोष्टी तुम्हाला खटकू लागतात. तुम्हाला मित्र-मैत्रिणी, भावंडाना भेटावंसं वाटतं खरं पण त्याना लांब ठेवल्यामुळे तुम्हाला या त्रासदायक परिस्थितीत एकटं पडल्यासारखं वाटतं. या जोडीदारापासून लांब राहावे, फोनवरूनही बोलू नये असं वाटतं आणि संबंध तोडावेसे वाटतात. तुम्ही खरोखरी तसं करतासुद्धा आणि मग परत हेच नाटक दुसऱ्या व्यक्तीसोबत होतं- तीच संहिता, तोच शेवट- सगळं सारखेच.

जर त्या व्यक्तीबरोबर असलेले प्रेम टिकवायचे असले तर तुम्हाला तुमच्या कामातला उत्साह आणि मित्रमैत्रिणींमधला, भावंडांमधला सलोखा टिकवावा लागतो, कारण शेवटी तुमचा राजकुमार/राजकुमारी तुम्ही केलेल्या विनोदांवर तुमच्या भावंडांसारखी गडाबडा लोळणार नाही तुम्हाला तुमचा पगारही बॉसच देणार आहे. सारांशाने प्रेम टिकवायचे असले तर आयुष्यातल्या इतर सर्व बाजूही नीट राहतील हे बघावे लागते. आता फक्त जोडीदारऐवजी धावणे/ टेनिस/ योगसाधना/जिम/नाच काहीही टाका, म्हणजे मी काय म्हणतेय ते तुम्हाला कळेल. तुम्हाला 'सर्वोत्तम, व्यायामप्रकाराशी बांधिलकी टिकवायची असेल तर फिटनेसच्या इतर सर्व अंगांकडे लक्ष द्यावे लागेल. प्रत्येक व्यायामप्रकाराला काही मर्यादा असतात, आणि त्यामुळे फक्त एक व्यायामप्रकार फिटनेसच्या सर्व बाजू सांभाळण्यास असमर्थ ठरतो - ताकद- लवचिकता, हृदय-फुप्फुसांची क्षमता, सहनशक्ती इत्यादी. एखाद्याच गोष्टीवर लक्ष केंद्रित केल्यास इतर अंगांचा विकास कमी पडतो. उदाहरणार्थ, धावण्याने जोम (Stamina) वाढतो, क्षमता वाढते पण लवचिकता, ताकद वाढत नाही. कमी ताकद व कमी लवचिकता मग धावण्याच्या सामर्थ्याच्या आड येते. परिणामी कधी पायाची पुढची नळी किंवा नडगी (Shin) दुखावते व तुम्ही धावू शकत नाही. त्यामुळे जोमही कमी होतो. समजा तुम्हाला टेनिस आवडत असेल पण Achilles Tendon लवचिक नसेल तर Forehand मधली ताकद (हाताचा तळवा पुढे राहील अशा प्रकारे मारलेला टोला) कमी होते.

व्यायामाच्या सर्वांगांचा विचार करून व्यायामाची आखणी केली तर शरीरातील सर्व ऊर्जा स्रोत (Energy systems) एनर्जी सिस्टीम्स प्रज्वलीत होतात. आपण पुढे बघू की, मानवी शरीरात तीन वेगवेगळे ऊर्जास्रोत किंवा चयापचय क्रियेचे प्रकार असतात, पण ढोबळमानाने दोन प्रकारात वर्गीकरण केले तर त्यांना 'अेरोबीक' आणि 'अनेरोबीक सिस्टिम्स' असे म्हणावे लागेल. तुम्ही कुठचा प्रकार करताय त्यावर कुठची 'सिस्टिम' काम करेल ते ठरते. बरेचसे लोक त्यांचा सर्वोत्तम व्यायामप्रकार केल्याने थकतात किंवा दुखापत करून घेतात, त्याचं कारण म्हणजे वेगवेगळ्या एनर्जी सिस्टीम्स्चे संतुलन राखले जात नाही. एकीची वाढ करण्यात दुसरीचे नुकसान होते.

'कार्डिओ' एक्सरसाईजेस इतरांच्या तुलनेत श्रेष्ठ?

'सर्वोत्तम व्यायाम कुठचा' या प्रश्नाला जोडूनच विचारला जाणारा दुसरा प्रश्न म्हणजे 'पण कार्डिओ हाच सर्वोत्तम व्यायामप्रकार असायला हवा, नाही का?' सगळे डॉक्टर्स, हृदयरोगतज्ज्ञ, आहारतज्ज्ञ ज्या व्यायाम प्रकाराची एकमुखाने शिफारस करतात तो म्हणजे 'कार्डिओ'. **दुसरीकडे अनेरोबीक व्यायामप्रकारांचे फायदे सर्वसामान्यांना अज्ञात आहेत;** फक्त 'व्यायामासंबंधीचे विज्ञान' या क्षेत्रात कार्यरत असलेल्यांना याची माहिती आहे. त्यामुळे या व्यायामप्रकारांची 'शिफारस' केली जात नाही, एवढंच नसून नाउमेदही केले जाते. 'मरना है क्या?', 'बॅक तोडनेका है क्या?' इत्यादी शेरेबाजी केली जाते. म्हणजे रामायणातील कैकयीची भूमिका घेतली जाते– भरतको राज, राम को वनवास ! 'भरतको राज' हे समजू शकतो पण रामाला वनवास का? 'चालणे' हा सर्वोत्तम व्यायाम असल्याचे प्रतिपादन करणे व त्यासाठी प्रोत्साहन देणे हे ठीक आहे आणि तितकेच हसून सोडून देण्यासारखं आहे, परंतु वेट ट्रेनिंग, पुढे वाकण्याचे व्यायाम, शीर्षासन आणि सर्वांगासनासारखी आसने यांच्यासारख्या व्यायाम प्रकारांना हीन लेखणे, जाणून–बुजून नाउमेद करणे हे पटण्यासारखे नाही. हे व्यायामप्रकार केल्यामुळे तुमच्या आरोग्याला कसलेही नुकसान होणार नसते; तरी फक्त चालण्याचा सल्ला दिला जातो याचं कारण म्हणजे मनात असलेली अज्ञाताची भीती. या प्रकरणात पुढे ऊर्जास्रोत किंवा एनर्जी सिस्टीम्सूचा ऊहापोह केला आहे.

त्यावरून तुम्हाला कळेल की, अनेरोबीक व्यायामप्रकारांमुळे तुमची फक्त ताकद आणि दिसणेच नाही तर हृदय-फुप्फुस यांची क्षमताही वाढेल. काही अेरोबीक-अनेरोबीक व्यायामांच्या मदतीने तुमच्या हृदयाचे आरोग्य सुधारेल. व्यायामशास्त्राचे पायाभूत ज्ञान आत्मसात केले की 'आय ॲम अ ब्लड रिपोर्ट' रक्ततपासणी वारंवार करून आरोग्याची शहानिशा करणे, या मानसिकतेपासून सुटका मिळेल.

दिल की बात

जर तुम्हाला खरोखर रक्तदाबावर नियंत्रण, रक्ताभिसरणात सुधारणा, मूत्रपिंड फुप्फुसे यासारख्या अवयवांचे आरोग्य, मजबूत हृदय व वजन आटोक्यात हवे असेल तर तुम्हाला अेरोबीक-अनेरोबीक दोन्ही प्रकार अवलंबावे लागतील. जेव्हा तुम्ही ट्रेकींग, वेट ट्रेनिंग, स्प्रीन्ट्स (चालणे-धावणे...) शीर्षासन असे अवघड व्यायामप्रकार करता तेव्हा अनेरोबीक ऊर्जास्रोत वापरले जातात आणि हृदयामध्ये आवश्यक असे बदल घडून येतात. तत्पूर्वी थोडं हृदयाविषयी जाणून घेऊया.

आपल्या छातीमध्ये थोडं डाव्या बाजूस हृदय असून त्याचा आकार हाताच्या मुठीएवढा असतो. आपल्या पायाच्या करंगळीपासून ते थेट मेंदूपर्यंत सर्व शरीराला शुद्ध रक्त पुरवठा करणे व अशुद्ध रक्त परत आणणे ही महत्त्वाची जबाबदारी हृदय पार पाडत असते. हृदय चार भागात विभागले जाते, प्रत्येक भागाचे विशिष्ट कार्य असते. वरच्या दोन भागांना 'ऑरीकलस्' व खालच्या दोन भागांना 'व्हेंट्रीकल्स्' असे म्हणतात. ऑरीकल्स्चे उजवे ऑरीकल व डावे ऑरीकल असे दोन भाग तर व्हेंट्रीकल्स्चे उजवे व्हेंट्रीकल व डावे

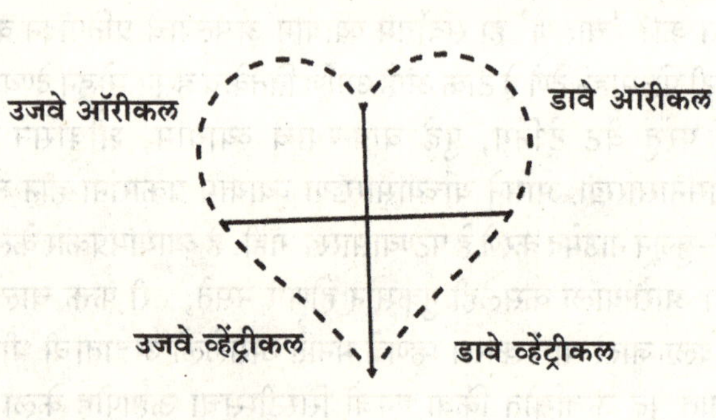

व्हेंट्रीकल असे दोन भाग होतात.

लेफ्ट व्हेंट्रीकल हा हृदयाच्या खालच्या डाव्या बाजूचा भाग असून त्यावर आपण लक्ष केंद्रित करणार आहोत. हा भाग ऑक्सिजनयुक्त रक्ताचा पुरवठा शरीरभर करत असतो. व्यायाम केल्यामुळे या भागात जे बदल घडत असतात त्यांना डॉक्टर 'हृदयासाठी चांगले' असे म्हणतात. व्यायामाचे शरीरविज्ञानशाखेतील तज्ज्ञ यास 'हायपरट्रॉफी' असे म्हणतात. हायपरट्रॉफी म्हणजे हृदयाच्या स्नायूंचा आकार व ताकद वाढणे.

अेरोबीक/कार्डिओ/एन्ड्युरन्स (जास्त काळपर्यंत एखादी गोष्ट करण्याची क्षमता) या व्यायामप्रकारांमुळे 'लेफ्ट व्हेंट्रिकल'चा आकार तुलनेने वाढतो.

पण आता सांगतेय ते फार महत्त्वाचे आहे, नॉन-एन्डयुरन्स किंवा अनेरोबीक व्यायाप्रकारांमुळे (जिमिंग, स्प्रिन्टींग इ.) लेफ्ट व्हेंट्रिकलची भिंतसुद्धा जाड होते कारण त्यातील सूक्ष्म रक्तवाहिन्यांचे जाळे वाढते आणि याचा परिणाम म्हणजे हृदयाची ताकद वाढते.

हृदयाची ताकद वाढावी यासाठी दोन्ही प्रकारच्या व्यायामप्रकारांची नितांत आवश्यकता असते. ज्यामुळे व्हेंट्रिकलचे आकारमान वाढयला हवे त्याचप्रमाणे भिंतीची जाडी वाढायला हवी. असे झाले की, ट्रायग्लिसराईड्स रक्तदाब, रक्तातील साखर प्रमाणात असतात; नाहीतर 'गोळी' ची साथ सुटत नाही. फक्त एकाच प्रकारचा व्यायाम करणे किंवा त्याचा अतिरेक करणे हा हृदयाची ताकद वाढविण्यासाठी केलेला फुकाचा प्रयत्न ठरतो. उदाहरणार्थ, रोज चालायला जाणे पण स्प्रिंटींग किंवा स्ट्रेन्थ ट्रेनिंग न करणे.

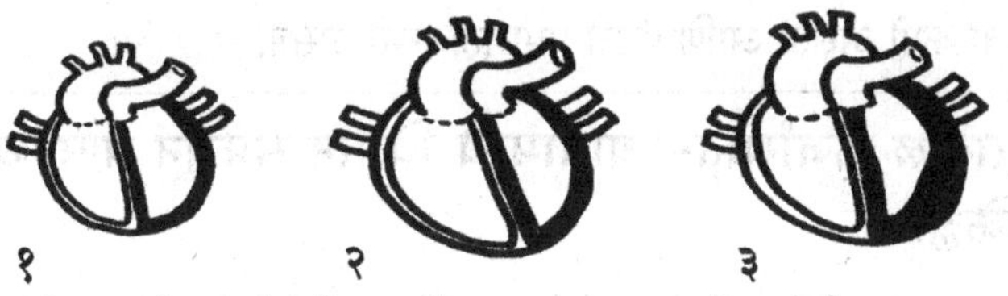

१	२	३
अनट्रेन्ड हार्ट (व्यायाम न केलेल्या व्यक्तीचे हृदय)	**ट्रेन्ड हार्ट** फक्त अेरोबीक पद्धतीने व्यायाम केलेल्या व्यक्तीचे हृदय-आकार वाढलेला.	**ट्रेन्ड हार्ट** अेरोबीक आणि अनेरोबीक पद्धतीने व्यायाम केलेल्या व्यक्तीचे हृदय-आकार मोठा व लेफ्ट व्हेंट्रीकलची भिंत जाड.

हेही तितकेच खरे की, अजिबात व्यायाम न केलेल्या व्यक्तीचे लेफ्ट व्हेंट्रिकल कमी आकारमानाचे असते व भिंतही पातळ असते. व्यायामाचे फायदे मिळविण्यासाठी सर्व प्रकारचे ऊर्जास्रोत वापरात आणायला हवेत हे तुमच्या एव्हाना लक्षात आलं असेल अशी आशा करते. हो, आणि आता अर्धेमुर्धे प्रयत्न सोडून द्या. पुढे या ऊर्जास्रोतांसंबंधी अधिक समजून घ्या. त्यांच्यातला फरक व हृदयाप्रमाणे इतरही अवयवांवर होणारे त्यांचे परिणाम जाणून घ्या.

टेक्निकल नोट
एनलार्ज्ड हार्ट/ॲथलेट्स पॅराडॉक्स

'हृदयाचे आकारमान वाढणे' हा एक बरेचदा आढळणारा हृदयविकार आहे. उच्च रक्तदाबाचा हा हृदयावर होणारा परिणाम आहे. बैठी जीवनशैली, व्यायामाचा अभाव, स्थूलत्व अशा गोष्टींमुळे होणारा हा विकार असून त्यामुळे हृदयाला धोका संभवतो. ॲथलेटीक ट्रेनिंग घेणाऱ्या व्यक्ती तसेच हौसेने विविध मैदानी खेळ खेळणाऱ्या व्यक्तींमध्येही 'एनलार्जड् हार्ट' असते, परंतु, फरक हा की, व्यायाम करणाऱ्या व्यक्तींमध्ये (ॲथलेट्स, खेळाडू, जिम, योगा इ.) हृदय आकाराने वाढते ते त्याची ताकद, रक्तवाहिन्यांचे जाळे व लेफ्ट व्हेंट्रीकलचे आकारमान वाढल्यामुळे, तर बैठी जीवनशैली असणाऱ्या लोकांच्या हृदयाचा आकार वाढतो तो याच गोष्टींच्या अभावामुळे. नियमित व्यायाम करण्यामुळे आकारमान वाढलेल्या हृदयाला 'ॲथलेट्स हार्ट' असे म्हणतात. या व्यक्तींचा रक्तदाब सामान्य किंवा कमी असतो आणि फॅटचे प्रमाणही कमी असते.

शरीरातील ऊर्जास्रोत–व्यायामाचे विज्ञान समजून घेण्याची गुरुकिल्ली

व्यायामासाठी शरीर जे ऊर्जास्रोत वापरते त्यासंबंधीची माहिती व्यायाम चालू करण्यापूर्वी समजून घ्यायला हवी. शक्य तितके साधे-सोपे करण्याचा मी प्रयत्न करते. पण तुम्ही कृपया वेळ काढून ते नीट समजून घ्या. आता खरं सांगू का? लोक माझ्याकडे आहार-विहाराबाबत सल्ला घ्यायला येतात त्याचं महत्त्वाचं कारण म्हणजे मला असलेली एक्सरसाईज फिजीऑलॉजी

(व्यायामाचे शरीरविज्ञानशास्त्र) विषयीची समज. (आणि मनापासून सांगते की, माझं शिक्षण चालूच आहे आणि आणखी खूप शिकण्यासारखे आहे.) एकदा ही समज आली की कुठचे आणि किती प्रमाणात व्यायामप्रकार केल्याने शरीरातील चरबी कमी होईल हे आपोआप कळू लागते. सगळ्यात महत्त्वाचं म्हणजे तुम्ही कमी वेळ व्यायाम करून जास्त वेळ स्वत:चं कौतुक ऐकण्यात घालवाल!

कुठचेही काम/व्यायाम करण्याकरता शरीर सर्वसाधारणपणे तीन प्रकारे ऊर्जा निर्माण करते. **काम कसं आहे त्यावर कुठचा ऊर्जास्रोत जास्त वापरात येईल ते ठरते पण कायमच तीनही ऊर्जास्रोत वापरले जातात.** त्यांची तुलना आपण उत्पादन, ग्राहकशोध व विक्री अशी केली तर तीनही एकाच वेळी चालू असते. पण एकाचे प्रमाण इतर दोहोंपेक्षा जास्त असते.

ऊर्जास्रोतांची नावे पुढे दिली आहेत.

१ – अेरोबीक सिस्टीम

२ – ग्लायकोजन – लॅक्टीक ॲसिड सिस्टीम } अनेरोबीक सिस्टीम्स्
३ – ATP - CP सिस्टीम }

अेरोबीक सिस्टीम 'अेरोबीक पाथवे (मार्ग)' ने कार्य करते. याचा अर्थ स्नायूंना ऑक्सिजन वापरता येतो. दीर्घकाळपर्यंत चालणाऱ्या कामासाठी हा मार्ग वापरला जातो. उदाहरणार्थ – एका गावातून दुसऱ्या गावाला किंवा घर ते शाळा किंवा गाडी उभी कराल तिथून थिएटरपर्यंत चालणे; किंवा लांब धावण्याच्या शर्यतीसारखे क्रीडाप्रकार इत्यादी. या ऊर्जास्रोताचा वापर अशा कामांसाठी होतो की ज्यांना एकावेळी जास्त ताकद लागत नाही पण ती दीर्घकाळ लागते. हे पुस्तक वाचत बसला असाल किंवा पहुडला असाल (तसं असलं तर उठून बसा) तर तुम्ही अेरोबीक पाथवे वापरता.

ATP-CP आणि ग्लायकोजन – लॅक्टीक ॲसिड सिस्टीम अनेरोबीक पाथवे वापरतात, म्हणजेच ऑक्सिजनच्या वापराशिवाय ऊर्जा खर्च होते. ऑक्सिजन उपलब्ध नसतो असे नाही पण क्रिया इतकी जलद पद्धतीने होते की, ऑक्सिजन स्नायूंपर्यंत पोहोचण्यासाठी अवधीच मिळत नाही.

ऑक्सिजनशिवाय स्नायूंना काम करावं लागलं की, ते अगदी थोड्या वेळात केलं जातं कारण तेवढंच शक्य असते. अर्थात् ते काम हाय इंटेंसीटीचे (जास्त जोर लावून केलेले) असते.

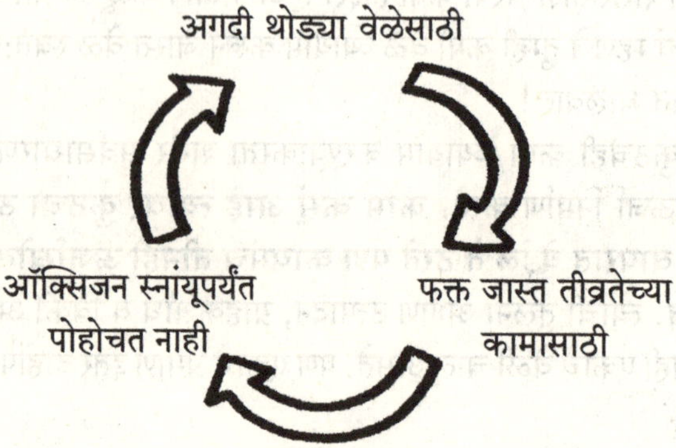

मानवी शरीरात हा ऊर्जास्रोत किंवा मेटॅबॉलिक पाथवे निर्माण होण्याचे कारण म्हणजे आपल्याला अनेक हाय इंटेंसीटीची कामे अल्पावधीत करण्याची गरज असते. उदाहरणार्थ, बसमध्ये लगट करू पाहणाऱ्याच्या श्रीमुखात भडकावणे, रिमोट मिळविण्यासाठी झडप घालणे, कटकट्या लहान भावंडाला फटका मारणे किंवा उड्या मारण्यासारखे क्रीडा प्रकार करणे.

मेटॅबॉलिक पाथवेजचे हे सोप्या पद्धतीने केलेले वर्णन आहे. या पलीकडे अनेक अशा गोष्टी आहेत की, ज्या या पुस्तकात समाविष्ट करणे केवळ अशक्य आहे; उदाहरणार्थ वेगवेगळी एन्झाईम्स्, इलेक्ट्रॉन ट्रान्सफर सिस्टीम्स्, मसल फायबरचे प्रकार, वातावरणाचा परिणाम, अनुवंशिकता इत्यादी. आता आपण दोन महत्त्वाचे 'मेटॅबॉलिक पाथवेज' जाणून घेऊ या. या दोन मेटॅबॉलिक पाथवेज मधला मुख्य फरक स्नायू तसेच वापरात येणारे इंधन यावर अवलंबून असतो. यांचा अभ्यास केल्यामुळे 'पाथवेज' बद्दल व्यवस्थित माहिती मिळेल पण त्यापेक्षा महत्त्वाचे म्हणजे आपल्याला कुठचा व्यायाम करायला हवा याचे यथार्थ ज्ञान होईल. (म्हणजे हम कम काम करे और ज्यादा पतले लगे.) हुशार ट्रेनर्स याला म्हणतात – **ट्रेन स्मार्ट, नॉट हार्ड!**

कुठची ऊर्जा वापरायची याला महत्त्व द्या. यामुळे जास्तीत जास्त 'फॅट लॉस' होईल. कुठल्या इंधनाचे ज्वलन होते व कुठच्या प्रकारचे स्नायू वापरात येतात

इंधन (फ्युएल) आणि स्नायू (मसल्स्)चे प्रकार

आता जेव्हा 'बॉडी टोन्ड् लगना चाहिए' असे म्हटले जाते तेव्हा स्नायूंच्या वजनात (Muscle mass) भर पडणे अपेक्षित असते. आपल्याला आतून जाणीव असते की, चयापचयाच्या दृष्टीने कार्यरत असलेला शरीरातील एकमेव भाग म्हणजे स्नायू. स्नायूंमुळेच चयापचयाच्या गतीला चालना मिळते, फॅट जळते, शरीराला आकर्षकता येते, प्रजोत्पादन क्षमता वाढते.

स्नायू हे दोन प्रकारचे असतात. (व्यायामाच्या शरीरविज्ञानशास्त्राच्या वर्गात तुमचे स्वागत!) त्यांना ऑक्सीडेटीव्ह आणि नॉन ऑक्सीडेटीव्ह फायबर्स किंवा लाल आणि पांढरे फायबर्स किंवा मंद आणि चपळ ट्वीच फायबर्स असे म्हणतात. अगदीच वैज्ञानिक भाषेत म्हणायचे तर टाईप – १ आणि टाईप – २ फायबर्स असतात. टाईप –२ चे दोन उपप्रकार म्हणजे टाईप – २ ए व टाईप – २ बी. हे गुंतागुंतीचे वाटेल कारण व्यायामाकडे विज्ञान म्हणून आपण कधी पाहिलेले नाही. पण ते विज्ञानच आहे आणि म्हणून ट्रेनरला योग्य तो मोबदला द्यायला हवा (चण्या–दाण्याच्या मोबदल्यात ट्रेनर मिळणार नाही, ते माकडांसाठी असतात.) अलगॉरीधम्स्पेक्षा हे सोपे आहे (मलाही कळलेय म्हणजे नक्कीच!)

अेरोबीक सिस्टीममध्ये टाईप – १ किंवा स्लो ट्वीच(ST) मसल फायबर्स वापरले जातात. त्याच्यामध्ये आकुंचन पावण्याची आणि दीर्घकाळपर्यंत काम करण्याची क्षमता असते. ही सिस्टीम काम करण्यासाठी ऑक्सिजन वापरत असल्यामुळे ऊर्जेसाठी कार्बज्, प्रोटीन्स् व फॅट्स कशाचेही ज्वलन होऊ शकते. या स्नायूंमध्ये भरपूर 'मायटोकाँड्रीया' असतात; ज्यामुळे फॅटचे ऑक्सिडेशन व्हायला मदत होते. (चरबी अथवा मेद ऑक्सिजनशी संयोग पावतात.) मायटोकाँड्रीयामुळे स्नायूंचा रंग लाल दिसतो.

सारांशाने

टाईप - १

अ) स्लो ट्वीच - लाल

ब) अेरोबीक- तीव्रता कमी/जास्तकाळ

क) कार्ब, प्रोटीन, फॅट ज्वलनासाठी उपयुक्त

टाईप - २ किंवा फास्ट ट्वीच मसल फायबर्समध्ये 'मायटोकाँड्रीया'चे प्रमाण कमी असते. अनेरोबीक एनर्जी सिस्टीम वापरताना हे मसल्स् कार्यरत असतात. त्यांच्यामधील मायटोकाँड्रीया तसेच मायोग्लोबीनचे प्रमाण कमी असते (मायोग्लोबीन हिमोग्लोबीनचे भावंड असून ते स्नायूंच्या पेशींच्या आत असते. हिमोग्लोबीन प्रमाणे मायोग्लोबीन ऑक्सिजनशी संयोग पावते (- O_2 - मायोग्लोबीन) त्यामुळे ते फार लाल दिसत नाहीत, खरं तर जवळपास पांढरे दिसतात. ग्लायकोजन लॅक्टीक ॲसिड सिस्टीम टाईप - २ ए मसल फायबर्सचा वापर करते आणि ग्लायकोजनच्या स्वरूपात स्नायू व यकृतामध्ये (लिव्हरमध्ये) साठवलेले कार्बज् ज्वलनासाठी वापरले जातात हे नांवावरून स्पष्ट होते. टाईप - २ ए मसल फायबर्स अेरोबीक तसेच अनेरोबीक सिस्टीम्ससाठी वापरात येऊ शकतात. ATP-CP किंवा लॅक्टीक ॲसिड सिस्टीमसाठी टाईप २ बी मसल फायबरस् वापरले जातात. साठवणीतील उर्जेसाठी त्वरित उपलब्ध असलेले ॲडिनोसाइन ट्रायफॉस्फेटचे रेणू वापरले जातात. हे रेणू अत्यंत कमी कालावधीत ऊर्जा पुरवितात.

साराशांने

टाईप - २

अ) फास्ट ट्वीच - पांढरे

ब) अनेरोबीक - हाय इंटेन्सीसीटी कमी कालावधी

क) ग्लायकोजन/एटीपी ऊर्जेसाठी/ उपयुक्त

टेक्निकल नोट

व्यायाम विज्ञान शास्त्रातील जिज्ञासूंनी वाचाव्यात

इंधनाचे प्रकार. तीन विविध प्रकारचे ऊर्जा स्रोत किंवा इंधन शरीर उपयोगात आणते.

१) एटीपी - सीपी

APT (ॲडेनोसाईन ट्रायफॉस्फेटच्या) रेणूंचा स्नायूंमध्ये साठा असतो व हे रेणू तात्काळ उपलब्ध होऊ शकतात. या रेणूत एक भाग अडेनोसाईनचा असून तीन हाय एनर्जी (भरपूर ऊर्जा) फॉस्फेट ग्रुप्स् असतात.

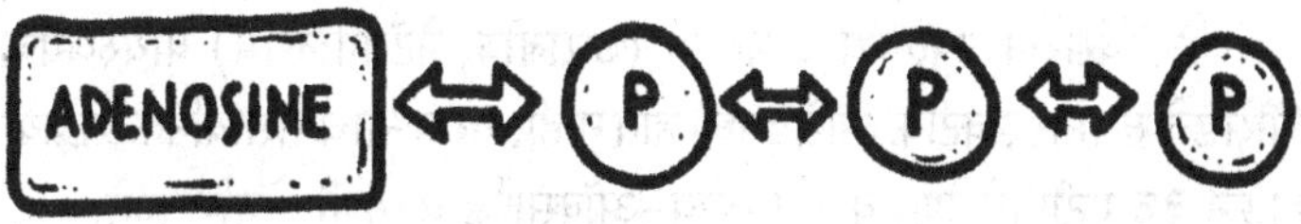

स्नायूंना ऊर्जेची गरज असते तेव्हा एक 'फॉस्फेट बाँड' तुटतो व एक एडीपीचा (ॲडेनोसाइन डायफॉस्फेट) रेणू तयार होतो. त्याचवेळेस एक मुक्त फॉस्फेट ग्रुप आणि बरीचशी ऊर्जा निर्माण होते.

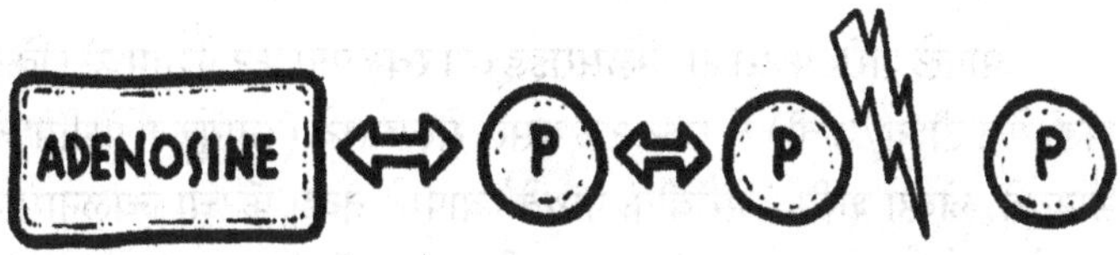

क्रिएटीन फॉस्फेट (CP) हे रसायनही साठवलेली ऊर्जा पुरवू शकते, परंतु, पेशी त्याचा थेट उपयोग करण्यात असमर्थ असतात. पेशी CP चा उपयोग करून एडीपीचे रूपांतर एटीपी मध्ये करतात. एटीपी प्रमाणे सीपी सुद्धा अल्प पुरवठा करू शकते आणि म्हणून त्याचे पुन्हा पुन्हा उत्पादन होणे गरजेचे असते.

एटीपी-सीपी सायकल ऑक्सिजनवर अवलंबून नसल्यामुळे अनेरोबीक ॲक्टीव्हीटीजसाठी फार महत्त्वाचे आहे. स्नायूंमध्ये हे सहज उपलब्ध

असल्यामुळे कुठचीही झटपट अल्पावधीत क्रिया करण्यासाठी शरीर यावर विसंबून राहते.

२) कार्बज् (कर्बोदके)

अन्नातील कार्बजूचे रूपांतर ग्लुकोजमध्ये होऊन ते रक्ताद्वारे वाहून नेले जाते. स्नायू आणि यकृतात ते ग्लायकोजनच्या (ग्लुकोजच्या रेणूंचे पुंजके) स्वरूपात साठवले जाते.

ऑक्सिजन नसताना (अनेरोबीक मेटॅबॉलिझम) ग्लायकोजनमधील एकेका ग्लुकोजच्या रेणूचे प्रथम पायरुव्हीक ॲसिडमध्ये व शेवटी लॅक्टीक ॲसिडमध्ये रूपांतर होते. ही प्रक्रिया होताना निर्माण झालेल्या ऊर्जेमुळे एटीपी तयार होते. (प्रत्येक ग्लुकोजच्या रेणूपासून दोन एटीपीचे रेणू)

ऑक्सिजन उपलब्ध असताना (एरोबीक मेटॅबॉलिझम) पायरुव्हीक ॲसिडचे रूपांतर लॅक्टीक ॲसिडमध्ये होत नाही; तर बऱ्याच रासायनिक प्रक्रिया होऊन ३६ एटीपीचे रेणू, कार्बन-डाय-ऑक्साईड व पाणी निर्माण होते.

म्हणजेच अनेरोबीकच्या तुलनेत एरोबीक मॅटबॉलीझमने अधीक ऊर्जेची निर्मिती होते. त्याचप्रमाणे एरोबीकच्या तुलनेत अनेरोबीकमध्ये जास्त बाय-प्रॉडक्ट्स (इतर रसायने) तयार होतात. (स्नायूंना थकवणारे लॅक्टीक ॲसिड.)

३) फॅट्स (चरबी/मेद)

आपले शरीर फॅट्स ट्रायग्लिसराईड्च्या स्वरूपात फॅट पेशींमध्ये (किंवा ॲडीपोज टीश्यू/ऊती) व स्केलेटल मसल सेल्समध्ये (स्नायूंच्या पेशींमध्ये) साठवते. जेव्हा शरीर 'एरोबीक पाथवे' वापरते तेव्हा फॅटचा ज्वलनासाठी उपयोग होऊ शकतो. ॲडीपोज टीश्यू (ॲडीपोसाइट्स) मधील ट्रायग्लिसराईड्सचे फ्री फॅटी ॲसिड्स (FFA) मध्ये रूपांतर हाते. रक्ताद्वारे FFA क्रियाशील स्नायूंकडे (वर्कींग मसल्स) रवाना होतात व त्यांचे रूपांतर एटीपीमध्ये होते. एक फ्री फॅटी ॲसिड चा रेणू १४७ एटीपीचे रेणू निर्माण करतो.

म्हणजेच एरोबीक पाथवेच्या वापराने जेव्हा फॅटचे ज्वलन होते तेव्हा जास्त ऊर्जा निर्माण होते. (१४७ एटीपी) व कार्ब्जच्या ज्वलनाने कमी ऊर्जा निर्माण होते (एका ग्लुकोजच्या रेणूपासून ३६ एटीपी).

'अनेरोबीक पाथवे' मध्ये फॅट ज्वलनासाठी वापरता येत नाही;, परंतु अनेरोबीक ॲक्टीव्हीटी चालू असताना मध्ये मध्ये थांबतो तेव्हा रक्तातील FFA थोड्या प्रमाणात ऊर्जेचा स्रोत म्हणून वापरले जाते.

४) प्रोटीन्स् (प्रथिने)

तांत्रिक अंगाने विचार करता प्रोटीन्स् सुद्धा ज्वलनासाठी (एरोबीकमध्ये) वापरता येऊ शकतात. मात्र, अत्यंत आणीबाणीच्या प्रसंगी त्यांचा असा वापर होतो. त्यांचे मुख्य कार्य शरीराच्या टीश्युजची (ऊतींची) निर्मिती व दुरुस्ती हेच आहे. शरीराच्या एकूण ऊर्जेच्या जेमतेम ५-१०% ऊर्जा ही प्रोटीन्स्मधून येते.

सारांश

अनेरोबीक पाथवे मध्ये आधीपासून साठवलेले एटीपी व ग्लायकोजन हेच फक्त ज्वलनासाठी वापरता येतात.

एरोबीकसाठी कार्बज्, फॅट्स, प्रोटीन्स् या सगळ्यांचा वापर इंधन म्हणून होऊ शकतो. एरोबीकमध्ये फॅट्स हे महत्त्वाचे इंधन आहे, असे वरकरणी वाटते. परंतु कार्बजूचे ज्वलन जास्त उत्तम प्रकारे होते. (कारण त्यांना कमी ऑक्सिजनचे रेणू ज्वलनास लागतात). त्यामुळे सुरुवातीला कार्बजूचे ज्वलन चालू होते व नंतर फॅट्स त्या कामाचा कब्जा घेतात; म्हणूनच असे म्हणतात की, कार्बोहैड्रेट्सच्या ज्योतीवर फॅट जळते. ☺

'आफ्टरबर्न'चे 'मिरॅकल'

(व्यायामानंतरसुद्धा कॅलरीज जलद गतीने जळतात हे नवलच!)

तुम्ही सगळे मला म्हणत असाल, 'पुरे झालं तुझं 'ज्ञान' पाजळणं!' आणि 'व्यायाम' शास्त्र एवढं गुंतागुंतीच करून सांगितल्याबद्दल धन्यवाद! आता एवढंच कृपा करून सांग की जास्तीत जास्त कॅलरीज जळाव्यात यासाठी मी काय करायला हवं? एरोबीक का अनेरोबीक? पुस्तक विकत घेण्यामागचा एकमेक हेतू हाच होता की शरीरातील फॅट कमी करणे, वजन उतरवणे आणि आधी घट्ट होणारे कपडे मापात होणे.

बरं बरं सांगते – दोन गोष्टी आहेत.

१) आपण त्या बाबीकडे लवकरच वळू.

२) ते इतकं साधं–सुधं नाहीये, पण खूप गुंतागुंतीचेही नाही. मी काय सांगितलं ते आठवतेय? मला समजलं म्हणजे तुम्हालाही कळेलचं.

कुठचीही ॲक्टीव्हीटी केली की कॅलरीज जळतात, परंतु, एक्सरसाईज एनर्जी एक्सपेंडीचर (EEE)चा हिशोब सोप्पा नाही. EEE ही जळलेल्या कॅलरीजसाठी वापरण्यात येणारी वैज्ञानिक संज्ञा आहे. 'ट्रेडमील डीसप्ले' दाखविते त्यावर अजिबात जाऊ नका. 'ट्रेडमील डीसप्ले' वर ५०० कि. कॅलरीज आल्या म्हणजे तुम्ही तेवढ्या जाळल्यात असे नसते. आणि रोज ५०० कि. कॅलरीज आहारातून कमी केल्याने वजन कमी होईल असेही नाही.

एनर्जी एक्स्पेंडीचर हा एखादे गणितातील समीकरण वापरून काढता येण्याजोगा नसतो. अनेक वेगवेगळ्या बाबींवर तो अवलंबून असतो. सध्या आपण व्यायामादरम्यान होणाऱ्या एनर्जी एक्स्पेंडीचरबद्दल विचार करू या. वय, लिंग, बॉडी कॉम्पोजीशन, व्यायामाअगोदरचा आहार, आधीच्या पूर्ण आठवड्याचा आहार इ. अनेकानेक गोष्टींवर एनर्जी एक्स्पेंडीचर अवलंबून असतो. या बाबतीत आजही संशोधन चालूच आहे. तुम्ही किती कॅलरीज जाळल्यात ते कोणीही व्यायाम शरीरशास्त्रातील तज्ज्ञ व्यक्ती; कितीही हुशार, अद्ययावत उपकरणे वापरणारी, संशोधनात पैसा ओतणारी असली तरीही अचूक सांगू शकणार नाही. तुमची ट्रेडमील, तुमचा ट्रेनर, डाएटिशिअन मात्र ते ठाऊक असल्याचा दावा करतील. आता कोणाला नीट माहिति आहे ते तुम्हीच ठरवायचं! आपल्याला एवढं नक्की माहितीये की –

१) EEE म्हणजे व्यायामादरम्यान जळलेल्या कॅलरीज + व्यायामामुळे किंवा व्यायामानंतर जळलेल्या कॅलरीज.

२) जळलेले उष्मांक हे वापरण्यात आलेल्या ऑक्सिजनच्या सम प्रमाणात असतात. (अशा पद्धतीने प्रयोगशाळेत जळलेले उष्मांक मोजण्यात येतात.)

EEE चे दोन भाग म्हणजे–

१) व्यायामा दरम्यान जळलेल्या कॅलरीज (उष्मांक)

अेरोबीक ॲक्टीव्हीटी दरम्यान –

ऑक्सिजनचा वापर वाढतो म्हणून कॅलरीज खर्च होतात. जितक्या प्रमाणात उष्णता वाढते. तितक्या प्रमाणात ऑक्सिजन जास्त वापरला जातो. याच कारणासाठी अेरोबीक ॲक्टीव्हीटी करताना तुम्ही घामाघूम होता; उदाहरणार्थ - डान्स क्लास किंवा लांबवर पळणे.

अनेरोबीक ॲक्टीव्हीटी दरम्यान -

ऑक्सिजन कमी वापरला जातो व कमी कॅलरीज् खर्च होतात.

२) व्यायामानंतर खर्च होणाऱ्या कॅलरीज्

अेरोबीक ॲक्टीव्हीटी -

ॲक्टीव्हीटी थांबल्यावर ऑक्सिजनचा वापर विश्रांतीच्या काळात असतो त्यापेक्षा फारसा वाढत नाही.

अनेरोबीक ॲक्टीव्हीटी -

व्यायामानंतर शरीराला पूर्वपदावर येण्यासाठी (श्वासोच्छ्वास, रक्ताभिसरण, पचनक्रिया, हार्मोन्स इ.) भरपूर ऑक्सिजनची गरज लागते. त्याचप्रमाणे शरीराला व्यायामाशी जुळवून घेण्यासाठी स्नायूंना किंवा इतर पेशींना झालेल्या अतिसूक्ष्म इजा भरून काढाव्या लागतात (ॲनॅबॉलिझम) याला 'ऑक्सिजन डेब्ट' किंवा 'ऑक्सिजन डेबीट' असे म्हटले जाते. याला 'EPOC - एक्सेस पोस्ट एक्सरसाईज ऑक्सिजन कंझमूशन' असं म्हणतात. 'आफ्टर बर्न' हे याचं सुपरिचित नाव आहे.

व्यायामाचा प्रकार	**खर्च झालेली ऊर्जा/कॅलरीज**	
	व्यायामा दरम्यान	व्यायामानंतर/व्यायामामुळे
अेरोबीक	जास्त	खूप कमी
अनेरोबीक	कमी	**'आफ्टर बर्न' मुळे खूपच जास्त. २४ ते ४८ तास**

'आफ्टर बर्न' किंवा 'ऑक्सिजन डेब्ट' किंवा व्यायामानंतर विश्रामाच्या वेळी आवश्यक असलेला जास्त प्रमाणातील ऑक्सिजन हा इथे कळीचा मुद्दा ठरतो. याची परत दोन उपप्रकारात विभागणी होते.

१) अलॅक्टीक ॲसिड डेब्ट – स्नायूंमधील एटीपी – सीपीच्या साठ्याची भरपाई करण्यासाठी लागणारा ऑक्सिजन. ही प्रक्रिया अेरोबीक मार्गाने व्यायाम थांबवल्याबराबेर ३–४ मिनिटात पूर्ण होते. याला ऑक्सिजन डेब्टची रॅपीड सेगमेंट (त्वरित कार्यवाही) असे म्हणतात.

२) लॅक्टीक ॲसिड डेब्ट – व्यायामादरम्यान उत्पन्न झालेल्या लॅक्टीक ॲसिड च्या प्रमाणावर हे अवलंबून असते. किती इंटेसीटीने, किती वेळ आणि कुठचा व्यायाम करता त्यावर लॅक्टीक ॲसिड चे प्रमाण ठरते. स्नायूंमध्ये साठलेले लॅक्टीक ॲसिड काढण्याचे काम EPOC करते; ग्लायकोजनची भरपाई करते, तापमान पूर्वपदावर आणते इत्यादी इत्यादी! ही ऑक्सिजन डेब्टची (slow segment) सावकाश कार्यवाही असे म्हणतात. व्यायामाच्या तीव्रतेनुसार ती २४ ते ४८ तासात भरून निघते. अन्य शब्दांत मांडायचे तर अनेरोबीक ॲक्टीव्हीटी केल्यामुळे शरीर व्यायामानंतरही २४ ते ४८ तास जास्त कॅलरीज खर्च करते (सोप्या शब्दांत फॅट कमी करते.)

'घामाघुम होणे' किंवा '५०० कॅलरीज जाळणे' याला फारसा अर्थ नाही हे तुमच्या लक्षात आलेच असेल. 'आफ्टर बर्न' चा विचार करणे फार महत्त्वाचे आहे. 'आफ्टर बर्न' बऱ्याच गोष्टींवर अवलंबून असते हे जरी खरं असलं तरी अनेरोबीक ॲक्टीव्हीटीचे 'आफ्टर बर्न' अेरोबीक ॲक्टीव्हीटीच्या 'आफ्टर बर्न' पेक्षा कितीतरी पटीने जास्त असते; हे आपण जाणले आहे. महत्त्वाचे हे की तुम्ही किती फॅट जाळाल आणि तुमच्या शरीराच्या संरचनेवर (कॉम्पोजीशन) त्याचा काय परिणाम होईल(तुम्ही किती सडसडीत, डौलदार, तरुण दिसाल) ते पूर्ण आठवड्याच्या 'आफ्टर बर्न' वर ठरते.

'तुमचं ध्येय फॅट कमी करून सडसडीत होण्याचे असल्यामुळे फक्त अनेरोबीक ॲक्टीव्हीटीज् करणं योग्य आहे;'अशा आततायी निर्णयापर्यंत येऊ नका. तुम्हाला नेहेमी, अेरोबीक आणि अनेरोबीक, दोन्ही प्रकारच्या ॲक्टीव्हीटीजची गरज असते. त्यांची कार्यक्षमता परस्परावलंबी असते. आणि त्यामुळे फॅट कमी करण्याची क्षमताही परस्परावलंबी असते. **पुढील प्रकरणामधून कारणमीमांसा येईलच. थोडक्यात जसा आहार सर्वसमावेशक चौरस हवा तसाच व्यायामही हवा.**

एनर्जी सिस्टीम्सचा (ऊर्जा स्रोत) सारांश आतापर्यंत चर्चिलेल्या

ऊर्जास्रोतांचा तक्ता पुढे दिला आहे.

ऊर्जा स्रोत	ॲरोबीक	अनेरोबीक	
		Glycogen-lactic acid system	ATP-CP system
ऊर्जा निर्मिती (ATP) इंधन	अमर्यादीत	मर्यादीत	खूप कमी
इंधन वापर	कार्बज्, फॅट, प्रोटीन (याच क्रमाने)	कार्बज्, (ग्लायकोजनच्या रूपात)	एटीपी, सीपी ग्लायकोजन
आणि	लॅक्टीक ॲसिड सुद्धा वापरता येते	लॅक्टीक ॲसिड आणि क्रीएटाईन फॉस्फेट (CP)ची निर्मिती होते.	CP वापरले जाते
आफ्टर बर्न	खूप कमी	जास्त	जास्त
मसल फायबरचे प्रकार	प्रकार–१	प्रकार–२ए	प्रकार–२बी
आकुंचन पावण्याची क्षमता	सावकाश	जलद	खूप जलद
मायटोकाँड्रीयाचे जाळे व मायोग्लोबीन	भरपूर	मध्यम	कमी

ऊर्जा स्रोत	एरोबीक	अनेरोबीक	
		Glycogen-lactic acid system	ATP-CP system
ॲक्टीव्हीटी	**दीर्घ काळ**	**दीर्घकाळ एरोबीक**	**अनेरोबीक**
			अनेरोबीक
ॲक्टीव्हीटी			**कमी वेळेत जोराने**
कालावधी	अमर्याद/ बरेच तास	जास्तीत जास्त १-३ मिनिटे	तीस सेकंदांहून कमी
क्रीडा प्रकारातील उदाहरणे	मॅरॅथॉन	८०० मी. पर्यंत धावणे	स्प्रिंटस् (धावणे, चालणे...)
मला लागू पडतील अशा ॲक्टीव्हीटीज्ची उदाहरणे	**कार्डियो किंवा एन्ड्युरन्स ट्रेनिंग**	**इन्टरव्हल ट्रेनिंग, वेट ट्रेनिंग, अथवा स्पर्धा पातळीवरील खेळ**	**पॉवर ट्रेनिंग अथवा हेवी वेटट्रेनिंग, स्प्रिंट ट्रेनिंग किंवा उड्या मारणे**

मी जे ठळक अक्षरांमध्ये लिहिलेय, ते तुम्ही लक्षात ठेवाल अशी माझी अपेक्षा आहे; कारण त्या गोष्टींशीच आपला संबंध येतो; कुठचे व्यायाम करावयाचे, कशाचे ज्वलन होते आणि कसे दिसायचे. मी आणखी थोडी माहिती देण्याचे कारण म्हणजे ती महत्त्वाची आहे आणि आपल्याला ती दिशादर्शक ठरू शकते.

व्यायामाचा कालावधी (परफॉर्मन्स टाईम) आणि ऊर्जा स्रोतांचे (Energy Systems) प्राबल्य

व्यायामाच्या कालावधीनुसार वापरात येणारे ऊर्जास्रोत दर्शविणारा तक्ता पुढे दिला आहे.

व्यायामाचा कालावधी (परफॉर्मन्स टाईम)	वापरात येणारे प्रमुख ऊर्जास्रोत	उदाहरणे
३० सेकंदांपेक्षा कमी	ATP-CP	गोळा फेक (शॉर्ट पुट), १०० मी. स्प्रिन्ट, टेनीस स्विंगज्
३० ते ९० सेकंद	ATP-CP आणि लॅक्टीक ॲसिड	४०० मी. स्प्रिन्ट, १०० मी. पोहणे.
९० सेकंद ते ३ मिनिटे	लॅक्टीक ॲसिड आणि एरोबीक	८०० मी. धावणे, जिम्नॅस्टीक्स, मुष्टीयुद्ध , कुस्ती.
तीन मिनिटांहून	एरोबीक	मॅरॅथॉन, जॉगींग आणि लांबपर्यंत पोहणे

विविध क्रीडाप्रकार (स्पर्धापातळीवरचे) अणि ऊर्जास्रोतांचा टक्केवारीत वापर

क्रीडाप्रकार	ATP-CP	लॅक्टीक ॲसिड	अेरोबीक
बास्केटबॉल	८५	१५	--
हॉकी	६०	२०	२०
फुटबॉल	९०	१०	--
गोल्फ-स्वींग	९५	५	--
जिम्नॅस्टीक्स	९०	१०	--
टेनीस	७०	२०	१०
करमणुकीसाठी क्रीडाप्रकार - टेनीस/स्क्वॅश/ फ्रीजबी/बास्केटबॉल/ बॅडमिन्टन/क्रिकेट इ. जेव्हा आपण सोसायटी, क्लब किंवा गल्लीत खेळतो.	-	५	९५

ऊर्जास्रोत आणि व्यायामाबद्दलचे गैरसमज

प्रथम आपण आत्तापर्यंत ऊर्जास्रोतांबद्दल जे शिकलो त्याची थोडक्यात उजळणी करू या.

१) वेगवेगळ्या व्यायामांसाठी किंवा ॲक्टीव्हीटीज्‌साठी वेगवेगळ्या प्रकारचे मसल फायबर्स आणि इंधन वापरले जाते.

२) सगळे मसल फायबर्स वापरले तरच आपण फिट दिसतो व तसे वाटतेसुद्धा!

३) अेरोबीक ॲक्टीव्हीटीजमध्ये जरी फॅटचे ज्वलन होते. (प्रोटीन्स्

व कार्बज व्यतिरीक्त) तरी अनेरोबीक ॲक्टीव्हीटीमध्ये नंतर ४८ तासांपर्यंत फॅटचे ज्वलन चालू राहते (आफ्टर बर्न)

व्यायामामुळे होणाऱ्या दुखापती/ इजा हा बहुतेक वेळा ओव्हर ट्रेनिंगचा (वाजवीपेक्षा जास्त व्यायाम) परिणाम असतो. व्यायामाचे नियोजन व्यवस्थित न केल्यामुळे असे होते. शरीरातील ऊर्जास्रोत समजून घेऊन व्यायामाचे नियोजन करायला हवे. एकदा ते समजून घेतले की, व्यायामाच्या बाबतीत तुम्ही सजग राहाल व वेड्यावाकड्या गोष्टी करणार नाही.

ऊर्जा स्रोतांबद्दल समज नसणे → व्यायामाचे चुकीचे नियोजन → दुखापती आणि फॅडस

व्यायामाबद्दलच्या प्रचलित गैरसमजांकडे वळू आणि ऊर्जास्रोतांच्या दृष्टिकोनातून त्यावर प्रकाश टाकू.

१) जास्त घाम गाळा, जास्त 'फॅट लॉस' होईल –

तुमच्या लक्षात आलं असेल की घाम येणे म्हणजे फॅट वितळणे नाही. कुठच्याही प्रकारच्या ॲक्टीव्हीटीमध्ये उत्पन्न झालेली ती उष्णता असते. अेरोबीक ॲक्टीव्हीटीमध्ये जेवढा जास्त ऑक्सिजनचा वापर, तेवढी जास्त उष्णता निर्माण होते. त्यामुळे अेरोबीक ॲक्टीव्हीटीमध्ये जास्त घाम येतो; पण अनेरोबीकच्या तुलनेत आफ्टर बर्न नगण्य किंवा शून्यच असल्यामुळे फॅटचे ज्वलन कमीच होते.

जास्त घाम येण्यासाठी केलेली वातावरणनिर्मिती व्यायामक्षमता आणि फॅट जळणे कमी होण्यास कारणीभूत ठरते. यासाठी एसी न वापरता किंवा दार-खिडक्या, पंखे, बंद करून व्यायाम करू नये. धावताना डोक्यावर 'हुड' घेणे, गडद रंगाचे व घट्ट कपडे वापरणे, घामाघूम करणारे योगासनांचे वर्ग निवडणे यासारख्या गोष्टींमुळे फॅट कमी तर होत नाहीच उलट इतरही ' फिटनेस पॅरामीटर्स'वर विपरीत परिणाम होतो.

२) स्पॉट रिडक्शन (एकाच जागेवरची चरबी कमी करणे)– शरीराच्या एखाद्या भागासाठी विशिष्ट व्यायामाची पुनरावृत्ती करत राहणे.

उदा. पोट सपाट होण्यासाठी 'क्रंचेस' किंवा मांडीची बाहेरील बाजू कमी होण्यासाठी पाय वर घेणे.

जेव्हा तुम्ही एखादी गोष्ट १५ किंवा त्याहून जास्त वेळा उचलता तेव्हा हा व्यायाम 'अेरोबीक झोन' मध्ये मोडतो. आता समजा तुम्ही पाय उचलणे, क्रंचेस किंवा तत्सम कुठचाही प्रकार वीस वेळा किंवा देव जाणे ५० किंवा २०० वेळा कराल तेव्हा कुठचा ऊर्जास्रोत वापरात येईल? अेरोबीक! कुठच्या प्रकारचे इंधन ज्वलनासाठी वापराल? ग्लायकोजन, फॅट व प्रोटीन; तेही याच क्रमानुसार.

आता यामध्ये तुम्ही मांडीवरचे किंवा पोटावरचे फॅट जाळलेत का?नाही, तुम्ही रक्तातील फ्री फॅटी अॅसिड्स (FFA) जाळलीत, तुम्ही साठविलेले ग्लायकोजन वापरलेत. अर्थात त्याबरोबर सांधे आखडणे व स्नायूंचा अवास्तव वापर ह्या गोष्टी ओघाने येतातच. बरं, व्यायामानंतर FFA जास्त गतीने जळणार आहेत का? तर नाही! कारण या व्यायामाने 'आफ्टर बर्न' मिळणार नाही.

एक महत्त्वाचं लक्षात घ्यायला हवं की, शरीराकडे एक जात्याच शहाणपण असते, लिखित नियमच म्हणा ना, की ज्यावरून शरीराच्या कुठच्या भागातील FFA जळतात ते ठरते. हे तुमची जीवनशैली, आहार-विहार, व्यायामाची तीव्रता यावरून ठरत असते. ज्या व्यक्ती शरीराच्या एखाद्या गुबगुबीत भागाला लक्ष करून शिक्षा देत राहतात, तो भाग अजिबात कमी होत नाही यात नवल ते काय? याची कारणे 'अनेरोबीक पाथ' न वापरणे, व्यायामाची तीव्रता कमी असणे, 'आफ्टर बर्न'चा व आहारात आवश्यक फॅट चा अभाव असणे ही होत.

'स्पॉट रिडक्शन' शक्य आहे असे मानणाऱ्या व्यक्तीच त्यांच्या आहारातून तूप आणि नारळाला हद्दपार करताना आढळतात. नारळामुळे कंबर बारीक राहते व तूप खाल्याने 'हट्टी' फॅटची उचलबांगडी होऊन सुडौल बांधा प्राप्त होतो हे आता संशोधनांमधून सिद्ध होत आहे; जे ज्ञान आपल्या आज्यांना पूर्वापार होते. या दोन 'आश्चर्यां व्यतिरीक्त बाकी कुठचीही जादुई व्यायाम पद्धत हट्टी फॅटसाठी उपलब्ध नाही.

३) दिवसातून दोनदा व्यायाम – सकाळी व संध्याकाळी – जास्त कॅलरीज जाळण्यासाठी

कॅलरीज जाळण्याबद्दल आपण काय शिकलो? व्यायामामुळे खर्च होणारी ऊर्जा ही फक्त व्यायामादरम्यानची नसून व्यायामानंतरचीही असते. जोपर्यंत शरीरातील हार्मोन्स अन्नपचन, रक्ताभिसरण, श्वासोच्छ्वास पूर्वपदावर येत नाहीत तोपर्यंत ऊर्जा खर्च होतच राहते; आता हे तुम्हाला माहिती आहे आणि हे ही कळतंय की शरीर अनेरोबीक व्यायामानंतर पूर्वपदावर यायला अवकाश लागतो; पण मग 'अेरोबीक' व्यायामप्रकार दोन वेळा करायला काय हरकत आहे? त्यामध्ये तर EPOC (Excess Post exercise Oxygen consumtion) फार नसते ना?

याचे कारण तुम्ही जरी 'कार्डिओ' केले असले तरी ग्लायकोजनची भरपाई पुढच्या व्यायामापूर्वी करावी लागते. इंधनाचे थोडा वेळा बाजूला ठेवू, पण मज्जातंतू, सांधे, हाडे, मेंदू यांनाही पूर्वस्थितीला यायला वेळ देणे महत्त्वाचे असते. आपल्याला बांधेसूद शरीर हवे, तोडकं मोडकं नको! म्हणून फक्त इंधनाचे नव्हे तर बाकीच्या बायोमेकॅनिकल व बायोएनर्जेटीक प्रक्रियांचे भान ठेवा. व्यायामाच्या बाबतीत सातत्य हवे, खुळचटपणा नको.

४) चालणे व डाएट करणे

वजन कमी करण्याच्या उत्साहाच्या भरात तुम्ही आहार तज्ज्ञाकडे जाता आणि ती तुम्हाला लो-कॅलरी, लो-कार्ब, लो-फॅट डाएट देते. तुमचे डॉक्टरही अनेरोबीक व्यायामप्रकार व 'कठीण' योगासन वर्गाकडे तुच्छतेने पाहतात आणि तुम्हाला फक्त 'चालण्याचा' सल्ला दिला जातो. चाला, रोज तासभर चाला, आध्यात्मिक गुरूही उपदेश करतात आणि जर 'प्रसिद्ध' आध्यात्मिक गुरू असतील तर सकाळी आणि संध्याकाळी एक तास!

शरीरविज्ञानशास्त्राच्या दृष्टीने काय होतं ते पाहण्यापूर्वी थोडा वेळ मस्करीत घालवायला हरकत नाही. 'मस्करी करणे' हृदयाला पोषक, पचायला सहज आणि कॅलरीज जाळण्यासही उपयुक्त असते! जर तुमच्याकडे सकाळ-संध्याकाळ चालायला जाण्यासाठी वेळ असेल तर तुम्ही लठ्ठच व्हाल आणि राहाल! उगीच खायला काळ आणि भुईला भार! वेळ सत्कारणी लावा की! तुमचे छंद विसरलात? तुमची स्वप्ने? तुम्हाला काहीतरी शिकायचे होते ना? फोटोग्राफी? तबला? ज्योतिष? मॉलेक्युलर

केमिस्ट्री? घराच्या साफ-सफाईचं काय? पुण्याच्या मावशीला भेटलात? PTAसाठी स्वयंसेवक झालात कधी?NYU मध्ये ऑन लाईन डिझाइन कोर्स साठीचा ॲप्लिकेशन झाला पूर्ण? अर्धवेळ एमबीए करणार होतात त्याचं काय? वाईट याचं वाटतं की, पुरुषांपेक्षा स्त्रिया याला बळी पडतात. पुरुषांना सांगा दोन तास चालायला, ते नाही म्हणतील; त्याना कामे असतात. स्त्रियांचं काय? त्यांच्याकडे भरपूर रिकामा वेळ असतो असं त्यांना वाटते. त्यांची स्वप्नं, छंद, इच्छा बारगळलेल्या असतात. आता पुरे झालं कुटाळक्या करणं!

व्यायामाच्या शरीरविज्ञान शास्त्राच्या दृष्टिकोनातून पाहिले तर मेंदू सतत धारदार ठेवणं, एखाद्या कलेचा, शास्त्राचा अभ्यास करणं, त्यात सुधारणा करत राहणं, पारंगत होणं हे महत्त्वाचं असतं. याचं कारण मानवी मेंदुतील चयापचय प्रति चौरस आकारमानात सर्वांत जास्त गतिमान असतं. म्हणून जरी कठीण वाटले तरी तुमचा छंद जोपासा. तुमच्या स्वप्नांना विसरू नका. जेव्हा तुम्ही नवीन गोष्ट शिकू लागाल किंवा जुन्या छंदाचे पुनरुज्जीवन करू पाहाल तेव्हा मेंदू मज्जातंतुचे जाळे वाढवितो. मायटोकाँड्रीयात भर पडते म्हणजेच जास्त कॅलरीज खर्च होऊ लागतात.

मेंदूचा वापर करा

मेंदूला होणाऱ्या कार्बोहैड्रेट्सच्या पुरवठ्याचा परिणाम एटीपी निर्माण करण्याच्या क्षमतेवर होतो. 'एटीपी' हा उर्जेचा त्वरित स्रोत असून त्याचा उपयोग व्यायामादरम्यान होणाऱ्या स्नायूंच्या प्रसरण-आकुंचनासाठी होतो. **जेव्हा कमी कार्बोहैड्रेयस्‌चा आहार ठेवून वजन कमी करण्यासाठी तुम्ही जास्त चालता, तेव्हा तुम्ही वेळ आणि खूप काही गमावता.** ग्लुकोजचा पुरवठा कमी झाल्याने मेंदू शिणतो. डोकेदुखी (तात्पुरती), स्मरणशक्ती मंदावणे, जलद गतीने वृद्धत्व येणे असे परिणाम दिसतात. व्यायामाला आवश्यक असे एटीपी निर्माण करण्याची शरीराची क्षमता कमी होते. चालण्याने तुम्ही 'अेरोबीक' प्रकार करत असता व तांत्रिकदृष्ट्या कार्बज्, फॅट्स व प्रोटीन्स जाळू शकता तरी पुरेशा आहारा अभावी (कार्बज् फॅटस्, प्रोटीन्स) ही क्रमवारी कोलमडून पडते.

खरं तर १०% पेक्षा जास्त ऊर्जा प्रोटीन्सच्या ज्वलनामधून मिळता कामा नये. परंतु लो-कार्बज्, लो-फॅट, लो-कॅलरी (कमी कार्बोहैडट्स, तेल-तूप व उष्मांक) आहारामुळे १०% पेक्षा जास्त ऊर्जा प्रोटीनस्‌च्या ज्वलनातून मिळते. प्रोटीनस् निर्माण करणारी अमायनो ॲसिडस् स्नायूंमधून उचलली जातात, ऊर्जानिर्मिती होऊन एटीपी तयार होते, जे चालण्यासाठी वापरात येते. पण स्नायूंचे प्रमाण घटले की हाडांवर दुष्परिणाम होतो व त्यामुळे शरीर लवकर वृद्धत्वाकडे वाटचाल करू लागते. **व्यायामाचा मूळ हेतू स्नायू बळकट करणे, हाडे मजबूत करणे व फॅट कमी करणे हा असतो**. लो फॅट, लो-कार्ब डाएटचा परिणाम बरोबर उलटा होतो. वजनाबरोबर ताकद, लवचिकता, काटकपणाही कमी होतो. सतत थकल्यासारखे वाटते. 'व्यायाम म्हणजे फक्त चालणं' असं हे सोपे समीकरण नाही. चालणे हे एक महत्त्वाचे जाण्या-येण्याचे साधन आहे आणि ते तसे रहायलाच हवे. व्यायामाच्या शरीरविज्ञान शास्त्रानुसार इतर व्यायामप्रकाराच्या तुलनेत चालण्याला महत्त्व दिलेले नाही.

व्यायामामागचे विज्ञान समजून घेऊन व्यायामाची आखणी करायला हवी म्हणजे फिटनेस चांगला राहील. आरोग्य आणि फिटनेस (मजबूती) शरीराच्या वजनावर अवलंबून नाहीत, तर शरीराच्या वजनात हाडांच्या व स्नायूंच्या वजनाचा सहभाग किती यावर अवलंबून आहेत.

जेव्हा तुम्ही आजारी असता, दवाखान्यात असता, मरणाच्या पंथाला लागता तेव्हा तुमचे वजन खूप कमी होते. म्हणूनच वजन कमी झाले की आरोग्य संपादन कराल, फिटनेस वाढेल, हृदय, यकृत, मूत्रपिंड यांची क्षमता वाढेल असे समजणे मूर्खपणाचे आहे. शरीराची संरचना आणि वजन यांचा एकमेकांशी सुतराम संबंध नाही. कुठचाही डाएट (किंवा वेलनेस प्रोग्रॅम, स्पा, हेल्थ फार्म) ज्यात फक्त आहारावर नियंत्रण आणि 'चालणे' यावर भर आहे व व्यायाम करावयास सांगत नाहीत त्या डाएटमुळे वजन कमी होईल पण जीवनशैलीशी निगडीत आजारांचा धोका कमी होणार नाही.

टेक्निकल नोट
मेंदू व व्यायाम

आपण तिशीला पोहोचलो की, आपल्या मज्जातंतुंच्या व मज्जापेशींच्या संख्येत घट होऊ लागते. शिकण्याचं, स्मरणशक्तीचं स्थान (हिप्पोकॅम्पस) ही आक्रसू लागतं. त्याच वेळेस व्यायाम आपल्या मदतीला, जसा काही धावून येतो. नियमित व्यायामाचा ताण पेशींवर पडल्यामुळे BDNF (ब्रेन डिराईव्ह न्युरोट्रॉफीक फॅक्टर) जनुकाची वाढ होऊन BDNF प्रोटीन्स खूप प्रमाणात वाढतात आणि नवीन मज्जातंतुंच्या निर्मितीला प्रोत्साहन मिळते. त्याच वेळेस शरीरस्थित मज्जातंतुना जोम प्राप्त होऊन शिकणे व स्मरण ठेवणे सुलभ होते. मग तुम्ही नवनवीन गोष्टी शिकता, नवीन उपकरणे सहज हाताळता व खूप दिवसांनी अचानक समोर आलेल्या व्यक्तीचे नाव आठवण्याची तसदी घ्यावी लागत नाही.

व्यायाम केल्यामुळे दुखल्या-खुपल्याची भावना कमी होते ती याच BDNF मुळे. BDNF मुळे डोपामाईन (न्युरोट्रान्समीटर) ची पातळी वाढते. यामुळे उल्हसीत वाटण्याबरोबरच पार्किन्सन्स व अल्झायमरची शक्यता कमी होते. व्यायामानंतर आपल्याला बरं वाटतं व वेदनाशमनही होतं; म्हणून व्यायामाची तुलना मारीजुआनाशी (एक धुंदी आणणारी वनस्पती) होऊ शकते, परंतु व्यायामानंतर साधारण तीस मिनिटांनी या भावना निर्माण होत असल्यामुळे व्यायामाचं तितकं व्यसन लागत नाही. त्वरित शाबासकी देण्या-घेण्याच्या आपल्या संस्कृतीमुळे आपल्याला कधीकधी तीस मिनिटेही धीर धरवत नाही. पण काही गोष्टींची योग्यताच इतकी थोर असते की, त्या मिळवण्यासाठी थांबायला हरकत नसावी.

व्यायामाला आता फक्त शारीरिक नव्हे तर मेंदूची 'अॅक्टीव्हीटी' मानले गेले आहे.

लक्षात असू द्या - बऱ्याचशा अभ्यासांमध्ये 'अेरोबीक' व्यायाम-पद्धती मेंदुवरचा परिणाम पाहण्यासाठी वापरण्यात आली; पण अनेरोबीक व्यायामाचाही तोच परिणाम असतो - बरं वाटणं व थोडीफार धुंदी सुद्धा.

व्यायाम विज्ञानातील काही महत्त्वाचे मुद्दे

आपण ऊर्जास्त्रोतांविषयी जाणून घेतले, आता अशा काही मुद्यांकडे वळू ज्यांच्या मदतीने आपण व्यायामाची आखणी करून त्यात प्रगती करू शकूआणि व्यायामाचा फायदा उठवून इजा टाळू शकू.

१) द बॉर्ग स्केल

आपल्यासारख्या सामान्य लोकांना आपण अेरोबीक का अनेरोबीक पाथवे वापरून स्नायूंचे आकुंचन करत आहोत, याचे आकलन होणे कठीण असते आणि अशाच वेळेस 'बॉर्ग स्केल' कामी येते. गुन्नर बॉर्ग यांना या स्केलची कल्पना सुचली. 'हार्ट रेट मॉनीटर्स' सारखी महागडी उपकरणे न वापरता आपण कुठचा 'पाथवे' वापरला ते यावरून कळते. बॉर्ग स्केलला 'रेट ऑफ परसीण्ड एक्झर्शन' असेही म्हणतात. याचा अर्थ असा की, व्यायाम किंवा काम कुठचं आहे त्यापेक्षा तुमच्या शरीराचा त्याला कसा प्रतिसाद आहे त्यावरून ते सोप्पं, थोड-फार कठीण का खूप कठीण ते ठरतं. व्यायामाकडे आपण तटस्थपणे पाहू शकतो, म्हणजे समजा आज आपण पाली हिलवर सायकलिंग करत जाणं रेट '८' वर ठेवलं तर दोन महिने सातत्याने सराव केला की, ते '६' वर जातं याउलट रात्री उशिरापर्यंत पार्टी केली असेल किंवा आदल्या दिवशीच्या व्यायामानंतर शरीर पूर्वपदावर आले नसेल (Recover) तर रेट '६' वरून '८' वर जाऊ शकतो. बॉर्ग स्केल अथवा RPE मुळे दोन हेतू साध्य होतात.

१) तुम्ही 'पाथवे' चा अंदाज लावू शकता तसेच EPOC ची कल्पना येते.

२) व्यायामाचा अतिरेक आणि इजा, दुखापती टाळणे शक्य होते.

म्हणजे जेव्हा '६' वरून रेट '८' वर जातो तेव्हा दुखापत होण्याची शक्यता असते. जेव्हा रेट '८' वरून '६' वर येतो तेव्हा तुम्ही प्रगतिपथावर आहात आणि तुम्ही आणखी आव्हाने स्वीकारायला हवीत, छान प्रगती आहे!

हे स्केल शून्य ते वीसमध्ये असले तरी व्यवहारात शून्य ते दहा पर्यंत उपयोगात येते.

Rating Rate of Perceived Exertion RPE/BORG Scale	
व्यायाम/हालचाल	**उदाहरण**
१. अत्यंत, कमालीचे हलके	बसणे अथवा आडवे होणे/थोडे अथवा शून्य
२.	प्रयत्न
३. बऱ्यापैकी हलके	आसपास फेरी मारणे/थोडी शारीरिक हालचाल
४. –	–
५. त्रास/वेदना सोसवतील इतपत (अेरोबीक)	व्यायामानंतर असे वाटावयास हवे-व्यायाम परिणामकारक होण्यासाठी तुम्ही असे ध्येय ठेवा.
६. थोडे कठीण (अेरोबीक तसेच अनेरोबीक)	
७. कठीण (अनेरोबीक)	
८. –	
९. खूपच-कठीण	इतकं कधीच केले नव्हते
१०. कमालीचा थकवा	थांबा (ओव्हरट्रेनिंग झालेय)

२) फिटनेस पॅरामीटर्स

समजा, तुम्हाला व्यायामशाळेत जाऊन नेहमी शाळेत शिकतो त्याप्रमाणे विविध विषय शिकायचे आहेत. तिथे मुख्य पाच विषय शिकावे लागतील. कार्डीओ रेस्पिरेटरी फिटनेस (हृदय व फुफ्फुसांचे श्वसनक्षमता, मस्क्युलर एनड्युरन्स (स्नायूंची सलग काम करण्याची क्षमता) मस्क्युलर स्ट्रेंथ (स्नायूंची ताकद), फ्लेक्सिबिलीटी (लवचिकता), बॉडी कंम्पोजिशन

(शरीराची संरचना) या पाच विषयांत प्रावीण्य संपादन करायला हवे. नाही तर उष्मांक कमी केल्याचा व वेळ घालविण्याचा काही उपयोग होणार नाही.

हृदय-फुफ्फुसांची श्वसनक्षमता : कार्यरत असलेल्या स्नायू व पेशींना त्यांच्या मागणीनुसार पोषणमूल्ये व प्राणवायू पुरवण्याचे काम हृदय व फुफ्फुसे करतात. समजा, तुम्ही जिने चढत आहात, तुमच्या पायांच्या स्नायूंकडे जास्त रक्त पोहचायला हवे. प्राणवायू व पोषणमूल्यांचा पुरवठापण वाढायला हवा. स्नायूंचे काम वाढल्यामुळे निर्माण झालेल्या लॅक्टीक ॲसिडचा पण निचरा व्हायला हवा.

स्नायूंची ताकद : स्नायूंना अथवा स्नायूंच्या समूहाने एका झटक्यात लावलेला जोर म्हणजे स्नायूंची ताकद, एखाद्या हवालदाराला लाफा लगावताना पाहिलेत कधी? ती स्नायूची ताकद किंवा जोर सनी देओल म्हणतो, 'ये ढाई किलो का हाथ जब पडता है, तो आदमी उठता नही, उठ जाता है।' शरीर विज्ञानशास्त्राप्रमाणे, त्याला 'One repetition maximum' म्हणतात, पण आपल्या बॉलीवूडमध्ये ते जास्त चांगले समजावले आहे.

स्नायूंची सलग काम करण्याची क्षमता : स्नायू अथवा स्नायूंच्या समूहाची एकच काम काही काळपर्यंत परत परत करण्याची क्षमता. समजा, तुम्ही घरातले सामान इकडून तिकडे हलवत आहात किंवा तुम्ही लाडू वळत आहात, तेव्हा तुम्हाला ह्या क्षमतेची गरज भासते.

लवचिकता : सांध्यांची जास्तीत जास्त फिरण्याची क्षमता. उदा. बॉलर चेंडू टाकताना हात खांद्यातून जास्तीत जास्त फिरवतो.

शरीराची संरचना : यामध्ये पूर्ण शरीराच्या वजनामध्ये चरबीचे वजन किती आहे, हे पाहिले जाते. स्त्रियांमध्ये ते २५ टक्के किंवा त्याहून ते कमी असावे. समजा, तुमचे वजन १०० किलो आहे, तर त्यातले पंचवीस किलोपेक्षा जास्त वजन चरबीचे नको. जेव्हा स्त्रिया म्हणतात की त्यांना रेखीव दिसायचे आहे, फोफशा किंवा थुलथुलीत नाही, तेव्हा त्याचा खरा अर्थ असतो त्यांना चरबीचे वजन कमी करून स्नायू व हाडांचे वजन (लीन बॉडी वेट) वाढवायचे आहे.

तात्पर्य, पहिल्या चार विषयांमध्ये जर तुम्ही प्रगती केलीत तर शरीराची संरचना सुधारते. या प्रगतीमुळे एकूणच तब्येत चांगली राहाते. ताजेतवाने

वाटते. कायनेस्थेटिक इंटलिजन्स वाढतो व हो, तुमचे बाह्यरूपही खुलून दिसते. हार्मोन्स संतुलित राहतात, चित्तवृत्ती स्थिर राहतात. 'क्रॅश डाएट प्लॅन'मुळे येणारी उदासिनता किंवा उतावळेपणाही तुम्ही टाळू शकता.

जेव्हा मी मेडीकल कॉन्फरन्स किंवा कॉलेजमध्ये व्याख्याती म्हणून जाते तेव्हा मी डॉक्टर्सना आवर्जून सांगते की, त्यांनी 'शरीराची संरचना सुधारा' किंवा 'ताकद, सलग काम करण्याची क्षमता वाढवा' असे रुग्णांना सांगावे. जीवनशैलीशी निगडित आजार अथवा वेदना कमी करण्यासाठी 'फक्त थोडं वजन कमी करा' असे सांगू नये.

३) स्नायू आणि TBLJ

मानवी शरीर विविध घटकांनी बनलेले आहे. ढोबळमानाने दोन प्रकार – जे जोर निर्माण करतात ते स्नायू आणि जे जोर निर्माण करत नाहीत ते

Tendons **B**ones **L**igaments **J**oints

स्नायू जोर तीन प्रकारे निर्माण करतात (याला 'लोड' अथवा 'रेझीस्टन्स' असे म्हणतात.

१) **आयसोमेट्रीक** – स्नायूची लांबी न वाढता जोर लावला जातो. उदा. भिंतीला जोरात टेकून उभे राहीले तर हात, दंड किंवा छातीच्या स्नायूंच्या लांबीत फरक न पडता दाब जाणवतो.

२) **आयसोटोनीक** – स्नायूच्या लांबीत फरक पडून जोर निर्माण होतो.

अ) **कॉन्सन्ट्रीक कॉन्ट्रॅक्शन** – स्नायूची लांबी कमी होऊन जोर निर्माण होतो. (गुरुत्वाकर्षणाच्या विरुद्ध दिशेने स्नायू आकुंचन पावताना असे होते). उदा. डम्बेल्स हात वळवून वरच्या बाजूस उचलणे.

ब) **एक्सेंन्ट्रीक कॉन्ट्रॅक्शन** – स्नायूची लांबी वाढवून जोर निर्माण होतो. (गुरुत्वाकर्षणाच्या दिशेने स्नायू आकुंचन पावताना असते होते). उदा. डम्बेल्स हात वळवून खालच्या दिशेने नेणे.

३) **आयसोकायनेटीक** – स्नायूंच्या आकुंचनाची गती न बदलता निर्माण झालेला जोर. उदा.ट्रेडमीलवर एकाच वेगाने धावणे.

टेक्निकल नोट
द स्लायडींग, फिलामेन्ट थिअरी

प्रत्येक 'मसल (स्नायू) फायबर (तंतू)' हा अत्यंत सूक्ष्म अशा अनेक ततूंनी बनलेला असतो. या सूक्ष्म तंतूंना मायोफायब्रील्स असे म्हणतात. त्यांच्यामध्ये दोन प्रकारचे अतीसूक्ष्म धागे असतात – ॲक्टीन (बारीक) आणि मायोसीन (जाडे) स्नायूंच्या आकुंचन होण्यासाठी हे धागे एकावर एक सरकतात; म्हणून नाव 'स्लायडींग फिलामेन्ट थिअरी' असे दिले आहे. जेव्हा धागे एकमेकांवर सरकतात, तेव्हा सर्कोमिअर (मायोफायब्रीलचे काम या मार्फत होते) मधून कॅल्शियम मुक्त होते आणि एटीपीचे विघटन होऊन ऊर्जा निर्मिती होते. कॅल्शीयम मुक्त होताना तो खास 'मरना' इफेक्ट जाणवतो. (सॉलीड वाट लागते)

TBLJ चे DDLJ शी यमक जुळते म्हणून लक्षात ठेवण्यास सोपे.

टेन्डनस्	• स्नायू हाडांना जोडले जातात. • स्नायूंचा जोर सांध्यांपर्यंत पोचवतात. • सांधे हाडांना धरून ठेवतात.
हाडे (Bones)	• मानवी शरीरात २०६ हाडे आहेत. • स्नायूंबरोबरीने हाडेसुद्धा जोर पोचविण्यासाठी तरफेचे कार्य बजावतात. • शरीरास आधार देतात. • अंतर्गत अवयवांचे संरक्षण करतात. • कॅल्शियम साठवून ठेवतात.
लीगामेन्ट्स	• सांध्यांमध्ये हाडांना बांधून ठेवतात. • हाडे एकमेकांना जोडली जातात.

सांधे (जॉइन्ट्स)	• हाडे या जागी जोडली जातात. • शरीराची हालचाल शक्य होते. शरीराला 'मेकॅनिकल सपोर्ट' मिळतो. • सांध्यांच्या रचनेनुसार त्यांच्या हालचाली वेगवेगळ्या होतात. • हीप जॉइंटची हालचाल गुडघ्यापेक्षा जास्त असते तसेच खांद्याची हालचाल कोपरापेक्षा जास्त असते.
कार्टीलेज	• सांध्यांच्या जागी हाडांच्या टोकावर हलके आवरण करते. • हाडांचे एकमेकांवर सरकणे सुलभ होते.

व्यायाम आणि शारीरिक हालचालींचा वरील सर्व गोष्टींवर चांगला परिणाम होतो. ताकद, लवचिकता, स्थैर्य प्राप्त होते. शरीर जीवनाला सामोरे जाण्यासाठी सुसज्ज होते. व्यायामाच्या अभावाने TBLJ अशक्त होऊ लागतात, लठ्ठपणा वाढतो आणि सर्वांगीण जीवनानुभव घेण्यास शरीराचे सामर्थ्य कमी पडू लागते. मज्जासंस्था, पचनसंस्था, हार्मोन्स सगळं क्षीण होऊ लागते. थोडक्यात, 'वापरा नाही तर गमवा'

प्रकरणाचा सारांश

- बसणे म्हणजे धूम्रपानासारखे आहे; म्हणून सतत हालचाल करा, फिरत राहा.
- परंतु, व्यायाम म्हणजे शारीरिक हालचाल नव्हे हे लक्षात घ्या, दोन्ही वेगळे पण महत्त्वाचे आहेत.
- जीनवशैलीशी निगडित आजारांना लांब ठेवण्यासाठी व 'फिट' राहण्यासाठी दर आठवड्याला फक्त १५० मिनिटे व्यायाम पुरेसा आहे.
- व्यायामाचा हृदयावर आश्चर्यकारक परिणाम होतो, विशेषत: LV वर; हृदयाची कार्यक्षमता वाढून ते मजबूत होते.
- अर्थात, मध्येच मनात आलं म्हणून व्यायाम केला तर त्याला अर्थ नाही; उलट दुष्परिणाम होऊ शकतात.
- शरीराचे ऊर्जास्रोत जाणून घेतलेत तर तुम्हाला व्यायामाची आखणी करणे, फॅट कमी करणे शक्य होईल.
- ढोबळमानाने त्याचे अेरोबीक आणि अनेरोबीक असे दोन प्रकार असून त्यांच्यासाठी वेगवेगळे स्नायू आणि इंधन वापरले जाते.
- अेरोबीक प्रकारात इंधन म्हणून कार्बज्, फॅट आणि प्रोटीन्स वापरले जाते. अनेरोबीक मध्ये फक्त कार्बज् 'मसल ग्लायकोजन' च्या स्वरूपात वापरले जाते.
- अनेरोबीक नंतर शरीराला सर्व शरीरक्रिया पूर्वपदावर येण्यासाठी जास्त ऑक्सिजनची गरज भासते.
- याला आफ्टर बर्न किंवा EPOC म्हणतात. व्यायामानंतर पुढचे ४८ तास जास्त कॅलरीज जळतात, फॅट कमी होते.
- तुमच्या प्रयत्नांचा व कुठची एनर्जी सिस्टीम वापरात आहे याचा अंदाज तुम्हाला बॉर्ग स्केलवरून लागेल.
- तुमचे व्यायामाचे नियोजन असे हवे की, सर्व फिटनेस पॅरामीटर्स – ताकद, लवचिकता, स्नायूंची सलग काम करण्याची क्षमता, शरीराची संरचना यामध्ये सुधारणा होईल.

- म्हणून, सर्वोत्तम व्यायाम असा एक कुठचाही नाही कारण एक व्यायाम करून सर्व फायदे मिळणार नाहीत. एका व्यायामाने सर्व स्नायू आणि ऊर्जा स्रोत वापरले जात नाहीत.
- तुमचा आवडता असा एखादा व्यायामप्रमार असू शकतो, पण आयुष्यभर बांधिलकी हवी असेल तर सर्वांगीण विचाराने व्यायामनियोजन हवे.
- व्यायाम 'फिट' व्यक्तीसाठी नव्हे, व्यायामामुळे तुम्ही 'फिट' राहाता.

३

स्ट्रेन्थ ट्रेनिंग

मधुमेहासकट समस्त जीवनशैलीशी निगडित आजारांवर एकमेव रामबाण उपाय म्हणजे स्ट्रेन्थ ट्रेनिंग.

असा व्यायाम की ज्याबद्दल आपल्याला फारशी माहिती नाही.

'ए, मला बॉडी बिल्डर वगैरे व्हायचं नाहीये; थोडंसं वजन कमी करायचेय इतकंच, शर्ट मस्तपैकी खोचता आला पाहिजे.' मी उत्तरादाखल म्हटले, 'अगं असं काही होणार नाही, काळजी करू नकोस...' पण मला फार बोलू न देता सुनीता उद्गारली '४० पौंड्स, हा माझा ट्रेनर मिलींद मला चेस्ट प्रेस वर ४० पौंड्स 'पुश' करावयास सांगतो. 'साला मेरा आदमीसे मेरा आर्म बडा हो जाएगा।'

'वेट ट्रेनिंग' कडे भीती, अविश्वास तसेच चेष्टेनेही पाहिले जाते. डोळ्यांवर पट्टी बांधून जिमकडे पाहिलेत तर तिथे सगळ्या प्रकारचे बॉडी बिल्डर्स दिसतील. पण जरा डोळे उघडून नीट पाहा बरं, तुम्हाला तिथे भरपूर सामान्य माणसे दिसतील. कॉलेजमधील विद्यार्थी, गृहिणी, उच्च पदस्थ अधिकारी, ज्येष्ठ नागरिक (हाडांची घनता शाबूत ठेवण्याच्या इराद्याने) इत्यादी. प्रत्यक्षात तुम्हाला प्रयत्न करूनही जिममध्ये बॉडी बिल्डर सापडणार नाही. त्यातले एक कारण म्हणजे भारतात 'बॉडी बिल्डींग' हा गरीब माणसापुरता मर्यादीत क्रीडाप्रकार आहे आणि बऱ्याच बॉडी बिल्डर्सना जिम मधली 'फी' परवडत नाही; जी तुम्ही – आम्ही उत्साहाच्या भरात 'फिट' राहाण्यासाठी सहज भरून फुकटही घालवतो आणि लक्षात घ्या की तुम्ही वेट ट्रेनिंग करण्याने बॉडी बिल्डर होणार नाही. हे म्हणजे शवासन केल्याने समाधी मिळेल किंवा चर्चगेटला प्लॅटफॉर्म नं. ३ वरून ५ वर धावत जाण्यामुळे ऑलिम्पिकमध्ये १०० मी. पळण्याचे सुवर्ण पदक मिळेल असे म्हणण्यासारखे आहे; म्हणून

शांत चित्ताने घ्या; डर के आगे जीत है।

चला, प्राथमिक माहिती जाणून घेऊ.

प्रकरण २ मध्ये आपण पाहिले की 'अनेरोबीक पाथवे'चा वापर होत आहे हे पाहणे आपले कर्तव्य आहे आणि त्यासाठी अत्यंत परिणामकारक ठरते ते स्ट्रेन्थ ट्रेनिंग.

स्ट्रेन्थ ट्रेनिंग – व्याख्या- एखादा अडथळा (उदा. वेट्स – वजन) जो स्नायूंमध्ये आकुंचन घडवून आणतो ज्यायोगे ताकद, क्षमता (अनेरोबीक एन्ड्युरन्स) आणि शरीराला आधार देणाऱ्या स्नायूंचा आकार वाढतो.

आठवतेय का 'युज इट ऑर लुज इट' मंत्र ! वापरा नाहीतर गमवाल (मी या पुस्तकाला हे शीर्षक देण्याचा विचार केला होता.) वय आणि संपत्ती वाढली की 'अनेरोबीक पाथवे'चा उपयोग आपण कमी कमी करू लागतो आणि आपली 'मसल पॉवर' नको तिथे वापरतो. उदा. वशिला लावून मुलाला सर्वोत्तम, प्रतिष्ठित शाळेत प्रवेश घेणे. उरलेल्या वेळेत आपल्याला कुठचीही शारीरिक हालचाल (चालणे, वजने उचलणे, ढकलणे, ओढणे, पिरगळणे) करायची नसते व त्यातच आपला आनंद असतो.

मधुमेहाच्या बाबतीत जगात भारत प्रथम क्रमांकावर असताना (मी तुम्हालाच सांगतेय) तुम्हाला हे ज्ञात हवं की 'इन्स्युलीन रेझीस्टन्स' (वाढलेली रक्तातील साखर) च्या आधीची पायरी असते – स्नायूंची ताकद कमी होणे. तुमच्या डॉक्टरने हे तुम्हाला आधी का सांगितले नाही, याबद्दल मला विचारू नका. बरं अगदी विचारलतच तर... हे डॉक्टरचे काम नाहीये (डॉक्टरांचे काम तुम्हाला गोळ्या द्यायचे आहे). हे काम ट्रेनरचे किंवा आहारतज्ज्ञाचे आहे. हो, हो, तेच आहारतज्ज्ञ ज्यांनी तुम्हाला स्ट्रेन्थ ट्रेनिंगला मनाई केली; त्यांच्या जॉब प्रोफाईल मध्ये हेच बसतं. अरे बाबा, तुमच्या डॉक्टरने तुम्हाला 'स्ट्रेन्थ ट्रेनिंग' न सांगता फक्त 'चाला' असे का सांगितले? क्या बोलु! तुमच्या डॉक्टरांचा ऊर्जा-स्रोत, आफ्टर बर्न इ. विषयी अभ्यास झालेला नाही. खरं म्हटलं तर तुमच्याकडे पैसे असले तर तुम्ही एक्सरसाईज फिजीओलॉजीस्टकडे जायला हवे पण भारतात ते उपलब्ध नाहीत. माझ्यासारख्या स्पोर्ट्स न्युट्रीशनिस्ट आहेत ज्यांना व्यायामविज्ञान, बायोमेकॅनिक्स इ. बद्दल माहिती आहे. पण माझ्या व्यतिरिक्त मला तरी अजून कोणी माहीत नाही. अगंबाई,

मी किती आत्ममग्न होतेय, वय होत असल्याचं लक्षण आहे. मी पळते जिमला, वेट लिफ्टींग करते, वय रोखून धरण्याचा तोच तर सर्वोत्तम मार्ग आहे.

पण, तुम्हाला स्ट्रेन्थ ट्रेनिंगसाठी जिमला जायला हवं असं नाही. स्ट्रेन्थ ट्रेनिंग स्नायूंचे आकुंचन 'रेझीस्टन्स'ने (अडथळा) घडवून आणते. व्याख्या कळण्यात गोंधळ होत असेल तर उदाहरणावरून ताडून पहा – तुम्ही पंजा लढवता तेव्हा 'स्ट्रेन्थ ट्रेनिंग' करता. भिंतीला जोर लावून धक्का मारता तेव्हा भिंत अडथळा होते व तुमचे पेक्टोरल (छातीचे) स्नायू आकुंचन पावतात, हे ही स्ट्रेन्थ ट्रेनिंग आहे. लहान बाळाला उचलून चालणे यात बाळाचे वजन 'रेझीस्टन्स' ठरते व पाठीचे, हाताचे स्नायू आकुंचन पावतात. म्हणून मूल वाढू लागले की, आपल्याला उचलायला त्रास होतो. कारणे आपल्या स्नायूंमध्ये बाळाच्या वाढलेल्या वजनाच्या 'रेझीस्टन्स'ला पुरेशी होईल इतकी बळकटी नसते. डोंगरावर चढणे सुद्धा स्ट्रेन्थ ट्रेनिंग आहे. ऊर्ध्व मुख श्वानासनात मांड्या जमिनीच्या वर उचलून धरणे हे सुद्धा स्ट्रेन्थ ट्रेनिंग आहे.

स्ट्रेन्थ ट्रेनिंगच्या व्याख्येत तुमचा व्यायाम बसणे एवढेच पुरेसे नाही, तुम्हाला त्याचे फायदेही मिळवायला हवेत. आणि तुमची ध्येयपूर्ती व्हायला हवी (फॅट कमी करणे, फॅट कमी करणे... असे सुरात गा). आणि तेव्हाच 'जिम' आठवते! जिममधली मशीन्स् वापरून तुम्ही वेट ट्रेनिंग (तुमच्या वजनापेक्षा कमी वजने घेऊन) करू शकाल. लयबद्ध हालचाली योग्य तंत्र वापरून केल्यास दुखापत संभवत नाही.

पण व्यायाम परिणामकारक ठरावा यासाठी व्यायामाची आखणी करायला हवी. याचा अर्थ एखाद्या वेळेस जिममध्ये घुसायचं आणि म्हणायचं, 'चल आज चेस्ट मारते है' किंवा बाथरूममध्ये २५ स्क्वॅटस् (उठाबशा) मारायचे आणि पार्श्वभाग सुडौल दिसण्याची अपेक्षा करायची; असे चालत नाही. 'ट्रेनिंग' हे पद्धतशीर व्हायला हवे. तुम्हाला दिसण्याजोगा परिणाम हवा असेल तर प्रयत्न तेवढेच नेटाने करायला हवेत.

परंतु आम्हाला 'स्ट्रेन्थ ट्रेनिंग' करायलाच हवे का?

तुम्हाला असं वाटतेय का की, माझं डोकं कामातून गेलंय? तुम्ही सुरुवातीलाच काही गोष्टी स्पष्ट सांगूनही मी जिमबद्दल तुम्हाला ज्ञान का देऊ

पाहतेय? त्या गोष्टी

a) तुम्ही 'जिम' करणाऱ्यांपैकी नाही.
b) जिममध्ये तुम्ही फार कंटाळताय.
c) तुम्हाला मोकळ्या हवेवर जाणे आवडते.
d) तुम्हाला फक्त थोडं वजन कमी करायचेय आणि सपाट पोट हवे आहे आणि त्यासाठी कार्डिओ खूप झालं.
e) तुम्हाला पीळदार स्नायू नको आहेत.
f) तुम्ही वयस्क आहात व जिम हे तरण्याबांड पोरांसाठी आहे.
g) तुम्ही स्त्री असून तुम्हाला तसंच दिसायचं आहे
h) तुम्ही प्रेग्नंट आहात.
i) तुम्हाला हृदयरोग आहे आणि कोलेस्टेरॉलची पातळी खूप जास्त आहे.
j) तुम्हाला फक्त मॅरॅथॉन धावण्याची इच्छा आहे.
k) तुम्ही मधुमेही रुग्ण आहात.

बापरे! केवढी यादी आहे ही वेट ट्रेन न करण्यासाठी! तुम्ही दिलेली कारणे लिहिताना मला १०० वेळा, अल्फाबेटचा चार्ट पाहावा लागला कारण मी 'डिसलेक्सीक' आहे आणि तुम्ही इतक्या पटापट कारणं सांगता की माझा गोंधळच उडतो. जाऊ दे, मुद्दा तो नाही. आता मी तुम्ही वेट ट्रेनिंग का करायला हवे याची कारणे देणार आहे आणि ते सोप्पे व्हावे यासाठी मी आकडे वापरणार आहे.

१) तुम्ही 'जिम' करणाऱ्यांपैकी नाही.
२) जिममध्ये तुम्ही फार कंटाळता.
३) तुम्हाला मोकळ्या हवेवर जाणे आवडते.
४) तुम्हाला फक्त थोडं वजन कमी करायचेय आणि सपाट पोट हवे आहे आणि त्यासाठी कार्डिओ खूप झाले
५) तुम्हाला पीळदार स्नायू (मसल्स्) नको आहेत.
६) तुम्ही वयस्क आहात व जिम हे तरण्याबांड पोरांसाठी आहे.
७) तुम्ही स्त्री असून तुम्हाला तसच दिसायचं आहे.

८) तुम्ही प्रेग्नंट आहात.

९) तुम्हाला हृदयरोग आहे आणि कोलेस्टेरॉलची पातळी खूप जास्त आहे.

१०) तुम्हाला फक्त मॅरॅथॉन धावण्याची इच्छा आहे.

११) तुम्ही मधुमेही रुग्ण आहात.

खरंच मी एवढी गोंधळलेय? नाही, नाही. a, b, c च्या ऐवजी १, २, ३ लिहिले आणि गोंधळ संपला, हे मात्र खरं आहे. बरं आता मी तुम्हाला आणखी काही कारणे सांगते की, त्यामुळे तुम्हालाही न्याय मिळाल्यासारखे वाटेल आणि मी तुमच्या कारणांच्या विरोधात नाही सांगत बसत! (परत कारणांचा क्रमही बदलायचा नाही! किती आळस!). तर, त्यापेक्षा तुम्हाला स्ट्रेन्थ ट्रेनिंग करण्याची गरज असल्याचे तुम्ही कसे ओळखाल ते वाचा. मासिकांमधल्या प्रश्नमंजूषा (मॅगेझीन्स्मध्ये टेस्ट्स) असतात, त्या आवडतात ना वाचायला तुम्हाला; तसेच हे वाचा –

खालील गोष्टी तुम्ही करता का?

१) तिसऱ्या किंवा चौथ्या माळ्यावर जायचे असले तरी लीफ्ट वापरता (मुंबईकर असाल तर नक्कीच, कारण मुंबईत/उपनगरात उंच इमारतींचा सुळसुळाट होण्यापूर्वी मुंबईकर चार माळे सहज चढून जात असे.)

२) लिफ्टमध्ये गेल्या गेल्या भिंतीला पूर्ण शरीर टेकवून उभे राहायचे किंवा ट्रेनने प्रवास करताना बसायला जागा न मिळाल्यास दरवाज्याच्या बाजूला आधाराला टेकून उभे राहायचे.

३) तुम्ही ड्रायव्हींग करत बिल्डींगच्या गेटपर्यंत आलात आणि गेट उघडे नसले तर तुम्ही गाडीतून बाहेर पडून गेट उघडत नाही किंवा वॉचमनला शोधत नाही तर जागेवरच बसून हॉर्न वाजवत राहता; जोपर्यंत वॉचमन पळत येताना नजरेस पडत नाही. नंतर गाडीतून बाहेर पडताना वॉचमनने कर्तव्यात कसूर केली म्हणून जळजळीत दृष्टीक्षेप टाकता.

४) ज्या दुकानात जायचे असेल त्या दुकनाच्या अगदी समोरच तुम्ही

डबल पार्किंग करून गाडी उभी करता आणि तुमच्या गाडीच्या मागे असलेले सगळे गाड्यावाले हॉर्न वाजवतात म्हणून त्यांच्या नावाने बोटे मोडता.

५) बाहेरगावी जाताना चाके असलेल्या बॅग्ज घेता, एकदा तरी उचलून त्या कितपत जड आहेत ते बघण्याची तसदी घेत नाही. जेव्हा टॅक्सी करता तेव्हा ती ड्रायव्हरने उचलून ठेवावी अशी अपेक्षा करता किंवा मग बोजा चढविण्या-उतरविण्यासाठी हमाल करता (ते ही भरपूर घासाघीस करून, १०० नाही ५० देईन तेही 'तुम्हारा लकी डे है इसलिए')

६) बेल वाजली तरी तुम्ही जागचे हलणार नाही, कारण तुमची कामवाली बाई दार उघडेल आणि दारात कचरेवालीच तर असणार आहे.

७) तुम्ही 'बीन बॅग' किंवा सोफ्यावर बसून टी.व्ही. बघण्यासारखे अवघड काम करता आहात आणि रिमोट जागेवर न सापडल्याने तुम्ही चिडचिडे होताहात कारण आता उठून रिमोट शोधावा लागणार.

८) पाच वर्षांपूर्वी तुम्हाला वाटत होते की तुम्ही त्या वेळेस लठ्ठ होतात, मात्र आज तुम्हाला त्याच फोटोत किडकिडीत असल्यासारखे वाटत आहे.

९) परदेशात किती चालावं लागतं, तुमचा अनायसे व्यायाम होतो अशा पद्धतीची वाक्ये तुम्ही अधून-मधून टाकत असता.

चलो देवीओं और सज्जनो, भाईयों और बेहेनो, आओ, स्ट्रेन्थ ट्रेनिंग करे, कारण वरील सर्व लक्षणे ही अकाली वय झाल्याची आहेत. वय होण्यापूर्वीच चिकटलेले रक्तदाबासारखे विकार, सुस्तपणा यामुळे तुम्ही लठ्ठ होता; त्यामुळे 'लीन बॉडी टीश्यू' (हाडे व स्नायू) किंवा फॅटफ्री-वेट (चरबी सोडून बाकीचे वजन) कमी होते. हे सगळे टाळण्यासाठी किंवा मजबूत शरीरयष्टीसाठी 'स्ट्रेन्थ ट्रेनिंग' ही गुरुकिल्ली आहे.

तुमच्याकरता 'स्ट्रेन्थ ट्रेनिंग' का अत्यावश्यक आहे? तुम्ही 'स्ट्रेन्थ ट्रेनिंग' का करावयाचे? यासाठी 'अनेरोबीक पाथवे' वापरला जातो. त्यामुळे

'आफ्टर बर्न'चे प्रमाण वाढते आणि म्हणून पुढचे ४८ तास 'फॅट बर्निंग' होत राहते. मला वाटतं, एवढं कारण पुरेसं आहे तुम्हाला वाचन सोडून वर्क आऊटला जायला! पण तरी पटत नसेल तर परत एकदा 'स्ट्रेन्थ ट्रेनिंग' टाळण्याच्या तुमच्या बहाण्याना मी उत्तर देतेय.

१)'जिम' मध्ये जाणाऱ्यांपैकी मी नाही

जिम मध्ये ट्रेनिंग घेणे, विशेषत: वेट ट्रेनिंग करणे हे बिनडोक माणसासाठी असे समजले जाते; पण बंगलोरचे विमानतळ जितके मुख्य शहरापासून दूर तितकाच हा समज खऱ्या वस्तुस्थितीपासून दूर आहे. वेट ट्रेनिंगचा पुरस्कार करणारे जगातील व्यायाम विज्ञान, कायनेसीऑलॉजी (हालचालींची तपासणी व विश्लेषण), अर्गोनॉमिक्स (मानव, त्याच्या कामाचे स्वरूप, वातावरण यांचा ताळमेळ) यातील तज्ज्ञ हे अत्यंत बुद्धीमान आहेत. ऑलिम्पियन्स ना शास्त्रशुद्ध ट्रेनिंग देण्याचे तंत्र यांनी विकसीत केले आहे. त्यामुळे आत्तापर्यंत कानावर आलेल्या फालतू गोष्टी विसरून जा. मशीन न वापरता केवळ शरीराच्या वापराने केलेले ट्रेनिंग हे चांगले, शहाणपणाचे असते, हा निव्वळ गैरसमज आहे. आपलं तारुण्य, उत्साह, स्नायू, ताकद, हाडांची घनता इ. टिकविण्याचा उत्तम मार्ग म्हणजे वेट ट्रेनिंग आहे व होता. आता तर ते हृदय संरक्षणासाठी व साखर कमी होण्यासाठी उपयुक्त असे औषध मानले जाते. औषध? होय औषधच! सगळी औषधे 'फार्मसीत' बनलेली आणि डॉक्टरांनी सुचविलेली असावीत असे नाही.

अनेक अभ्यासांचा निष्कर्ष आहे की, हलकं किंवा मध्यम वेट ट्रेनिंग हे मधुमेहावरील उपचाराइतकेच पहिले सहा महिने परिणामकारक असते. सहा महिन्यांनंतर वेट ट्रेनिंग हे मधुमेह आटोक्यात ठेवण्याकरिता औषधापेक्षा कितीतरी पटीने जास्त गुणकारक ठरते. बोले तो, **वेट ट्रेनिंग हे, मधुमेह काबुत ठेवण्यासाठी किंवा त्यापासून सुटका मिळविण्यासाठी, औषधांपेक्षा जास्त रामबाण उपाय ठरते**. हो, पण तुम्ही औषधांप्रमाणे नियमित वेट ट्रेनिंग करायला हवे. औषधांमुळे लैंगिक इच्छा कमी होणे, स्नायूंमध्ये वेदना होणे, हृदयरोग, वृद्धत्व समीप येणे; असे विपरीत परिणाम (साईड इफेक्ट्स) दिसतात त्याच्या बरोबर उलटा परिणाम वेट ट्रेनिंगमुळे होतो – लैंगिक इच्छेत

वाढ होते (स्त्री, पुरुष दोघांच्या बाबतीत). वृद्धत्व लांब पळते, स्नायू वाढतात आणि हृदयाकडील रक्तवाहिन्यांच्या जाळ्यात वाढ होऊन हृदयाचा रक्तपुरवठा वाढतो.

पण हे सगळे हलके किंवा मध्यम स्वरूपांचे स्ट्रेन्थ ट्रेनिंग केल्यामुळे घडते. तुम्ही ८ ते १५ रेप्स् (रिपीटेशन्स्) शास्त्रशुद्ध पद्धतीने करायला हव्यात. आता खरं सांगा, फक्त शरीराचं वजन वापरून आपल्यापैकी कितीजण शास्त्रशुद्ध पद्धतीने १५ रेपस् मारू शकू? आपल्यापैकी बरेचजण २-४ पुश अपस् करू शकतील, आणि जे कोणी ५०० क्रंचेस किंवा १५० सीट अपस् करतात ते वेगाचा (मोमेन्टमचा) फायदा घेत पाठीला दुखापत होण्याचा धोका पत्करतात आणि 'स्ट्रेन्थ ट्रेनिंग' म्हणजे हे नव्हे तेव्हा तुम्ही 'जिम' मध्ये जाणाऱ्यांपैकी नसलात आणि तुम्हाला फिट राहायचे असेल तर आठवड्यातून एकदा तरी जिममध्ये जायला हवे.

२) जिमस् अगदी रटाळ (बोअरिंग) असतात

मी गेले १४ वर्षे सातत्याने जिममध्ये जाते आणि मला कधीही काडीचासुद्धा कंटाळा येत नाही; याचे कारण मी महत्त्वाचे 'प्रोग्रेसीव्ह ओव्हरलोड' (व्यायामाची तीव्रता वाढवत नेणे) हे तत्त्व पाळते (प्र.६). कुठचेही ट्रेनिंग (शिक्षण) असो, जिम किंवा अन्य, जर प्रोग्रेसीव्ह ओव्हरलोडचे तत्त्व पाळले नाही तर कंटाळवाणे होते. त्यामुळे तुमची 'अॅक्टीव्हीटी' नाही तर तुमचा दृष्टिकोन बदलायला हवा. उदाहरणार्थ, मी सुरुवातीला ४५ पौंडच्या बार वर दोन्ही बाजूस २५ पौंड वजन ठेवून स्क्वॅटस् करत असे; ८ रेपस्, २ सेटस् आणि पुढचे दोन दिवस अंग दुखत/आंबत असे. आजमितीस मी दोन्ही बाजूंना ४५ पौंडाच्या बार वर ५० पौंड वजन पेलू शकते. चित्रात दाखविल्यासारखा माझा 'फॉर्म' असतो आणि माझी लोअर बॅक (कंबर) मजबूत आहे. मी पाठ टेकून कधीही बसत नाही आणि ८ रेपस्चे २ सेट्स करून काही तासच मला क्वॉड्स (मांड्यांचे स्नायू) आंबल्यासारखे वाटते. यावरून तुम्ही शिकता की, सुरुवातीला ताकद भराभर वाढत जाते, नंतर ती टिकविण्यासाठी धडपडावे लागते; वयपरत्वे आहे ती ताकद कमी न होण्यासाठी प्रयत्न करावे लागतात.

३) मोकळ्या हवेवर जाणे पसंत

'मला मोकळ्या हवेवर जायला आवडतं,' असे म्हणणे म्हणजे बंडलबाजपणाच आहे. 'आऊटडोअर पर्सन' म्हणजे काय? ट्रॅफीक हवालदार होऊन पूर्ण वेळ बाहेर उभे राहायचं नाही ना? म्हणजेच तुम्हाला ए. सी. ऑफीस, गाडी व थिएटरमध्ये बसायचे आहे. आणि मग कंटाळा आला की, मोकळ्या हवेवर चक्कर मारायचीये. कृपया, तसंच करा. तुम्ही जिममध्ये वेट ट्रेनिंग करायचे मनावर घेतलेत तरी आठवड्याचे दोनच तास त्यात जातील. उरलेला सगळा वेळ तुम्ही बाहेर काढू शकता. त्यापेक्षा उत्तम म्हणजे जिममध्ये गाडी न नेता चालत जा, आऊटडोअर आणि जिम, एका दगडात दोन पक्षी! ज्या लोकांना 'आऊटडोअर' आवडतं ते स्वत:ला कधीही तसे म्हणवून घेत नाहीत. शाळेत असताना तासन्तास तुम्ही बाहेर खेळत असता तरी स्वत:ला 'आऊटडोअर' म्हणवून घेत नाही. आता क्लबमध्ये लाखभर वगैरे भरून, एखादा टेनिससारखा खेळ खेळता म्हणून 'आऊटडोअर पर्सन' का म्हणायचं? वाढणारं वय, वजन आणि भूषवित असलेली पदे त्याचबरोबर घटणारी लवचिकता आणि ताकद या पार्श्वभूमीवर जिममध्ये घालविलेले दोन तास तुम्हाला आयुष्यभरासाठी आऊटडोअर पर्सन बनवतील, तसे लेबल न लावता!

मैदानी खेळ अथवा बाहेर भटकंती करण्याची आवड असलेल्या व्यक्तीला स्ट्रेन्थ ट्रेनिंग करणे तसेच TBLJ मध्ये पुरेशी ताकद असणे अत्यावश्यक आहे. या गोष्टींकडे दुर्लक्ष केल्यास एखाद्या महत्त्वाच्या लिगामेन्टला दुखापत होणार, हे सांगणे नकोच! शेवटी आपल्याला जे शरीर मिळालेले आहे; त्याची निगराणी करणं, त्याला फिट ठेवणं ही आपली जबाबदारी आहे आणि यासाठी ताकद हवी, हवेत इमले बांधून हे होणार नाही.

४) फक्त वजन कमी करायचेय व सपाट पोट हवंय, मला कार्डिओ पुरेसं आहे

आता परत उजळणी करू या. प्र. २ वाचा (हो, हो, परत.) वजन कमी करणं व पोट सपाट होणं हे पुरेशी ताकद कमविण्याशिवाय शक्य आहे

का? वेट ट्रेनिंग म्हणजे जिममध्ये ट्रेनींग केल्याने व्यायामादरम्यान 'फॅट बर्निंग' होतेच, त्याशिवाय पुढचे ३६ ते ४८ तास ही प्रक्रिया चालू रहाते. हेच 'आफ्टर बर्न' तुमचा बेसल मेटॅबॉलिक रेट वाढलेला ठेवते. आपल्या कंबरेचा घेर लक्षात घेतला तर आपले सपाट पोटाचं स्वप्न सत्यात उतरण्यासाठी व्यायामानंतरचे ३६ ते ४८ तासच महत्त्वाचे आहेत. तासन्तास कार्डिओ केले तरी, 'आफ्टर बर्न' चा परिणाम मिळत नाही. तसेच 'लीन बॉडी वेट (स्नायू व हाडांचे वजन) वाढत नाही म्हणून ट्रेन स्मार्ट, नॉट हार्ड' (हुशारीने व्यायाम करा, व्यायामाचा अतिरेक नको), कळलं ना?

५) तुम्हाला स्नायू नको आहेत

बघां हं, परत विचार करा. तुम्हाला म्हातारं, थकलेलं दिसायचेय का? जेव्हा स्नायू आक्रसत जातात व शेवटी नष्ट होतात तेव्हा तुम्ही तसेच दिसू लागता. तुम्हाला पाठदुखी, गुडघेदुखी सतावू लागते, पाळीआधी पेटके येऊ लागतात. तुम्हाला वाटू लागते की, ५ वर्षांपूर्वी तुम्ही बारीक होतात. याचाच परिणाम म्हणजे ढिले पडलेले हात, सुटलेलं पोट, थुलथुलीत मांड्या, लोंबणारा पार्श्वभाग आणि सुरकुतलेला चेहरा! आता असं व्हायला हवंय का मरतानाही तरुण रहायचेय? मरेपर्यंत १८ वर्षांसारखं तरुण राहायचे असेल तर हलकं ते मध्यम स्वरूपाचं वेट ट्रेनिंग करायला हवे. त्यामुळे शरीरातील स्नायूंचा आकार वाढतो (हाडांची घनताही त्याबरोबर वाढते, आणि हीच खरी मेख आहे.)

६) तुम्ही वयस्क आहात, जिमिंग हे तरुणांसाठी आहे

हे पहा, तुमच्या शरीराचं वय वाढतं, तुमचं नाही. ताकद टिकवली नाही, स्नायू आणि हाडं कमकुवत झाली की, शरीर उतारवयाचे दिसते. आणि हे कुठच्याही वयाला होते, तसेच 'अँटीएजींग' (वय होण्याची प्रक्रिया उलटवणे) ही कुठच्याही वयात होते. जिममध्ये ट्रेनिंग केल्यामुळे टेस्टोस्टेरोनची पातळी वाढते. पुरुषांसाठी याचा अर्थ फॅटचे प्रमाण कमी आणि स्त्रियांसाठी लैंगिक इच्छेत वाढ. आता सुडौल आणि 'सेक्सी' असाल तर कोणाची बिशाद आहे तुम्हाला म्हातारे म्हणायची?

७) तुम्ही स्त्री आहात आणि तसंच तुम्हाला दिसायचे आहे

मैत्रिणींनो, लैंगिक इच्छेतील वाढीबरोबर न लोंबणारे स्तन, गोलाकार कुल्ले, कंबरेत जोर, न सुटलेले ओटीपोट, पोटाच्या वळ्या, केळीच्या सोपटासारख्या मांड्या हे सर्व मिळते तसेच हाडांची घनताही वाढते आणि शरीरातील लोहही वाढते.

असे झाले की तुम्ही छत्तीस असलात तरी २४ वय असल्याचे खुशाल सांगू शकाल. तुमची पाळी सहजरीत्या होऊन जाते. पाळीच्या आधी चेहरा तारुण्यपीटिकांनी भरत नाही. चेहरा तजेलदार, रसरशीत दिसतो. तुमची पुनरुत्पादन क्षमता टीपेला पोहोचते. तुमचे कौतुक होईल; तेव्हा चला आता तुम्ही स्त्री आहात तर स्त्रीत्व राखा, शरीरातील लोह वाढू द्या.

८) तुम्ही प्रेग्नन्ट आहात

प्रेग्नंट होण्यापूर्वी तुम्ही स्ट्रेन्थ ट्रेनिंग केले नसेल तर शक्यता अशी आहे की तुम्ही मेडिकल ट्रीटमेन्ट घेऊन प्रेग्नन्ट आहात, फक्त 'सेक्स' मुळे नाही. बरं, बरं, सॉरी! अतिशयोक्ती टाळते. पण वस्तुस्थिती अशी आहे; प्रेग्नन्सीच्या काळात ट्रेनिंग करणे अत्यंत सुरक्षित असून खरं तर ते करण्यासाठी प्रोत्साहीत केले जाते. त्यामुळे प्रसूतिकळांचा वेळ घटतो, गर्भाला जास्त ऑक्सिजन व रक्तपुरवठा होतो. तुमच्या बाळाला कळतं की, आपली आई लेचीपेची नसून मजबूत आहे आणि हो, गोलाकार पार्श्वभाग हे बाळाच्या बुद्धिमत्तेचे लक्षण समजले जाते आणि परीक्षांमध्ये चांगले गुण मिळण्याशी याचा संबंध जोडला गेला आहे. आता समस्त 'मातावर्ग' माझ्याकडे नक्कीच लक्ष देईल, हो ना?

९) तुम्हाला हृदय व कोलेस्टेरॉलबद्दल समस्या आहेत

माझ्या मते, कोणीतरी कट-कारस्थान रचले आहे. औषध कंपन्या आणि हॉस्पीटलस् यांनी मुख्य प्रसारमाध्यमांशी हात मिळवणी केलेली आहे. स्ट्रेन्थ ट्रेनिंगमुळे लेफ्ट वेंट्रीकलची क्षमता (रक्ताभिसरण सहज, विनासायास होणे) कशी सुधारते याची 'न्यूज' (बातमी) कधीही प्रसारित केली जात नाही;

खरं म्हणजे कमीत कमी व्यायाम विज्ञानाशी संपर्क आलेल्या पोराटोरानाही याची माहिती असते व ती मुले त्याचे मोलही जाणतात. हृदय हा सुद्धा एक स्नायू आहे. ऐच्छीक स्नायूंमधली ताकद वाढली की, हृदय व आतडे यांच्यासारख्या अनैच्छिक स्नायूंमधली सुद्धा ताकद, क्षमता व रक्तवाहिन्यांचे जाळे वाढते आणि हो, स्नायूंचा आकार कमी झाला तर हृदयही लहान होते व रक्तदाब, ऑक्सिजनची हृदयाला उपलब्धता आणि रेस्टींग हार्ट रेट इ. वर विपरीत परिणाम होतात. हृदयरोग तसेच कोलेस्टेरॉल व ट्रायग्लिसराईडस् वाढण्याची शक्यता निर्माण होते. आजच्या ड्रग्ज आणि टेक्नॉलॉजीच्या जमान्यात या गोष्टी बेसुमार वाढलेल्या दिसताहेत, समझे क्या?

जेव्हा हृदयाची क्षमता उत्तम असते तेव्हा मूत्रपिंडे सुरळीत काम करतात. ताण-तणाव कमी येतो, चीड-संताप कमी होतो, शरीराला सूज येण्याचे प्रमाण घटते, जेट-लॅग होत नाही आणि जीवन औषधमुक्त आणि तणावमुक्त होते. आवडतेय ना?

कोलेस्टेरॉलवर नियंत्रण आणण्यासाठी वेट-ट्रेनिंगसारखा दुसरा उत्तम पर्याय नाही. 'आफ्टर बर्न' चा सुद्धा फायदा मिळतो व त्यामुळे LDL आणि VLDL कमी होऊन HDL वाढते.

कोलेस्टेरॉलची समस्या उद्भवण्यास कारण म्हणजे LDL, VLDLआणि ट्रायग्लिसराईड्स शरीरारतर्फे व्यवस्थित वापरले न जाणे. वेट ट्रेनिंगचा परिणाम (१२ आठवडे नियमित केलात तरच अपेक्षा करा.) म्हणजे शरीर कोलेस्टेरॉल व ट्रायग्लिसराईडस् प्राधान्याने वापरते आणि 'मसल ग्लायकोजन' चयापचय क्रियांसाठी राखून ठेवते. कोलेस्टेरॉल वरील कुठचेही औषध हा परिणाम साधू शकत नाही.

१०) तुम्हाला फक्त मॅरॅथॉन धावायची आहे

बरं तर, मग एखाद्या धावण्यात तरबेज असलेल्या रनरची डायरी उघडून पहा - ऑफ सीझनमध्ये (स्पर्धा चालू नसताना) आठवड्यातून २-३ वेळा आणि सीझनमध्ये (स्पर्धा चालू असताना) एकदा स्ट्रेन्थ ट्रेनिंग करतात आणि म्हणून ते अडीच तासाच्या आतच ४२ कि. मी. धावून पुरे करतात. तेवढ्या वेळात, २१ कि.मी. धावणेही तुम्हाला जेमतेम जमते.

रनर्स जिममध्ये तयार होतात आणि रस्त्यांवर धावतात. मूलभूत गोष्ट लक्षात ठेवा की हृदय आणि फुप्फुसे ही सांधे, हाडे, टेन्डनस् आणि लीगामेन्ट्सच्या तुलनेत खूप बळकट असतात. धावण्यामुळे TBLJ दुखावतील का हृदय? जेवढे हाडपेर बळकट होईल तेवढा धावपटू चपळ, काटक आणि मजबूत होईल. आता ठरवून टाका वेट ट्रेनिंग करण्याचे. कारण मॅरॅथॉनच्या आदल्या रात्री पास्ता खाऊन चांगले धावता येणार नाही, तर कसलेला धावपटू ठरण्यासाठी जिमला जावे लागेल. (याबद्दल जास्त माहिती 'कार्डिओ' प्रकरणात मिळेल.)

११) तुम्ही मधुमेही आहात

तुम्ही निष्कारण मधुमेहाचा बाऊ करून ठेवलाय. मी पहिल्या मुद्यात त्याबद्दल लिहिले आहे, पण थोडं जास्त ज्ञान पाजळते. स्नायूंच्या आकुंचनाला प्रतिसाद म्हणून स्नायू-पेशी इंटरल्युकीन - ६ (interleukin-6) नावाचे सायटोकाईन निर्माण करतात. याचा अर्थ मी तुम्हाला सांगते, कारण मी तुमची प्रख्यात एन्डोक्रायनॉलॉजीस्ट किंवा त्यांच्या केबिन बाहेर शुभ्र कोट घालून बसलेली भावखाऊ आहारतज्ज्ञ नसल्यामुळे माझ्याकडे वेळ भरपूर आहे. हे सगळे गुंतागुंतीचे आहे, पण आता आपण 'फिट' राहायचे ठरवलेले असल्यामुळे याबद्दल जाणून घेऊ या.

सायटोकाईन : सायटो - सेल म्हणजे पेशी

कायनोस - मुव्हमेंट म्हणजे हालचाल.

काही पेशी सायटोकाईन्स् निर्माण करतात. त्यांचे प्रोटीनस्शी साधर्म्य असते. सायटोकाईन्स् आसपासच्या पेशींना संदेश धाडतात; म्हणून शरीरातील इतर पेशींवर त्यांचा प्रभाव जाणवतो. सायटोकाईन्स् शरीरातील हार्मोन्सप्रमाणे असतात. शरीरातील पेशी एकमेकींशी संवाद साधाण्यासाठी याचा भाषेसारखा उपयोग करतात.

व्यायामाचा परिणाम म्हणून स्नायू पुष्कळ सायटोकाईनसूची निर्मिती करतात. त्यातील एक IL-6 रक्तातील साखर आटोक्यात ठेवण्यासाठी हे प्रभावी आहे, असे आढळून आले आहे. याबाबत बायोकेमिस्ट्री जाणकारांमध्ये चर्चाही घडत आहेत. स्नायूपेशीला 'एन्डोक्राईन ऑर्गन'चा

दर्जा सुद्धा कदाचित मिळू शकेल! पण प्रयोगशाळा, अभ्यास जरा बाजूला ठेवू आणि IL-6 काय कार्य करते ते पाहू.

- ग्लुकोज निर्मितीचे नियंत्रण/नियमन.
- पेशी ग्लुकोजचा वाढता वापर करू लागतात (त्यामुळे रक्तातील साखर स्थिर राहते.)
- GLUT - 4 वाढते (हा रेणू ग्लुकोजचे वहन करण्याची जबाबदारी उचलतो.). इन्स्युलीनच्या कार्याशी साधर्म्य.
- स्वादुपिंडाच्या (Pancreas) बीटा सेल्स्‌ची कार्यक्षमता सुधारते (रक्तशर्करा स्थिर ठेवण्यासाठी आवश्यक इन्स्युलीन आणि ग्लुकॅगॉन यांची निर्मिती स्वादुपिंडातून होते.) इन्स्युलिनसारखे काम करते.

शॉर्ट में बोले तो, स्ट्रेन्थ ट्रेनिंग मधुमेहाची 'साथ' आटोक्यात आणण्यासाठी अनिवार्य आहे. याचे भरपूर दाखले मिळत आहेत, दाखले तसे अस्तित्वात होतेच; पण आता नवीन तंत्रे वापरून लिखित पुरावे जमा केले जात आहेत आणि 'व्यायामाला पर्याय नाही' हे सामान्यज्ञान नव्याने सिद्ध केले जात आहे. स्ट्रेन्थ ट्रेनिंग फक्त सुरक्षित नाही, तर त्याची शिफारस केली जात आहे. व्यायाम केल्यामुळे चरबी/फॅट कमी होतेच पण पेशींचे कार्य सुधारते. जीवनशैलीशी निगडित आजारांना, मधुमेहाला देखील प्रतिबंध केला जातो. या सर्व संशोधनाचे फलित म्हणजे तुम्ही स्ट्रेन्थ ट्रेनिंग करायचे आणि हे तुम्ही नक्की कराच.

स्ट्रेन्थ ट्रेनिंगचा सराव – कळण्याकडून करण्याकडे

चला, आता मी धरून चालते की, तुमचा भ्रमनिरास होऊन तुम्ही जिमला जात आहात, म्हणजे तुम्हाला मनापासून जायचे आहे. त्या मागचे विज्ञान समजून घेतल्यावर त्याच्याकडे पाठ फिरवणे शक्य नाहीये, फक्त वेळेचा वांदा आहे. अहो, पण त्याला फार कमी वेळाची आवश्यकता असते. अगदी आठवड्याला एक तासापासून सुरुवात करू शकता. स्ट्रेन्थ ट्रेनिंग करताना लक्षात ठेवावयाची महत्त्वाची गोष्ट म्हणजे त्याची इंटेन्सीटी – तीव्रता. नुसतं जिमला गेलं आणि टाईमपास करण्यासाठी हातात वेट्स घेऊन इकडे–तिकडे

फिरले, फक्त क्रंचेस केले, ठराविक स्नायूंचा व्यायाम केला तर 'अनेरोबीक वर्कआऊट' चे फायदे मिळणार नाहीत. जिम मधल्या वर्क आऊटचे नियोजन व्यवस्थित करायला हवे (इथेही सामान्यज्ञान हाच 'गोल्डन रूल' आहे). ते कसे करायचे ते आता पाहू-

- स्ट्रेन्थ ट्रेनिंग मध्ये वापरल्या जाणाऱ्या संज्ञा.
- स्ट्रेन्थ ट्रेनिंग मधील व्यायामाचा क्रम ठरवणे.
- वर्क आऊटची आखणी करणे व ट्रेनिंग प्लॅनचे नमुने तयार करणे.
- प्रगतीसाठी उपयुक्त सूचना.

जिममध्ये वापरल्या जाणाऱ्या संज्ञा

रेप्स् – वेट किती वेळा उचलतो त्याला रेप्स् किंवा रिपीटेशन्स् असे म्हणतात.

सेट – विशिष्ट व्यायामची कितीवेळा पुनरावृत्ती करतो त्याला 'सेट' म्हणतात. उदा. ८/१०... चा एक सेट होतो.

फॉर्म – वजन उचलताना शरीराचा होणारा आकृतीबंध म्हणजे फॉर्म (वजन उचलण्याची शास्त्रशुद्ध अचूक रीत.)

'रेप रेंज' – प्रत्येक सेट करताना किती वेळा तुम्ही विशिष्ट वजन उचलता त्याला रेप रेंज असे म्हणतात. रेप रेंज तुमचा व्यायाम लाइट आहे का हेवी ते ठरवतो, किती जड वजन उचलता यावरून ते ठरत नाही.

प्रत्येक सेटला ३ ते ५ रेप्स् म्हणजे हेवी

प्रत्येक सेटला ८ ते १० रेप्स् म्हणजे मॉडरेट

प्रत्येक सेटला १२ ते १५ रेप्स् म्हणजे लाईट

प्रत्येक सेटला १५ ते २० रेप्स् म्हणजे व्हेरी लाइट

स्प्लीट – ज्या पद्धतीने व्यायामासाठी शरीराचे विभाजन केले जाते त्याला 'स्प्लीट' असे म्हणतात. उदाहरणार्थ, एक दिवस अप्पर बॉडी व दुसऱ्या वेळेस लोअर बॉडी असे असले की 2 day स्प्लीट म्हणावयाचे; जर संपूर्ण 'बॉडी' एका दिवसात केली तर 1 - day स्प्लीट म्हणावयाचे.

टेक्निकल नोट
हेवी, लाइट किंवा मॉडरेट

एखादे 'ट्रेनिंग सेशन' हेवी, मॉडरेट, लाइट किंवा व्हेरी लाइट आहे ते कुठचा ऊर्जास्रोत वजन उचलण्यासाठी वापरला त्यावरून ठरते. वजन हलके आहे का जड, याच्याशी व्यायामाच्या तीव्रतेचा संबंध नसतो. ऊर्जास्रोताशी ऑक्सिजन डेब्ट आणि लॅक्टीक ॲसिडची निर्मिती निगडित असते. लाइट (अथवा व्हेरी लाइट) वेट ट्रेनिंगमध्ये अंदाजे वीस वेळा स्नायूंचे आकुंचन केले जाते (शरीराचा आकृतीबंध शास्त्रशुद्ध ठेवून.) यामध्ये एरोबीक पाथवे वापरला जातो (कारण भार हलका असतो). यामध्ये अगदी नगण्य किंवा शून्य ऑक्सिजन डेब्ट निर्माण होतो. जरी तुम्ही शास्त्रशुद्ध पद्धतीने १०० कि. 'लेग प्रेस' २० वेळा दमून न जाता उचललेत, तरी ते स्त्री-पुरुष कोणाहीसाठी लाइट वेट ट्रेनिंग असेल.

जेव्हा तुम्ही ३ ते ५ वेळा शास्त्रशुद्ध पद्धतीने वजने उचलता, तेव्हा ते हेवी वेट ट्रेनिंग होते. बहुतेक नवशिके २ ते ५ पौंड वेट्स साईड लॅटरल्स् (शरीराशी काटकोनात हात ठेवून वजन उचलणे) केले की, हेवी वेट ट्रेनिंगच्या पॉईंटला पोहोचतात. यामध्ये Middle deltoid म्हणजे खांद्याचे मधले स्नायू वापरले जातात. म्हणजे ५ पौंड आपल्याला फार वजन वाटत नाही; पण स्नायूंच्या आकुंचनाकरता अनेरोबीक पाथवे वापरला जातो व त्यामुळे ते 'हेवी' ट्रेनिंग होते; (EPOC किंवा आफ्टर बर्नमुळे) तेच ५ पौंडाचे वजन (Lunges) लंजेसमध्ये २० वेळासुद्धा उचलू शकतो, म्हणून ते लाइट वेट ट्रेनिंग होते. यामध्ये एरोबीक पाथवे वापरला जातो.

---

२. वेट ट्रेनिंगचा क्रम ठरविण्याची नियमावली

जिममधला वेळ सत्कारणी लागावा यासाठी खालील नियम पाळा.

१) 'वॉर्म अप' हे 'मेन वर्क आऊटला' साजेसे हवे.

२) व्यायामात जास्तीत जास्त स्नायूतंतूंचा वापर व्हायला हवा.

३) व्यायामाचा कालावधी ६० मिनिटांहून जास्त कधीही नसावा.

वरील नियमांवर आधारित वेट ट्रेनिंगचा क्रम ठरविला गेला आहे; जो जगभर पाळला जातो. तुम्ही जात अलेल्या जिममध्ये त्याचे पालन होते का?

याची मला माहिती नाही. जर या नियमांच्या खोलात न शिरता तुम्हाला वेट ट्रेनिंगचे नियोजन करायचे असेल तर सरळ पान ११८ वरील सारांशाकडे वळा. नाहीतर पुढे वाचा वेट ट्रेनिंगचा क्रम ठरवण्याचे नियम.

नियम पहिला – विशिष्ट वॉर्म अप

जिममध्ये सर्वसाधारणपणे केली जाणारी चूक म्हणजे वॉर्म अप न करणे किंवा मुख्य व्यायामाशी संबंधित नसलेले वॉर्म अप करणे. वॉर्म अपचा संपूर्ण अभाव असेल तर, सांध्याना धक्का बसतो. याचे कारण हालचालींसाठी योग्य तंत्र वापरले जात नाही व गतीचा (momentun) फायदा घेतला जातो. यामुळे त्याच वेळेस नाही तरी पुढच्या वेळेस दुखापत होते. आता लोकांना साधारणत: वॉर्म करायचे माहितीये; पण ते टाईम-पास केल्यासारखे होते. सामान्यत: आढळणारी उदाहरणे-

- बेट ट्रेनिंग करण्यापूर्वी ट्रेडमिलवर १० ते २० मि. चालणे किंवा धावणे (जरी तुम्ही 'लोअर बॉडी' करत असाल तरी हे चूक आहे.)
- टेनिस कोर्टमध्ये रॅकेट उचलण्यापूर्वी टेनिस कोर्टला कोचच्या मर्जीनुसार ५, १५, २० कितीही चकरा मारणे.
- मॅडम ऋजुता आता लक्ष वेट ट्रेनिंग वर केंद्रित करा, टेनिस-बिनिस सगळं नंतर!

बरं, फक्त वेट ट्रेनिंगचे उदाहरण घेऊ. योग्य वॉर्म – अप केल्याने रक्ताचा ओघ विशिष्ट स्नायूंकडे धावतो व ज्या सांध्यांमार्फत हालचाल अपेक्षित आहे त्यांना चालना (Warm-up) मिळते. यामुळे वेळाबरोबर मसल ग्लयकोजनची बचत होते. ज्या दिवशी स्क्वॅट करायचे असेल त्या दिवशी वेट ट्रेनिंगमध्ये जेवढे वजन घेऊन स्क्वॅट करणार त्याच्या निम्म्यापेक्षा कमी वजन घेऊन स्क्वॅट करावयाचे. हेच पाठीच्या, छातीच्या बाबतीत खरं आहे. बहु (जास्त) साध्यांच्या व्यायामाअगोदर वॉर्म अप केले असले की एक सांधा व्यायामाला वेगळ्या वॉर्म अपची गरज नाही.

योग्य वॉर्म अपसाठी पुढील सूचना पाळा.

१) ट्रेनिंग सुरू करण्यापूर्वी एक सेट १२ ते १५ रेप्सूचा करा.

२) मुख्य वर्क आऊटला जे वजन वापरणार असाल त्याच्या निम्मं

वॉर्म - अप साठी वापरा.

३) मुख्य वर्क आऊट चालू करण्यापूर्वी ३० सेकंद ते ३ मिनिटे विश्रांती घ्या.

यामुळे वर्क आऊट होणारे सांधे व स्नायू वॉर्म अप होतात. वजन उचलताना मोमेन्टमचा वापर होण्याची शक्यता कमी होते. मेन सेटमध्ये कमाल वजन उचलू शकता, स्नायूंना दुखापत होण्याची शक्यता कमी होते. वॉर्म-अप म्हणजे पुढील वर्क आऊटची रंगीत तालीम समजा! (श्वासासाठी व हालचालींसाठी.)

नियम दुसरा - जास्तीत जास्त स्नायू तंतूंचा अंतर्भाव

वेट ट्रेनिंगचे हे मुख्य तत्त्व आहे. जितके जास्त स्नायूतंतू कामाला लावाल, तेवढे जास्त तुम्ही उचलू शकता. जितकं जास्त उचलू शकाल, तेवढ्या जास्त कॅलरीज व्यायामाच्या वेळेस व व्यायामानंतर जाळू शकाल.

४) जास्तीत जास्त स्नायूतंतूंचा अंतर्भाव व्हावा यासाठी निवडलेल्या व्यायामामध्ये जास्तीत जास्त सांधे वापरता आले पाहिजेत. जास्त सांधे म्हणजे जास्त स्नायूतंतू. एकाच सांध्यातून हालचाल झाल्यास कमी स्नायूतंतूंचा वापर होतो.

५) लहान स्नायूंचा समूह मोठ्या स्नायू समूहानंतर ट्रेन करावा, कारण मोठ्या स्नायूसमूहांची स्नायूतंतू कामाला लावण्याची क्षमता जास्त असते.

आणखी एक महत्त्वाची बाब - जास्त स्नायूतंतूंचा अंतर्भाव होण्यासाठी इंधनाची सोय हवी; तरच हे इंधन स्नायूतंतूंना उद्दिपीत करू शकते म्हणजेच कामाला लावू शकते.

स्ट्रेन्थ ट्रेनिंगसाठी लागणारे इंधन

वेट ट्रेनिंगसाठी 'अनेरोबीक पाथवे', नेमकेपणाने सांगायचे तर 'ग्लायकोजन - लॅक्टीक ॲसिड सीस्टिम' उपयोगात येते; हे आपणास ज्ञात आहेच. स्नायू आकुंचन पावतात आणि साठवलेल्या ग्लायकोजनचा वापर या व्यायामासाठी होत असतो. स्नायूंमधील ग्लायकोजनचा साठा कमी

असतो, इतकेच नव्हे तर तो संपल्यावर भरपाई होण्यास खूप कालावधी लागतो. नियमित व्यायामामुळे शरीर या बदलाशी जुळवून घेते आणि स्नायूंमध्ये ग्लायकोजन साठविण्याची क्षमता वाढवते, परंतु नवशिक्यांसाठी किंवा सराव असलेल्या ॲथलेट्सनासुद्धा व्यायामाचा क्रम हा खूप महत्त्वाचा आहे; याचे कारण मुख्य क्रीडाप्रकार किंवा जास्त कॅलरीजची गरज असणारे व्यायाम करताना इंधन संपवून चालणार नाही.

इंधनमर्यादा व्यायामाच्या आड येऊ न देता व्यायाम अधिक परिणामकारक व्हावा यासाठी आणखी एक सूचना-

ही सूचना कॅलरीज जाळण्यासाठी तसेच हाडांची घनता व बळकटी वाढविण्यासाठीही उपयुक्त आहे.

६) 'हायर इंटेन्सीटी एक्सरसाइज' हे 'लोअर इंटेन्सीटी एक्सरसाईज' पूर्वी करावेत. (स्नायूतंतूंचा जास्त अंतर्भाव - हायर इंटेन्सीटी)

पान ९३ वरील स्ट्रेन्थ ट्रेनिंगचा तक्ता पहा आणि हा नियम लागू करा; तर पुढील क्रमानुसार व्यायाम करा - पाय, पाठ, छाती, खांदे, बाहू आणि पायांचा करताना आधी बहु सांधे वापरले जाणारे स्क्वॅट्स आणि नंतर लेग एक्सटेन्शन. छातीचे करताना आधी चेस्ट प्रेस (हायर इंटेन्सीटी, जास्त दमणूक) व नंतर 'फ्लाइज'. पाठीचे करताना बारबेल 'फ्री वेट्स' सारखे वापरून Bent over row करणे व नंतर Seated row करणे. म्हणजे -

बेन्ट ओव्हर रो व सीटेड रो मध्ये स्नायूसमूह तोच असला तरी मशीन्सूचा उपयोग केल्यामुळे इंटेन्सीटी (व म्हणून दमणूक) कमी होते.

टेक्निकल नोट

अचूक तंत्र

कुठलेही वेट ट्रेनिंग करताना व्यायामाचे अचूक तंत्र (Form) वापरणे जरुरी आहे. याचा अर्थ

- सांध्यांची हालचाल परिपूर्ण असायला हवी- Full range of Motion म्हणजेच ROM
- हालचाल होण्यासाठी Momentum चा वापर नसावा.

याच्या मागचे तत्त्व - 'जास्तीत जास्त स्नायूंचा अंतर्भाव' हे आहे. एक

सांधा (single joint) व्यायाम केल्यामुळे स्नायू थकले असतील, तर बहु सांधा (multiple joint) व्यायामामध्ये पूर्ण ROM होणे अशक्य असते. उदा. लेग एक्सटेन्शनमध्ये स्क्वॅडस् थकले तर स्क्वॅट किंवा लंज किंवा स्टेप अपमध्ये पूर्ण ROM मिळत नाही. यामुळे स्क्वॅट किंवा बहुसांधा व्यायाम परिणामकारक तर होत नाहीत, शिवाय सांध्याना दुखापत होण्याची शक्यता वाढते. व्यायामामागचे विज्ञान समजून न घेता अविचाराने केलेला व्यायाम हे जिममध्ये होणाऱ्या दुखापतींचे कारण आहे. बिच्चारे TBLJ आणि कधीकधी स्नायू देखील!

व्यायामक्रम ठरविणे हे ग्लायकोजनचा यथायोग्य वापर होण्यासाठी जरुरीचे आहे; त्याचप्रमाणे 'फॅट बर्निंग' वरही त्याचा चांगलाच परिणाम दिसून येतो.

आफ्टर बर्न

बहु-सांधा व्यायाम करताना जेव्हा मोठ्या आकाराचे स्नायू वापरले जातात आणि इंटेन्सीटी (तीव्रता) जास्त असते, तेव्हा व्यायामादरम्यान त्या एका तासात (जास्तीत जास्त) कॅलरीज् जाळतात आणि त्याशिवाय 'आफ्टर बर्न'ही अधिक होते. आफ्टर बर्न म्हणजे शरीराचे व्यायामानंतरही नेहेमीपेक्षा जास्त गतीने कॅलरीज जाळणे (प्रकरण - २)

आफ्टर बर्न किंवा EPOC चा महत्त्वाचा परिणाम म्हणजे अनेरोबीक पाथवेजना पूर्वस्थितीला येण्यासाठी लागणारा जवळपास ४८ तासांचा अवधी. म्हणून एकापाठोपाठ एक वेट ट्रेनिंग किंवा स्प्रिंटिंग सेशन्स्चे नियोजन करावयाचे नाही. जर 'रिकव्हरी' व्यवस्थित झाली नाही तर ॲनॅबॉलिझम नाही आणि म्हणून 'फॅट' ही कमी होत नाही. लक्षात ठेवा की, अनेरोबीक पाथवेमुळे तयार झालेले लॅक्टीक ॲसिड हे एरोबीक पाथवेमध्ये इंधन म्हणनू वापरता येते; म्हणून अनेरोबीक नंतर एरोबीक वर्क आऊटचे नियोजन करणे शहाणपणाचे आहे; यामुळे दोन गोष्टी साध्य होतात- १) एरोबीक पाथवे लॅक्टीक ॲसिड इंधन म्हणून वापरून टाकतात (स्नायूमधून काढले जाते.) २) अनेरोबीक वर्कआऊट नंतर पूर्वस्थितीला येणे सुलभ होते.

म्हणून व्यायामक्रमावर नीट लक्ष ठेवायला हवे.

तसेच ज्या दिवशी व्यायाम करता त्याच्या आधीच्या व नंतरच्या दिवसाचेही नियोजन हवे. आता आणखी एका सूचनेची भर टाकू.

७) दोन वेट ट्रेनिंगच्या सेशन्स्‌मध्ये शरीर पूर्वस्थितीला येण्यासाठी किमान दोन दिवसांचे अंतर ठेवायला हवे (या वेळात ऑक्सिजन डेब्टची भरपाई होते, ग्लायकोजन निर्मिती होते आणि स्नायूच्या पेशींची दुरुस्ती होते.)

दोन पाठोपाठच्या सेशन्समध्ये शरीराचे दोन वेगळे भाग 'ट्रेन' केले तरीही हा नियम लागू आहे.

टेक्निकल नोट
(सोअरनेस किंवा DOMS) – शरीर आंबणे

व्यायामाच्या वेळेस ग्लायकोजन हे इंधन स्नायूंच्या आकुंचनासाठी ऊर्जा पुरविते. त्यावेळेस ग्लायकोजनचा रेणू विभाजन पावतो आणि 'लॅक्टीक ॲसिड' हा बायप्रॉडक्ट तयार होतो. लॅक्टीक ॲसिड जमा झाल्यामुळे स्नायू थकतात. विशिष्ट मर्यादेच्या बाहेर ते जमा झाले की, स्नायू आकुंचन पावू शकत नाहीत, व्यायामात सहभाग नाकारतात. याचा अर्थ स्नायूंमध्ये पुरेसा जोर असला तरी लॅक्टीक ॲसिड प्रमाणाबाहेर वाढले की, स्नायू काम करू शकत नाहीत. रक्तात लॅक्टीक ॲसिडचे प्रमाण वाढल्यामुळे स्नायू आंबतात (Soreness), व्यायामाच्या दुसऱ्या दिवशी हा 'मीठा मीठा दर्द' जाणवतो. जिमच्या भाषेत याला Delayed onset of muscular soreness DOMS असे म्हणतात.

आता समजा की, सोमवारी तुम्ही पायांचे 'वर्क आऊट ट्रेनिंग केलेत, तर मंगळवारी साधं खुर्चीतून उठण्या-बसण्यासाठीसुद्धा तुमचे पाय बंड पुकारतात, तुमच्या मांड्यांच्या वरच्या स्नायूंमध्ये (Quads) उठण्यासाठी व मांड्यांच्या मागच्या स्नायूंमध्ये (हॅमस्ट्रींगस्) बसण्यासाठी लागणारी ताकद नसते असं नाही, परंतु वेदना होत असल्यामुळे या हालचाली करण्यासाठी नाराजी दाखविली जाते. मग यावर काय उपाय? विश्रांती! बिलकूल नाही. विश्रांतीमुळे त्रास अधिक होतो. अशा वेळेस जास्त प्रमाणात हालचाल खास करून अेरोबीक ॲक्टीव्हीटी करायला हवी. जॉगिंग, वॉकिंग किंवा अर्धा

तास सायकलींग केल्यामुळे फायदा होतो. याचे कारण म्हणजे स्नायू, यकृत (liver), मूत्रपिंड इ.च्या पेशी ऑक्सिजन मिळाला तर लॅक्टीक ॲसिड चा निचरा करतात.

नियम तिसरा – ६० मिनिटांपेक्षा अधिक नको

आपल्यापैकी बहुतेक सर्वांचा ग्लायकोजन या इंधनाचा साठा अर्ध्या तासातच संपुष्टात येतो. वरील सर्व नियमांबरोबरच आपण हे सुद्धा लक्षात घ्यायला हवे की एकदा ग्लायकोजनचा साठा संपला की, शरीर व्यायामासाठी प्रोटीन्स् वापरू लागते. यामुळे व्यायामाची इंटेन्सीटी कमी होते व दुखापतीची शक्यता वाढते. अशा स्नायूंच्या आकुंचनासाठी प्रोटीन्स्‌चा दुरुपयोग करणे वेट ट्रेनिंगच्या उद्दिष्टाला मारक ठरते.

६० मिनिटांपेक्षा जास्त 'जिम' करणे म्हणजे लवकरच जिम सोडण्याची तयारी करण्यासारखे आहे. आपण आधीच ट्रॅफीक, लिफ्ट, नोकरी-धंदा, नातीगोती इ. ठिकाणी इतके अडकलेले असतो, त्यात आणखी स्नायूंच्या मोडतोडीमुळे होणाऱ्या अडचणींची भर कशाला? आपल्या जीवनशैलीमुळे ठराविक मर्यादेपलीकडे आपण स्नायूंची मोडतोड दुरुस्त करू शकत नाही. त्यामुळे 'मी वर्षभराची फी भरली; पण आठवडाभरच गेलो/गेले' असे संवाद आपल्या कानावर पडतात. व्यायाम तासाभरात संपायला हवा. त्यात वॉर्म अप, मुख्य व्यायाम, कुल डाऊन आणि जवळ राहात असाल तर जाणं-येणं ही आले. यामुळे आपण नियमित एक्सरसाईज करू लागतो व 'अपरारधीपणाची भावना + शरीरातील फॅट' कमी होते. 'वर्क आऊट' च्या वेळेला अशी मर्यादा असल्यामुळे त्याचे असे नियोजन करा-

८) एका जिम सेशनमध्ये मोठे स्नायू समूह ट्रेन करण्यासाठी ८ ते १० सेट्स करा. (वॉर्म अप सोडून.)

९) एका सेटमध्ये ८ ते १५ रेप्स् करा. अचूक तंत्र वापरा. दमणूक (Fatigue) झाली की थांबवा. (जेव्हा तुम्हाला वाटते की तेच वजन (Weight) घेऊन व अचूक तंत्र वापरून तुम्ही यापुढे एक सुद्धा 'रेप' मारू शकणार नाही तो Fatigue point.

१०) बहुसांधा तसेच एक सांधा, दोन्ही प्रकारचे व्यायाम करा.

टेक्निकल नोट
व्यायाम आणि प्रतिकारशक्ती

कधीही जेव्हा विषाणू किंवा जखमेमुळे पेशींना इजा पोहोचते, तेव्हा प्रतिकारशक्ती उत्तेजित होते. कुठच्याही प्रकारची दुखापत असली तरी परिणाम तोच असतो. पांढऱ्या पेशी, नॅचरल कीलर (NK) पेशी व T पेशी (रोगजंतुंशी सामना करणाऱ्या) यांच्या संख्येत वाढ होते. आता विश्वास ठेवा अगर ठेवू नका, व्यायाम शरीरावर ताण आणतो आणि प्रतिकारशक्ती कमी होते. तासापेक्षा जास्त व्यायाम करण्याने तर नक्कीच! वेळेला एक तास किंवा दिवसभरात दोनदा मिळून एक तास जिममध्ये घालवण्याने NK आणि T पेशींची संख्या कमी होते हा परिणाम ७२ तासांपर्यंत टिकून राहतो व जंतुसंसर्ग आणि फ्ल्यूसारखे आजार होण्याची शक्यता निर्माण होते. फिट होण्याच्या बरोबर उलटा परिणाम!

Summary of rules to plan your strength training workout:

Basic rules	Instructions for sequence of strength training workout	Examples/ Comments
1. Specific warm-ups	i. Perform warm-up set of 12-15 reps before workout set ii. Use 50% of the main workout weight iii. Rest for 30 seconds to 3 minutes before starting main workout set	Warm-up allows the blood flow to move through the specific muscle groups and warms up the specific joints that will be trained

Basic rules	Instructions for sequence of strength training workout	Examples/ Comments
2. Maximum muscle fibre recruitment	iv. Train large muscle groups before small muscle groups v. Train multiple joints befor single joints vi. Perform higher intensity before lower intensity exercises vii. Allow for adequate recuperation between two weight - training sessions	- Back before biceps - Squats before leg extensions - Chest press before flies - After-burn and recovery continues for 36-48 hours after weight-training sessions
3. Duration should not exceed 60 minutes	viii. Perform about 8-10 sets in total (excluding warm-up) that train major muscle groups ix. Perform 8-15 reps per set, with good form and to a point of fatigue x. Use both multi and single-joint exercises	- Glycogen stores don't last beyond 60 minutes, usually 30 minutes - After glycogen stores are over, body starts breaking down muscle protein

देखावा मोठा, फायदा छोटा

एखादा तरुण 'बेंच' वर बसून कॅमेऱ्याकडे पाहत, स्मितहास्य करत कॉन्सन्ट्रेशन कर्ल करताना दाखवितात. हातात डम्बेल्स असतात, हात कोपरात वाकवून तो डम्बेल्स खांद्यापर्यंत आणत असतो, 'वेट ट्रेनिंग' करतानाचा हा फोटो सगळीकडे प्रदर्शित करतात. वास्तवात हा सर्वज्ञात 'एक्सरसाइज' निष्ठेने वेट ट्रेनिंग करणाऱ्यांपैकी बहुसंख्य लोक क्वचितच करतात. याचे कारण म्हणजे यात लहान स्नायूंचा अंतर्भाव आहे. एका महिन्यात जेवढे स्क्वॅट्स, डेड लीफ्ट्स आणि चेस्ट प्रेस हे मोठ्या स्नायूंचे व्यायाम केले जातात, त्या मानाने 'कॉन्सन्ट्रेशन कर्ल' अगदीच कमी केले जातात. मात्र स्क्वॅट्स इ. चे फोटो काढले जात नाहीत, कारण फोटोसाठी त्यांचा आकृतिबंध योग्य नाही आणि ते करताना तुम्ही आकर्षक, सुंदर दिसू शकत नाही; मोहक हसण्याची बात तर दूरच राहिली. जर एखादा ढेरपोट्या असा व्यायाम करत भाव मारताना दिसला तर समजा तो लहान स्नायू ट्रेन करणाऱ्यांपैकी आहे. (मी म्हणेन अशा मुलांशी दोस्ती नकोच, सपाट पोट आणि ट्रायसेप्स् मिरविणाऱ्यांशी करा.) हेच महिला वर्गालाही लागू आहे. त्यांची, वेट ट्रेनिंग नंतर स्नायू मोठे (Bulking- up) झाल्याची तक्रार असते. जास्त ऊर्जा खेचणाऱ्या मोठ्या स्नायूंना त्या आराम देतात आणि त्यांना आवडणारे फोटोमुळे प्रसिद्ध झालेले 'लंजेस' सारखे व्यायाम करतात. आकर्षक गुलाबी रंगातील डम्बेल्स खांद्यापर्यंत उचलणाऱ्या मॉडेल्स् आपण फोटोत पाहतच असतो.

'चित्र' हजार शब्द बोलू शकते हे एरवी खरे असेल पण फिटनेस फोटोग्राफीत ते खोटे आहे. शेवटी नियम अपवादानेच सिद्ध होतात, खरं ना?

३) वर्कआऊटचे नियोजन आणि 'ट्रेनिंग प्लॅन्स्'चे नमुने

आपल्या शरीराचे ढोबळमानाने दोन भाग करता येतात 'अप्पर बॉडी' आणि 'लोअर बॉडी.' कंबर आणि त्या खालचा भाग म्हणजे 'लोअर बॉडी' किंवा जिमच्या भाषेत 'लेग्ज', कंबरेच्या वरचा भाग 'अप्पर बॉडी' मध्ये मोडतो. 'अप्पर बॉडी'चे दोन भागात विभाजन केले जाते – ढकलणारे (Pushing) आणि ओढणारे (pulling) स्नायू. ढकलणारे स्नायू म्हणजे छाती (Chest), खांद्याच्या पुढच्या बाजूचे स्नायू (Anterior deltoid) आणि दंडाच्या मागचे स्नायू (Triceps). ओढणारे स्नायू म्हणजे पाठीचे, खाद्यांच्या मागचे (Posterior deltoid) आणि दंडाच्या पुढची स्नायू बायसेप्स.

तर या माहिती आधारे आठवड्याचे वर्क आऊट तुम्ही पुढीलप्रमाणे ठरवू शकता–

1 - day split - आठवड्यातून एक दिवस पूर्ण शरीर

2 - day split - आठवड्यातून एक दिवस अप्पर बॉडी आणि एक दिवस लोअर

3 - day split – आठवड्यात एक दिवस लोअर बॉडी
दुसऱ्या वेळेस – पुशिंग मसल्स्.
तिसऱ्या वेळेस – पुलिंग मसल्स्.

प्रत्येक स्नायू समूहासाठी जिममध्ये करण्याचे काही व्यायाम आहेत. पुढे दिलेल्या तक्त्यांत व्यायाम प्रकार, त्यात अंतर्भूत असलेले सांधे तसेच स्नायूंच्या संबंधात माहिती आहे.

THE reference table for strength training

Muscle	Exercise(s)	Free/	Joints	Compound /
group (from big to small)		assisted on machine	involved	Isolation
1. Legs — Note that compound exercises on legs use all the muscles of the lower body as well as the core.				
Glutes (hip muscle)	Squats Lunges Step ups	Free, done with a barbell on shoulders	Hip Lower back Knee Ankle	Involves multiple joints to flex (bend) and extend (open out) simultaneously, so compound.

	Leg press	Machine with plates / stack	Machine reduces involvement of lower back but hip, knee, ankle active	Compound
Quads (front of the thigh)	Leg extension	Machine	Knee	Isolation
Hamstring (back of the thigh)	Stiff leg dead lift	Free with barbell in hand	Hip & knee	Compound
	Leg curl	Machine	Knee	Isolation
Gastroc and soleus (calf muscle)	Calf raises Toe raises	Free with BB/DB or with machine	Ankle	Isolation
Adductor (outer thigh) Abductor (inner thigh)	Adductor Abductor	Mostly machines or done lying down (all side-kick varieties)	Hip	Isolation
2. Back				
Erector spinae (lower back, the muscle that runs parallel to the spine)	Dead lift	Similar to the squat but BB held in hand vs on shoulders.	Lower back Hip Knee Ankle	Compound
	Back extension	Lying on floor/bench	Lower back	Isolation

Lats (middle back)	Bent over row 1 arm DB row T bar rows Lat pull down Seated row Pull ups*	Machine and/or free "mostly on machine as most of us too weak to do 8 -12 reps	Back Shoulder Elbow	Compound
Traps (upper back)	Shrugs	Free with DB / BB	Shoulder blades, Shoulder	Isolation

3. Chest - Sometimes also called as upper & lower pec to mean upper or lower part of chest.

Pecs (Chest muscles)	Chest press Incline / Decline / Flat DB or BB press	Machine Done on a bench	Chest Shoulder (front) Elbow	Compound — moves through many joints
	Push up	Free but most not strong to do 8-12 with good form	Involves lower back & other core muscles too	Compound
	Flies	Can be done both free using DB or machine	Shoulder	Isolation - uses primarily one joint

4. Shoulders or Deltoid - has 3 heads or parts — back (posterior), middle & front (anterior) of the shoulder. Every upper body exercise will involve the deltoid. Training the back involves the p.delt & chest the a. delt. Depending on the choice of back & chest exercise, shoulder involvement varies.

Posterior delt (back) Middle delt (middle) Anterior delt (front)	Rev fly Side laterals Front raises Overhead-presses*	Free & machine Free & machine Free & machine	Shoulder	Largely isolation exercises — involves only one joint "Overhead press is compound as it uses elbows too along with shoulders

5. Arms - Every upper body exercise will involve arms. The back involves the bicep & chest the tricep.

Tricep (back of the arm)	DB extension Pushdown	Free Free or machine	Elbow Shoulder Elbow Wrist - small involvement	Isolation Compound
Bicep (front of the arm)	Curls of all types	Free or machine	Elbow	Isolation

खाली दिलेल्या सूचना तुमचे जिममधील वर्कआऊट ठरविण्यासाठी मार्गदर्शक ठरू शकतील.

- आधी कधीच 'वर्क आऊट' केले नसेल तर 1- day split पासून सुरुवात करा.
- १० वर्क आऊट झाले की, अंदाज घेऊन 2- day Split चालू करा.
- १२ आठवडे 2-day split चे झाले की, वाटल्यास 3 - day split कडे वळा, नाही तर 2-day split चालू ठेवा.
- आठवड्यातून दोनदा केलेले वेट ट्रेनिंग ताकद वाढविण्यासाठी, BMD (Bone mass density) साठी व फॅट कमी करण्यासाठी फार परिणामकारक ठरते.
- वाटल्यास असेही करू शकता -

पहिला आठवडा - फुल बॉडी (१ दिवस.)
दुसरा आठवडा - अप्पर बॉडी आणि लोअर बॉडी (२ दिवस.)
तिसरा आठवडा - लोअर बॉडी (१ दिवस.)
चौथा आठवडा - अप्पर बॉडी आणि लोअर बॉडी (२ दिवस.)
पाचवा आठवडा - अप्पर बॉडी (१ दिवस.)
सहावा आठवडा - अप्पर बॉडी अँड लोअर बॉडी (२ दिवस) अशा रीतीने केले तर कंटाळवाणे न होता नियमितता राखली जाते.

Sample strength training plans

1-day split OR Beginner's plan

Exercise	Target muscle group	Sets	Reps
Leg press	Quads, glutes, hamstrings	2	12-15
Leg extension	Quads	1	12-15
Leg curl	Hamstrings	1	12-15
Lat pull down	Lats (back), traps, post, delt, biceps	1-2	12-15
Seated row	Lats (back), traps, post, delt, biceps	1	12-15
Dumbbell / Bar press	Pecs, ant. delt, triceps	2	12-15
Pec dec / fly	Pecs	1	12-15
Side laterals	Middle deltoid	1	12-15

2-day split OR Intermediate plan

Exercise	Target muscle group	Sets	Repe
Lower body			
Squats	Glutes, quads, hams, adductor, abductor, calf	2	10-12
Leg press	Quads, glutes, hamstrings	2	10-12
Leg extension	Quads	1-2	10-12

Leg curl	Hamstrings	1-2	10 - 12
Calf raises	Gastroc	2	10 - 12
Upper body			
Lat pull down	Lats (back), traps, post, delt, biceps	1-2	10 - 12
Seated row	Lats (back), traps, post, delt, biceps	1-2	10 - 12
Hyper extension	Erector spinac	1	10 - 12
Dumbbell / Bar press	Pecs, ant. deltoid, triceps	2	10 - 12
Pec dec / fly	Pecs	1-2	10 - 12
Side laterals	Middle deltoid	1-2	10 - 12
Dumbbell curl	Biceps	1	10 - 12
Tricep push down	Triceps	1	10 - 12

3-day split OR Advanced plan

Exercise	Target muscle group	Sets	Reps
Lower body			
Squats	Glutes, quads, hams, adductor, abductor, calves	2	8 - 10
Lunges	Glutes, quads, hams, adductor, abductor, calves	2	8 - 10
Leg extension	Quads	1	8 - 10

Stiff leg deadlift	Glutes and hamstrings	2	8 - 10
Leg curl	Hamstrings	1-2	8 - 10
Standing Calf raises	Gastroc	1-2	8 - 10
Seated calf raises	Soleus	1-2	8 - 10
Pulling muscles-back, post, delt, biceps.			
Barbell row	Lats (back), traps, post. delt, biceps	2	8 - 10
Lat pull down	Lats (back), traps, post, delt, biceps	2	8 - 10
Shrugs	Traps	2	8 - 10
Reverse pec deck	Post, delt	2	8 - 10
Barbell curl	Biceps	2	8 - 10
Hammer curl	Biceps	1	8 - 10
Pushing muscles - Chest, ant. delt, triceps			
Incline / decline DB press	Pecs, ant. delt, tricep	2	8 - 10
Flat machine press OR seated chest press	Pecs, ant. delt, tricep	1	8 - 10
Pec dec / fly	Pecs	2	8 - 10
Overhead DB press	Pecs, ant. delt, tricep (more involvement of ant. delt)	1	
Side lateral DB	Middle deltoid	2	8 - 10
Cable push down	Triceps	1	8 - 10
DB extension	Triceps	1	8 - 10

लक्षात राहू दे की, वरील व्यायामाची यादी परिपूर्ण नाही, आणखीही काही व्यायाम आहेत. दिलेला व्यायामाचा क्रम बदलू नये.

योग्य 'ट्रेनरची' निवड

पहिले ६ ते १२ सेशन्स् तरी प्रशिक्षित (क्वालीफाईड) ट्रेनरच्या देखरेखीखाली जिममध्ये व्यायाम करावा. यामुळे जिममधल्या उपकरणांची थोडीफार माहिती होते, उदा. तुमच्या उंचीनुसार लेग कर्ल किंवा चेस्ट प्रेससाठी सीट पुढे-मागे करणे. त्याचप्रमाणे शास्त्रशुद्ध पद्धतीने व्यायाम केला जातो. असा ट्रेनर नको जो देखरेखी व्यतिरिक्त तुमच्यासाठी आकडे मोजतो. तुमची सीट पुढे-मागे करून देतो. कपाळावरील घाम पुसतो, डम्बेल्स जागेवर ठेवतो आणि तुमची वाट देखील पाहतो. हे सगळे करायला मित्र-मैत्रीणीही तयार असतात. असा ट्रेनर हवा जो वेळेला पक्का असतो, तुमच्या व त्याच्याही/तिच्याही ! वर्क आऊट करण्यास स्वावलंबी बनवितो. या पुस्तकात आलेल्या व्यायामाविषयक संज्ञा ट्रेनरला नीट माहिती हव्यात त्याची फी किमान रु. ६,५००/- असायला हवी. तुम्ही बुडवलेले सेशन्स् भरून देण्यास त्याचा नकार असावा. ट्रेनरच्या अंगी व्यावसायिकता असावी तसेच कडक शिस्तीत काम करून घेण्याची क्षमता असावी. समजा ट्रेनरने १०,००० रु. किंवा अधिक फी आकारली तर त्यांची नोंदणी झाली आहे अथवा नाही ते तपासा. सर्व्हिस टॅक्स नंबरही घ्या. चिदंबरमच्या इच्छेनुसार तुम्हाला १२% अधिक खर्च यावा यासाठी नव्हे, तर असे ट्रेनर्स नेहेमी आपल्या कामात जास्त तरबेज असतात आणि नवीन माहिती (या विषयातील) आत्मसात करत असतात.

४) वर्क आऊटमध्ये प्रगती व्हावी यासाठी सूचना

'वर्क आऊट' ला प्रारंभ करण्याइतकेच महत्त्व 'वर्क आऊट' मध्ये प्रगती करण्याला आहे. म्हणून-

१) एकाच वर्क आऊट सेशनमध्ये वेट आणि रेप्स् वाढविण्याचा

प्रयत्न करू नका. एका आठवड्याला 'रेपस्' वाढविले, तर दुसऱ्या आठवड्याला वेट वाढवा; तिसऱ्या आठवड्यात सेट्स वाढवा. एका आठवड्यात दोन गोष्टींमध्ये वाढ केली तर दुखापत होण्याचा तसेच वर्क आऊटला कायमचा राम राम ठोकण्याचा धोका असतो.

२) जेव्हा तुम्ही एखादं 'वेट' ठराविक रेप्सूपर्यंत आरामात उचलू शकता, तेव्हा समजा की, आता 'वेट' वाढवायला हवे.

३) एका वेळेला २।। पौंड इतकेच वजन वाढविले तरी चालते.

४) जर वाढवलेल्या वजनामुळे तुम्ही ६ रेप्सूसुद्धा करू शकत नसाल किंवा योग्य 'फॉर्म' राहात नसेल तर पुढीलप्रमाणे बदल करत चला.

उदाहरण - समजा तुम्ही डम्बेल कर्ल वर १० पौंडाच्या १५ रेप्स् करताहात, आता जिममध्ये १० नंतर एकदम १५ पौंडाचे डम्बेल आहे आणि त्यामुळे ६ रेप्सूसुद्धा तुम्ही करू शकत नाही, तर काय कराल?

- ३ रेप्स् १ पौंडाच्या करा, उर्वरित १० पौंडाच्या करा.

- लवकरच स्नायूंना सवय होईल व १५ पौंडाचे ८ रेप्स् करू शकाल.

- हे जमून गेले की उरलेल्या १० पौंडाच्या रेप्स् करायचे थांबवा. १५ पौंडावर ठाम रहा.

- १५ पौंडाचे १२ रेप्स् मारण्याची मजल गाठण्याचे प्रयत्न जारी ठेवा.

- एकदा शरीर अनुकूल झाले की, तुम्ही १५ पौंडाच्या १५ पेक्षा अधिक रेप्स् करू शकाल; नंतर २० पौंडाचे डम्बेल घेऊन वरीलप्रमाणे करा.

ध्यानधारणेवर असंख्य पुस्तके असूनही खरी 'ध्यानधारणा' म्हणजे काय त्याची झलकही आपल्याला दिसत नाही, त्याचप्रमाणे मी 'वेट ट्रेनिंग' चे अगणित व्यायाम सांगितले तरी जिममधला सेशन काय असतो ते तुम्हाला जिममध्ये गेल्याशिवाय कळणार नाही. माणूस त्याच्या 'आचारा'वरून ठरतो, विचारावरून नाही, आणि काय वाचतो त्यावर तर नाहीच नाही!

‘स्ट्रेन्थ ट्रेनिंग’ साठी आहार नियोजन

वेट ट्रेनिंगमुळे शरीराअंतर्गत असंख्य जैवरासायनिक (biochemical) बदल घडून येतात आणि म्हणून योग्य आहार हा इतर व्यायामप्रकारांपेक्षा वेट ट्रेनिंगसाठी अधिक महत्त्वाचा आहे. वेट ट्रेनिंगमध्ये स्नायूंमधील अमूल्य ग्लायकोजन वापरलं जाते आणि त्याची भरपाई होण्यास काही दिवस लागतात. ‘ऑक्सिजन डेब्ट’ ची सुद्धा भरपाई व्हावी लागते. त्यासाठी पुढचे ४८ तास ‘फॅट मेटॅबॉलीझम’ वाढलेली राहते आणि शेवटचे पण महत्त्वाचे म्हणजे ‘फ्री रॅडीकल इफेक्ट’. चयापचयाच्या वेळेस हे निर्माण होतात. ‘फ्री रॅडीकल्स’ हे रासायनिक दृष्ट्या आस्थिर रेणू असून ते पेशींना इजा पोचवू शकतात. मग व्यायामाला काही अर्थ उरत नाही. यामुळे वयस्क होण्याची प्रक्रियासुद्धा वाढू शकते. आहारनियोजना आधी आपण वेट ट्रेनिंगमुळे होणाऱ्या कॅटॅबॉलिक, ॲनॅबॉलीक प्रोसेसेस त्याचप्रमाणे हार्मोन्समधील बदल याविषयी जाणून घेऊ.

कॉर्टीसॉल आणि इन्स्युलीन – झीज आणि भरपाई

वेट ट्रेनिंग च्या आधी व नंतर काय आहार घ्यावा. यासाठी दोन पायाभूत हार्मोन्सचा विचार करायला हवा. एक म्हणजे कॅटॅबॉलिक हार्मोन–**कॉर्टीसॉल** व दुसरे ॲनॅबॉलिक हार्मोन–**इन्स्युलीन**. दोन्ही हार्मोन्स तशी बदनामच झालेली आहेत पण वेट ट्रेनिंगसाठी दोन्ही आवश्यक आहेत. कॉर्टीसॉलचं महत्त्वाचं कार्य म्हणजे व्यायामात सहभागी स्नायूंना इंधन पुरवणे. मात्र, व्यायामानंतर कॉर्टीसॉलच्या प्रमाणावर नियंत्रण राहायला हवे, नाही तर व्यायामामुळे मिळणारा ॲनॅबालीक इफेक्ट (वृद्धत्व लांबविणे) मिळू शकत नाही. **तासापेक्षा जास्त केलेला व्यायाम आणि व्यायामानंतर घेतलेला चुकीचा आहार या दोन महत्त्वाच्या कारणांमुळे व्यायामातील प्रगती खुंटते**. वाढलेल्या कॉर्टीसॉलमुळे ग्लायकोजन तयार होऊ शकत नाही. आणि दुरुस्त करण्याच्या शरीराच्या क्षमतेपेक्षा जास्त प्रोटीन्सूची मोडतोड होते. अशा रीतीने व्यायामातील प्रगती खुंटते. व्यायामाचे फायदे मिळण्यात अडसर निर्माण होतो.

व्यायामानंतर तात्काळ स्नायूंच्या पेशींची इन्स्युलीन सेन्सीटीव्हीटी वाढलेली असते. याचा अर्थ पुढची ४५ मिनिटे आहाराच्या दृष्टीने मोलाची असतात. या वेळेस स्नायूंमधील पेशी भरपूर पोषकद्रव्ये खेचून घेऊ शकतात. कार्बोहैड्रेट्स, प्रोटीनस्, फॅट्स, व्हिटॅमीनूस आणि मिनरल्स्युक्त आहार घेतल्यामुळे इन्स्युलीनची पातळी जशी काही उसळी मारून वर चढते. अशा आहारामुळे

१) स्नायूंच्या मोडतोडीस खीळ बसते.
२) ग्लायकोजनच्या पुनर्निमितीची गती वाढते.
३) स्नायू जास्त ग्लुकोज शोषतात.
४) स्नायूंमधील आकुंचनक्षम प्रोटीन वाढते. यामुळे स्नायूंची ताकद व आकार वाढतो.
५) स्नायूंकडे जोमाने रक्तप्रवाह वाहू लागतो. त्यामुळे पोषक द्रव्यांचा पुरवठा वाढतो. तसेच कार्बन-डाय-ऑक्साईडचे उत्सर्जन व लॅक्टीक ॲसिड चा निचरा वेगाने होतो.
६) कॉर्टीसॉलची पातळी कमी होऊन शरीराची प्रतिकारशक्ती शाबूत राहते.

आता आपणास व्यायामानंतरच्या आणि व्यायामाआधीच्या आहार-नियोजनाकडे वळण्यास हरकत नाही.

सपाट पोट मिरविण्यासाठी पार्टी अगोदर क्रंचेस करणे

पोटावरील चरबी कमी होऊन ते सपाट दिसावं याकरता तुम्ही पार्टीच्या अगोदर क्रंचेस केले असतील, मात्र तुमचा हेतू साध्य न होता उलट ते टी-शर्टमधून फुग्यासारखे फुगलेले दिसल्यामुळे तुमची निराशा होत असेल. अर्थात्, कदाचित तुम्ही हे कबूल करणार नाही. नंतर पुढच्या पार्टीला परत असे घडू नये म्हणून तुम्ही १०० च्या ऐवजी ५०० वेळा क्रंचेस केले असतील आणि त्या संध्याकाळी पोट ५०० पट जास्त फुगले असेल! नंतर हा नाद तुम्ही सोडून दिला असेल आणि काय नवल? तुमचं पोट तुलनेने सपाट दिसले असेल, हे का घडले ते मी सांगते.

जेव्हा एखाद्या पेशीसमूहाला इजा होते तेव्हा त्या जागेला सूज येते. इजा व्यायामामुळे होवो अथवा अन्य कारणाने होवो, शरीराचा प्रतिसाद सारखाच असतो. दुखापतीनंतर काही तासातच न्युट्रोफील्स् नांवाच्या विशिष्ट पेशी दुखापतीच्या जागी पोचतात (या वेळेस पोटाकडे) आणि मोड-तोड झालेल्या पेशींचा निचरा करतात. (न्युट्रोफील्स् हा प्रतिसाद व्यायामानंतर बरेच तास राहू शकतो आणि स्नायू आंबण्याचे हे सुद्धा एक कारण समजले जाते.) जास्त क्रंचेस म्हणजे जास्त पेशीसमूहांची दुखापत, म्हणून जास्त सूज (पोटफुगी) आणि आणखीन इजा. थोडक्यात दुरुस्तीच्या क्षमतेहून अधिक मोडतोड आणि म्हणून पोट गुबगुबीत दिसू लागते. म्हणून मोठ्या पोटाचा मोठा बाऊ न करता महत्त्वाच्या DEAL वर लक्ष केंद्रित करा-

D - Diet आहार

E - Exercise व्यायाम

A - And आणि

L - Lifestyle जीवनशैली

पोट आपले आपण जागेवर येईल.

वर्क आऊटच्या आधीचा व नंतरचा आहार

वर्क आऊटच्या आधीच्या व नंतरच्या आहाराचे नियोजन काळजीपूर्वक केले गेले पाहिजे. शरीर बांधेसूद दिसण्यासाठी व्यायामाइतकेच महत्त्व व्यायामा आधीच्या आणि नंतरच्या आहाराला आहे.

वर्क आऊटच्या आधीचा आहार

जर उठल्याबरोबर किंवा ऑफिसमधून घरी येताना जिमला जाणार असाल तर एखादे हंगामी, स्थानिक फळ खाणं योग्य असते कारण त्यानंतर १५-२० मिनिटांनी वॉर्म - अप चालू करू शकतो. ब्रेकफास्ट किंवा दुपारच्या जेवणानंतर जिमला जायचे असल्यास ६० ते १०० मिनिटे मध्ये हवीत. वर्क आऊटपूर्वी मांस खाणे टाळा कारण त्यात चोथा (Fibre) नसतो आणि

शाकाहारापेक्षा अधिक काळ ते पोटात राहते. तसे झाल्यास पुरेसा रक्तपुरवठा व्यायामात अंतर्भाव असलेल्या स्नायूंना होत नाही. व्यायाम करण्याची क्षमता कमी होते. वर्क आऊट पूर्वी प्रोटीन आहारात घ्यायचे असेल तर ते पोहे/उपमा/परोठा/इडली/डोसा इ. स्वरूपात घ्यावे. दुसरा पर्याय म्हणजे १० ग्रॅ. व्हे प्रोटीन (अर्धा चमचा/स्कुप) फळाबरोबर - खाण्याबरोबर घेणे.

वर्क आऊट नंतरचा आहार

जिममध्ये जाताना वर्क ऑऊट नंतर खाण्याचा डबा बरोबर न्या. हा डबा जिममध्येच वर्क आऊट संपल्या संपल्या कूलडाऊन नंतर खायला हवा. म्हणजे बघा-एक सांधा/ लहान स्नायूंचे व्यायाम पूर्ण करा, स्ट्रेचेस (ताण) करा, डम्बेल्स/बारबेल्स जागेवर ठेवा आणि आता लगेच पोटपूजा करा.

व्यायामाचा कमाल परिणाम साध्य होण्यासाठी **'4 R'**चे काटेकोर पालन करा. असे केल्याने तुमच्या नेहेमीच्या पोषाखात; शर्ट-पँट, सलवार-कुर्ता, साडी, जीन्स-टीशर्ट; सुद्धा तुम्ही 'जिम'ला जाता ते ओळखता येईल. बरेचदा 'मी इतकं वर्क आऊट करतो/करते' असं म्हणणाऱ्यांचं पोट सुटलेले आणि पार्श्वभाग सपाट दिसतो. फक्त पांढरा टी शर्ट, शॉर्ट्स व ब्लॅक टॉईट्स, गुलाबी टी शर्ट घातलेत की 'जिम' मध्ये जाता ते कळते. आहार-नियोजन व्यवस्थित झाले तर हे चित्र बदलेल.

''इंधन पुरवठ्याच्या (आहाराच्या) वेळेचा व्यायामक्षमतेवर होणारा परिणाम या विषयावर 'स्पोर्ट्स न्युट्रीशन' विषयातील संशोधक जोमाने काम करत आहेत. स्नायूंच्या पेशींमधील ग्लायकोजनच्या भरपाईसाठी '4 R' प्रमाणेच व्यायामानंतरचे **'4 hours'** ४ तास ही खूप महत्त्वाचे आहेत. ग्लायकोजनच्या भरपाईचे पुढील सुपरिणराम दिसून येतात.

१) स्नायूतील मोड-तोड झालेल्या पेशी समूहांची पुनर्बांधणी होते.

२) शरीराला ताकद मिळते.

३) हाडांची घनता वाढते.

४) फॅट बर्निंग होते व ते टिकून राहाते.

आता नीट लक्ष देऊन पुढे वाचा

व्यायामानंतरच्या आहारासंबंधीचे '4 R's

१) R- Rehydrate – पाण्याची कमी भरून काढणे

तहान भागविण्यासाठी एक ग्लास पाणी प्या आणि वर आणखी एक ग्लास पाणी प्या. व्यायामादरम्यान आणि नंतरही तहान लागलेली आपल्याला कळतेच असे नाही. व्यायामानंतर शरीरात पाण्याची उणीव निर्माण झालेली असते म्हणून तहान लागो अथवा न लागो पाणी प्या. एखाद्या घोटावर थांबू नका, पित राहा. पाणी कोमट अथवा गरम नको. साधं किंवा थंड प्या.

२) R - Replenish (कर्बोदकांची झीज भरून काढणे)

एखादे केळ्यासारखे फळ किंवा उकडलेला बटाटा खाल्लात तर ग्लायकोजनचा साठा आणि रक्तातील साखर भरून निघेल. ग्लायसेमीक इन्डेक्स, चव, पोटॅशियम आणि पचन या सर्व बाबतीत केळे आणि बटाटा उत्तम आहेत. हलकं, सुपाच्य आणि पौष्टिक असं हे खाणं असून पचनसंस्थेवर भार न पडता स्नायूंकडचा रक्तपुरवठा कायम ठेवते. ग्लायकोजनचा साठा तत्काळ भरून येतो.

३) R-Repair (व्हे प्रोटीनने स्नायूंची दुरुस्ती करणे व प्रतिकारशक्ती वाढवणे)

'व्हे प्रोटीनपासून' बनविलेलं प्रोटीन शेक शरीराला आवश्यक ती अमायनो ॲसिड्स पुरवू शकते. ही अमायनो ॲसिड्स पेशींची दुरुस्ती करतात आणि पेशीसमूहांची पुढे होणारी दुखापत रोखतात. व्हे प्रोटीन द्रवरूपात असते. पचण्यास आणि शरीरात सात्म्य (assimilate) होण्यास ते सुलभ असते कारण त्यात असलेले इसेंशीयल अमायनो ॲसिड्स आणि नॉनइसेंशीयल अमायनो ॲसिड्सचे योग्य प्रमाण/गुणोत्तर व्यायामानंतर निर्माण झालेली चयापचयातील बदललेली स्थिती न बिघडवता व्हे प्रोटीन पेशी समूहांची दुरुस्ती करते. व्हे प्रोटीनचा आणखी एक गुणधर्म म्हणजे त्यात असलेले ब्रँचड् चेन अमायनो ॲसिड्सचे (BCAA) प्रमाण. ह्या तीन अमायनो ॲसिड्सचा गट तणावप्रसंगी किंवा जोरदार व्यायाम करताना वापरला जातो. ही BCAA नॉन इसेंशीयल अमायनो ॲसिडची, ग्लुटामाईनची निर्मिती करतात. ग्लुटामाईन शरीराच्या प्रतिकारशक्तीसाठी आवश्यक असते. BCAA कमी झाली की, ग्लुटामाईनचे प्रमाण घटते आणि प्रतिकारशक्ती ढासळते. BCAA,

ग्लुटामाईन आणि इतर काही इमेंशीयल अमायनो ॲसिड्स मिळून इन्स्युलीनला कार्यतत्पर (insulin sensitive) ठेवतात आणि शरीराची फॅट बर्निंगची क्षमताही वाढवतात. (या प्रकरणात शेवटी व्हे प्रोटीन बद्दल आणखी काही)

R-Recover (शरीर पूर्वपदावर आणणे)

व्यायामादरम्यान (किंवा अन्य शारीरिक हालचालींच्या वेळेस) रासायनिक दृष्ट्या अस्थिर 'फ्री रॅडीकल्स'ची निर्मिती होते. ही 'फ्री रॅडीकल्स' शरीराला व्यायामापश्चात् पूर्वपदावर येण्यासाठी अडसर ठरतात. 'अँटीऑक्सीडण्टस्' चे रेणू 'फ्री रॅडीकल्स्' ना इलेक्ट्रॉन्स्चा पुरवठा करून निष्प्रभ करतात व पुढील हानी टळते. C, E, A सारखी व्हीटॅमीनस् आणि सीलेनीयम (Se), झींक (Zn) आणि क्रोमीयम (Cr) सारखी खनिजे त्यांच्या 'इन्स्युलीनला कार्यक्षम ठेवतात इतकेच नव्हे तर इन्स्युलीन सारखेच प्रतिसाद देत शरीरराला पूर्वपदावर येण्यास साहाय्य करतात. याचा अर्थ म्हणजे व्यायामानंतर शरीर अँटीऑक्सिडन्ट्स चा अँटी एजींगसाठी (वृद्धत्व लांबवर ठेवणे)/ त्वचा-केस-नखे यांचे आरोग्य राखण्यासाठी समर्थपणे उपयोग करू शकते. म्हणून याच वेळेस अँटीऑक्सिडन्ट्स घ्यावीत. अगदी या नांवाने नाही घेतली तरी चालेल. तर C, E, बीटा कॅरोटीनच्या वेगवेगळ्या गोळ्या आणि एखादी Se, Zn, Cr या खनिजांची गोळी घ्यावी. याचा शरीराला फायदा होईल व खिशालाही फार भार होणार नाही.

व्यायामानंतर ४५ मिनिटांच्या आत हे '4 R' अंमलात आणावेत. २० मिनिटांमध्ये झाले तर सोन्याहून पिवळे! माझ्या सर्व क्लाएन्ट्सना मी २० मिनिटांमध्ये '4 R' अंमलात आणण्यास सांगते; मग ते नुकतेच वेट ट्रेनिंग करू लागलेले असोत, वेट ट्रेनिंगमध्ये प्रगती खुंटलेले असो अथवा विशिष्ट गरजांपोटी (उच्च रक्तदाब, प्रेग्नसी, मधुमेह इ.)आलेले असोत. अनुभवी व्यक्तीने ४५ मिनिटे घेतली तरी चालते (वास्तवात ते ५ मिनिटांमध्ये '4 R' ची अंमलबजावणी करून टाकतात.) होतं काय की, व्यायामानंतर रक्तातली साखरेची (ग्लुकोजची) पातळी कमी होते. तुम्ही 'हायपोग्लायसेमीक' अवस्थेत जाता आणि कॉर्टीसॉलची पातळी वाढण्याचे ते कारण ठरते. मला माझे 'क्लाएन्ट्स' या अवस्थेला पोचणे मान्य नाही. कारण तसे झाल्यास

व्यायामाचे 'ॲनॅबॉलिक इफेक्टस्' त्यांना मिळणार नाहीत. हायपोग्लायसेमीया आणि व्यायामामुळे वाढलेली इन्स्युलीनची पातळी या दोन्हींचा एकत्रित परिणाम म्हणजे यथावकाश निर्माण होणारी 'इन्स्युलीन इन्सेंटीव्हीटी'. म्हणजे केवळ व्यायामानंतर नीट आहार न घेतल्याचा परिणाम म्हणजे तुमचा पोटाभोवतालचा घेर वाढतो व मधुमेहाची शक्यता बळावते; त्यासाठी तुम्ही 'जिम' ला जात नाही! तो 'जिम'ला न जाताही होईल. म्हणून '4 R'चे नियोजन करा आणि व्यायामानंतर लगेच अंमलात आणा.

व्यायामानंतरचे चार तास

'4 R' ची अंमलबजावणी झाली की, नंतरच्या चार तासात शरीर जवळपास ८० टक्क्यांपर्यंत ग्लायकोजनची भरपाई करून टाकते. मात्र, पुरेशी पोषक द्रव्ये मिळाली तरच, आणि तुम्हाला वाटतं तेवढं ते कठीण नाही. नेहेमीचे पोहे/उपमा/परोठा/इडली/पोळी-भाजी इ. पुरेसे होते.

शरीराला ग्लायकोजनची भरपाई करण्याची घाई असते. एकदा हे काम झाले की मग 'ऑक्सिजन डेब्ट' भरून काढणे व स्नायूंना सुस्थितीत आणणे सोपे होते. तुम्ही 'कार्ब्ज टाळणाऱ्यांपैकी असाल तर मात्र तुम्हाला हे फायदे मिळणार नाहीत. तुमचं शरीर इन्स्युलीन इन्सेन्सीटीव्ह होईल व त्यामुळे तुम्ही आहारातील 'कार्ब्ज' आणखीनच वजा कराल. शरीराची 'ग्लुकोज' घेण्याची क्षमता आणखी घसरेल व तुम्ही लठ्ठ राहाल. सारांश सगळं मुसळकेरात!

हे लक्षात ठेवा की, भारतीय किंवा खरं तर कुठच्याही प्रदेशातील स्थानिक आहाराचे विभाजन कार्ब्ज्, प्रोटीन्स् व फॅट्‌समध्ये करता येणार नाही; जरी आपण शाळेत तसा रट्टा मारला असल तरी! या पाककृती शेकडो वर्षे उत्क्रांत होत सिद्ध झालेल्या आहेत. हे पदार्थ म्हणजे अनेक पोषक द्रव्यांचे गुंतागुंतीचे मिश्रण असते. शरीराच्या पोषक द्रव्यांच्या गरजा यातून भागत असतात. उदा. तांदूळात BCAA चे प्रमाण खूप आहे पण शाळेत तांदूळाला 'कार्बज्' म्हणण्याचे शिकविले जाते. शरीरातील स्नायूनी हा धडा तोंडपाठ केला नसल्यामुळे ते तांदूळातील BCAA शोधून ग्लुटामाईन निर्मितीसाठी वापरतात, प्रतिकारशक्तीचे रक्षण करतात. कळलं का? (एकसडीचा किंवा

हातसडीचा तांदूळ ब्राऊन राईसपेक्षा सरस. माझी आधीची पुस्तके वाचा.)

चला पुन्हा एक दृष्टीक्षेप टाकू

प्री–वर्क आऊट मील (वेट ट्रेनिंगच्या आधी घ्यावयाचा आहार)	**मिळणारे फायदे**
• वर्क आऊटच्या आधी २० किंवा त्याहून कमी मिनिटे • फळ वर्क आऊटच्या आधी ६० ते १२० मिनिटे • घरगुती ब्रेकफास्ट • घरगुती जेवण • ग्रीलड् सँडवीच	• वर्क आऊट दरम्यान रक्तातील साखर स्थिर राहते. • व्यायामाच्या वेळेला व नंतर कॉर्टीसॉल फार वाढू देत नाही. • ग्लायकोजन स्नायूंकडे लवकर पोहोचते • स्नायूतील पेशी समूहांना कमी इजा पोहोचते.
• **वर्क आऊट नंतरचे '4 R'** (२०, जास्तीत जास्त ४५ मिनिटांमध्ये) • पाणी • केळे/बटाटा/हंगामी फळ • प्रोटीन शेक (व्हे) • C, E, A ही व्हीटॅमीन्स् – Se, Zn, Cr ही खनिजे	• वर्क आऊटच्या दरम्यान झालेली द्रव पदार्थांची कमतरता भरून निघते. • ग्लायकोजनची भरपाई आणि कॅटॅबॉलिझम कडून ॲनॅबॉलिझमकडे प्रवास • स्नायूंना इजा कमी, प्रतिकारशक्तीत वाढ. • स्नायू व शरीरातील सर्व संस्थांची पूर्वस्थिती लवकर येण्यास मदत. • व्यायामाच्या वेळेस निर्माण झालेले अनावश्यक रसायनांचे उत्सर्जन

वर्क आऊट नंतरचे चार तास	
'4 R' नंतर एका तासाने व त्यानंतर प्रत्येकी दोन तासांनी योग्य खाणे-पिणे.	• वाढलेली इन्स्युली सेन्सीटीव्हीटी कायम ठेवते. • 'ॲनॅबॉलिक' झीज भरून काढण्याच्या अवस्थेत शरीर राहते. • स्नायूंची मोड-तोड कमी होते, पुनर्बांधणीस जोम मिळतो.
• पोहे/उपमा/इडली/परोठा इ. • दही/ताक/फळ • पनीर/परोठा/भाज्यांयुक्त पुलाव कोशिंबीर/रायता/पोळी-भाजी दही/डाळ-भात-भाजी	• ग्लायकोजनची भरपाई होते. • 'ऑक्सिजन डेब्ट' भरून निघते. लॅक्टीक ॲसिडचा निचरा होतो. • मज्जातंतुंचा ऱ्हास थांबतो. • 'फॅट'चे ज्वलन त्वरेने होते.

व्हे प्रोटीन बद्दल सर्व काही

'वर्क आऊट नंतरचा आहार' यातील व्हे प्रोटीनबद्दल लोकांच्या मनात नाना शंका-कुशंका असून त्या माझ्या फेसबुक आणि ट्वीटर वर सातत्याने विचारल्या जातात नेमकेपणाने सांगायचे तर पुढील तीन प्रश्न -

१) प्रोटीन शेक कसे निवडावे?

२) 'हाय प्रोटीन' मूत्रपिंडांवर भार नाही का होणार?

३) दुसरं कुठचं नैसर्गिक प्रोटीन का नको?

उच्च किंवा कमी प्रतीचे प्रोटीन असे काहीही नाही. आपण ताजे, हंगामी, स्थानिक पदार्थ वापरून तयार केलेले अन्न हे उच्च प्रतीचे प्रोटीन पुरवू शकते; पण एकमेव 'पॅकेजड् आणि प्रोसेसड्' अन्नपदार्थ जो बऱ्याच वेळेस उपयुक्त ठरतो तो म्हणजे व्हे प्रोटीन.

वर्क आऊट नंतर व्हे प्रोटीन कोणी घ्यावे?

१) मधुमेह, सांधेदुखी, स्नायूंमधली कमजोरी, हृदयरोग, अस्थिभंग (fracture), इत्यादी आजारांमधून बरे होण्यासाठी, वेट ट्रेनिंग

करत असल्यास.

२) बांधेसूद व कमनीय शरीरसंपदेची आस असल्यास.

३) 'फिटनेस इंडस्ट्रीत' वेट ट्रेनर म्हणनू काम करत असल्यास.

पण अगोदर 'सप्लिमेन्ट' या शब्दाचा अर्थ नीट समजून घ्या, जर आहार, व्यायाम, जीवनशैली योग्य असेल तरच 'सप्लिमेन्ट' मधली पोषणमूल्ये पेशींपर्यंत पोचतात.

सप्लीमेन्ट हा DEAL (Diet, Ecercise And Life Style) ला पर्याय नाही. तसेच सप्लिमेन्ट हे औषध नाही की ज्याचे शरीरावर विपरीत परिणाम दिसून येतात. त्याचे व्यसन लागत नाही. महत्त्वाचं म्हणजे असेही होत नाही की, शरीर त्याला हळूहळू दाद देईनासे होते आणि डोस वाढवावा लागतो. मात्र, स्लिपींग पिल्स्-झोपेच्या गोळ्या इ. चे तसे नसते. सुरुवातीला एक चतुर्थांश गोळीने झोप येणारी व्यक्ती कालांतराने ३ गोळ्या घेऊनही झोपू शकत नाही. मात्र, एखादी वेट ट्रेनिंग करणारी व्यक्ती असे म्हणणार नाही, 'आधी मला २० ग्रॅ. व्हे. प्रोटीन रिकव्हरीसाठी' पुरेसे होत असे पण आता मात्र ते तसे होत नाही.

व्हे हे दूधापासून मिळते. दही अथवा पनीर बनताना जो द्रव पदार्थ तयार होतो ते व्हे सप्लिमेन्टमध्ये खूप जास्त प्रमाणात असते आणि चॉकलेट, स्ट्रॉबेरी किंवा तत्सम एखाद्या पदार्थाचा रुची आणण्यासाठी, जिभेला गोड लागण्यासाठी उपयोग केला जातो. व्हे प्रोटीनचे फायदे -

१) पचनास सुलभ

२) त्यातील BCAA

३) शरीराला पोषण मूल्ये त्वरित उपलब्ध

४) दूध न पचणाऱ्यासही 'व्हे आयसोलेट' चालते कारण त्यात 'लॅक्टोज' नसते.

तुमच्या पोटाला चालेल आणि खिशाला परवडेल असे व्हे प्रोटीन निवडताना त्यात प्रोटीन, कार्बज् व फॅटचे प्रमाण पुढीलप्रमाणे असायला हवे.

प्रत्येक स्कूपमध्ये (चमचा सदृश) साधारणपणे ३० ग्रॅममध्ये

प्रोटीन - २० - २७ ग्रॅ.

कार्बज् - ० - ३ ग्रॅ.

फॅट - ० - ३ ग्रॅ.

त्यात व्हीटॅमीन्स्, मिनरल्स् घातलेली असतात; पण त्यांचे प्रमाण नगण्य असते. प्रोटीन 'व्हे' पासूनच तयार केलेले असावे. केमिस्टच्या दुकानांमधून सर्रास मिळणारी प्रोटीन्स् म्हणजे मुख्यत्वे साखरच असते. व्हे प्रोटीनची त्यांच्याशी तुलना होऊ शकत नाही.

जास्त प्रोटीन घेतल्याने मूत्रपिंडांना अपाय नाही होणार?

साखरेला जसे चांगली–वाईट लेबल केले जाते, तसेच प्रोटीनचे आहे. थोडा खोलवर विचार केला पाहिजे. शरीराला प्रोटीनची किती गरज असते ते पाहणे महत्त्वाचे आहे. एखादा मधुमेही रुग्ण जेव्हा हायपोग्लायसेमीक (साखर कमी) होतो तेव्हा त्याला **गरज साखरेची असते**. तेव्हा त्याच्यासाठी साखर खूप खूप चांगली असते.

बैठी जीवनशैली असलेल्या व्यक्तीपेक्षा व्यायाम करणाऱ्या व्यक्तीची प्रोटीनची गरज बरीच जास्त असते. तो आजाराने ग्रस्त असेल, तर ती आणखी वाढते. २५ ग्रॅ. प्रोटीन २५ किलो वजन असलेल्या व्यक्तीच्या 'दैनंदिन गरजेपेक्षा' (Daily Requirement) सुद्धा कमी आहे. मग ते आपल्यासाठी 'वाईट' कसे? आणि आपल्यापैकी जवळपास सगळ्यांचे वजन ५० कि.पेक्षा जास्तच असते, नाही का? लहान मुले, वृद्ध, प्रेग्नंट स्त्रिया, मुलांना पाजणाऱ्या स्त्रिया, वयात येणारी मुले यांची प्रोटीनची गरज अधिक असते.

आणि हे पहा– प्रत्येकाला प्रोटीनची आवश्यकता असते, अगदी मूत्रपिंडाचे आजार असले तरी! प्रोटीन शेक, तेही योग्य वेळेस घेतले तर मूत्रपिंडांना काही अपाय होण्याची भीती बाळगण्याचे काहीएक कारण नाही. आपल्याला 'अधिक प्रमाण' वाटते त्याहून 'खूप अधिक' प्रोटीनमुळे मूत्रपिंडांना अपाय होऊ शकतो. एखाद्या 'डायलिसीस वॉर्ड'मध्ये जाऊन बघा, एकही रुग्ण नियमित वेट ट्रेनिंग करून प्रोटीन शेक घेणारा सापडणार नाही.

स्टीरॉईड्स घेणाऱ्या किंवा नशा करणाऱ्या ॲथलेट्सना मूत्रपिंडांचे विकार होण्याची शक्यता असते; आणि ते प्रोटीन शेक घेत असतात; परंतु, प्रोटीन शेक त्यांच्या विकाराला कारणीभूत नसते. मूत्रपिंडांचे विकार होण्याची प्रमुख कारणे – मधुमेह, उच्च रक्तदाब आणि डिहैड्रेशन (शरीरातील पाणी कमी होणे).

मी नैसर्गिक प्रोटीन का घेऊ नये?

तुमच्या मनात हा प्रश्न येतोय? तुम्ही 'स्मोकर', 'सोशल ड्रिंकर' क्वचित नशा (अफूसारख्या पदार्थांची) करणारे आहात का? विश्वास ठेवा माझ्यावर; जे घरचं जेवण घेतात, नियमित व्यायाम करतात, नाती टिकवून असतात आणि आवडीच्या क्षेत्रात काम करतात त्यांना 'नैसर्गिक'च्या शोधात फिरत रहायची गरज नसते. 'नैसर्गिक' हे सुद्धा मनाच्या अवस्थेवर अवलंबून असते. तुमची टुथपेस्ट, लिप्स्टीक, गाडी, इ-मेल इ. हे सगळे तंत्रज्ञानाचेच फायदे आहेत. ते तुम्ही घेता आणि प्रोटीन मात्र अगदी नैसर्गिक - मांस, अंडे, डाळ, चणा, सोया अशा प्रकारचे हवे. आता डबल स्टँडर्ड तरी किती ठेवावं माणसांनी?

नैसर्गिक चणा, मोड आलेली कडधान्ये, अंडी, चिकन इ. प्रोटीन्स् जर '4 R'मधल्या Repair साठी वापरली तर निरुपयोगी ठरतात; कारण रक्तपुरवठा या स्नायूंकडे न वळता प्रोटीनच्या पचनासाठी पोटाकडे वळतो. स्नायूंना पोषक द्रव्यांचा पुरवठा होऊ शकत नाही. अशा रीतीने ग्लायकोजनची भरपाई नीट होत नाही व शरीर पूर्वस्थितीला येण्यास विलंब लागतो. थकलेल्या स्नायूंमधून लॅक्टीक ॲसिड सारख्या रसायनांचा निचराही लवकर होत नाही.

मला असे म्हणायचेय की, बाकी सगळ्या वेळेला खाता-पिताना नैसर्गिक ठेवा. मात्र, प्रोटीन शेक '4 R'मधला 'Repair' म्हणून जरुर घ्या. ते दूधापासून मिळते. कायद्यानुसार सप्लीमेन्ट्स अनैसर्गिक नाहीत, औषधे मात्र आहेत.

प्रकरणाचा सारांश

'स्ट्रेन्थ ट्रेनिंग' विषयीचे वास्तव

- शरीरातील 'अनेरोबीक एनर्जी सीस्टिम' – ऊर्जास्रोत वापरला जाणे अत्यंत महत्त्वाचे आहे.
- वेट ट्रेनिंग (ज्याला स्ट्रेन्थ ट्रेनिंग/ रेझीस्टन्स ट्रेनिंग असेही म्हणतात.) करताना अनेरोबीक एनर्जी सीस्टिम वापरली जाते.
- यामुळे स्नायूंची वाढ होऊन शरीराची चरबी जाळण्याची (फॅट बर्निंगची) क्षमता वाढते.
- स्ट्रेन्थ ट्रेनिंगमुळे इन्स्युलीन सेन्सीटीव्हीटी वाढते व मधुमेहाचा धोका कमी होतो.
- जिममधील उपकरणे वापरून स्ट्रेन्थ ट्रेनिंग केले तर दुखापतीची शक्यता नसते व तुम्ही तुमच्या वजनाच्या कमी किंवा जास्त वजनांचा उपयोग ट्रेनिंगसाठी करू शकता.
- स्ट्रेन्थ ट्रेनिंगसाठी वर्क आऊट (ताकद वाढविण्यासाठी व्यायाम) करत असाल तर खालील तीन नियम पाळा.
  १) 'वॉर्म अप' मुख्य 'वर्क आऊटला' साजेसे हवे.
  २) व्यायामात अधिकाधिक स्नायूंचा अंतर्भाव करा.
  ३) वर्क आऊट एक तासापेक्षा जास्त वेळ करू नका.
- तुम्ही आठवड्यातून एकदा जिममध्ये जाण्यास सुरुवात करून यथावकाश क्षमता वाढवू शकता.
- वर्क आऊटच्या आधी 'केळं' खाणे उत्तम असते.
- पोस्ट वर्क आऊट पुढील '4 R' चे पालन करा. Rehydrate, Replenish, Repair, Recover.
- व्हे प्रोटीन हे असे नैसर्गिक आणि सुपाच्य प्रोटीन आहे की जे तुमचे शरीर सहजी वापरते.

स्ट्रेन्थ ट्रेनिंग मधली फॅड्स/खूळ

१) स्ट्रेन्थ ट्रेनिंग आणि कार्डिओ एकत्र करणे – एका 'सेट' वरून दुसऱ्यावर उडी मारणे, कुठल्याही क्रमाने शरीराच्या विविध भागांचे व्यायाम

करणे, स्क्वॅट्स करताना बायसेप्स्, दोन सेट्सच्यामध्ये विश्रांती न घेणे, टायर्सवर उड्या आणि लंजींग एकापाठोपाठ करणे... अरे थांबा बाबांनो, काय चालले आहे तुमचे? आज तुम्हाला कुठच्या सीस्टिमला चालना द्यायची आहे? अेरोबीक का अनेरोबीक? एनर्जी सीस्टिमस् म्हणजे काय आणि 'रिकव्हरी' इ. बद्दल तुम्ही जाणलेत, तरी तुम्हाला हे दोन्ही एकत्र करणे वैज्ञानिकदृष्ट्या बरोबर वाटते का? ज्यांना नियमितपणे वेट ट्रेनिंग करणे करण्याचा कंटाळा येतो अशा व्यक्ती सरमिसळ करण्याच्या मागे जातात; पण असे केल्याने व्यायाम विज्ञानाच्या मूलभूत तत्त्वांकडे तुम्ही दुर्लक्ष करता आणि योग्य परिणाम साधता येत नाही **आणि ज्यात मोठे स्नायू वाजवीपेक्षा जास्त वापरले जातात, असे मिश्र व्यायाम केल्यामुळे हृदयाची गती/श्वसनाची गती वाढते** आणि त्यासाठी दोन सेट्सच्या मधल्या वेळात उड्या मारायचीही गरज नाही, धावलात तरी तेच होईल.

स्ट्रेन्थ ट्रेनिंग' चे नियोजन तुम्हाला आता माहीतीये. क्रम काय असावा? तुम्ही जेव्हा दोन सेटच्या मधल्या वेळात उड्या मारता तेव्हा स्नायूंची वाढ होणार का? तुमच्याकडे पुरेसे इंधन तेव्हा असते का? वेट ट्रेनिंग म्हणजे नुसतं जीव जाईपर्यंत दमणूक करून घेणे आहे का? मूलभूत तत्त्वे न पाळता तुम्ही कितीही व्यायाम केलात (GAS - Genral Adaptation Syndrome मॉडेलचे उल्लंघन करून) तरी त्याचा अपेक्षित परिणाम साधणार नाही. तुम्ही 'फिट आणि लीन' म्हणजेच आरोग्यपूर्ण बांधेसूद दिसणार नाही; स्नायू कमजोर होऊन तुम्ही थकलेले दिसाल.

वेट ट्रेनिंगमध्ये 'सर्किट्स' नांवाचा एक प्रकार आहे. ते म्हणजे स्ट्रेन्थ ट्रेनिंग आणि कार्डिओचे मिश्रण आहे. १२ आठवड्यातून एखाद्या वेळेस गंमत म्हणून करायला हरकत नाही. पण त्यावर भर देऊ नये. एखादी 'सुपरफिट' व्यक्ती 'सर्किट्स' चार-पाच आठवडे करायच्या मोहात पडेल, परंतु शेवटी 'एनर्जी सीस्टिम्स' या वेगवेगळ्याच वापरल्या जायला हव्यात.

२) **'जिम'मधील उपकरणांना पर्याय म्हणून किंवा जास्त चरबी जाळण्यासाठी (फॅट बर्निंग साठी) बॅन्ड्स, बॉल्स्, केटल बेल्स् इ. चा वापर करणे.**

नवशिक्यांनी लक्षात ठेवावे की, सर्वोत्तम उपकरण जे तुमच्याकडे

कायमस्वरूपी आहे ते म्हणजे तुमचे स्वत:चे शरीर. ते तुम्हाला सुडौल ठेवायचे आहे, हो ना? खरं असं आहे की, बॉल बॅन्ड्स इ. चा उपयोग ॲथलेट्सना दुखापत झाली तर पुन्हा जिममध्ये जाणे शक्य व्हावे यासाठी होतो. जिममधली बार्स, डम्बेल्स् व इतर उपकरणे वापरणे अत्यंत सुरक्षित, तसेच परिणामकारकही असते. परिणाम हा की, तुमचे लीन बॉडी वेट (स्नायू व हाडांचे वजन) वाढून फॅट कमी होते.

तुम्ही नामांकित ॲथलेट्सचे बॅन्ड्स व बॉल्स् वापरून प्रॅक्टिस करतानाचे फोटो पाहिले असतील पण लक्षात ठेवा की, ते फक्त तेवढेच 'ट्रेनिंग' करत नाहीत. स्पर्धेआधी किंवा ऑफ सीझन (स्पर्धा नसण्याचा काळ)मध्ये ते जिममध्ये मशीन्स् वापरून वेट ट्रेनिंग करत असतात आणि म्हणूनच ते सडपातळ (थीन) दिसतात. 'मशीन फ्री' व्यायाम साधारणपणे स्पर्धेपूर्वी 'वॉर्म अप' साठी केले जातात. उदा. TRX (सस्पेन्शन रोप्स्) हे अमेरिकेत आरमारी सैनिकांसाठी खास बनविण्यात आले कारण तिथे जिम आणि उपकरणांची उपलब्धता नव्हती.

लाइट, मॉडरेट, हेवी ट्रेनिंगची व्याख्या कशी करायची? जर तुम्ही १५ रेप्स् पेक्षा जास्त सहन करू शकत असाल, तर तुमची अनेरोबीक सीस्टिम कार्यप्रणव होतच नाही. अशारीतीने फायदा शून्य. तुमच्या ट्रेनिंगचे सेट्स, रेप्स् तंत्र, क्रम या दृष्टीने कसे नियोजन केले आहे ते महत्त्वाचे; तुम्ही बार पकडत आहात का बॅन्ड ते महत्त्वाचे नाही.

जे फक्त शरीराचे वजन वापरून, मशीन-फ्री व्यायामाचे पुरस्कर्ते आहेत. (त्या सर्वांचे एकच तत्त्व - जास्त रेप्स्, वजन उतरेल) त्यांनी EPOC समजून घ्यावे. नंतर मशीन -फ्री व्यायामाच्या फायद्यांसंबंधी दावे करावेत (फॅट बर्निंग हा फायदा). फॅट बर्निंगचे जाऊ द्या, अनेरोबीक पाथ वापरलाच जात नाही, त्याचे काय? अशा पद्धतीने स्नायूंची मोडतोड होते. तुम्ही काटक दिसत नाही. TBLJ वर ताण येतो व वय होण्याची प्रक्रिया वेगाने होते.

स्ट्रेन्थ ट्रेनिंग -वारंवार विचारले जाणारे प्रश्न

प्र. -मी पूर्वी कधीच वेट ट्रेनिंग केलेले नाही, आता चालू करू का?

उ.- नक्कीच! आठवड्यातून एकदा चालू करा. आहार जसा मी

सांगितलाय त्याप्रमाणे घ्या. कुठच्याही वयाला, आयुष्याच्या कुठच्याही टप्प्यावर स्त्री-पुरुष सर्वांना त्यामुळे ताकद येते.

प्र.- मी नुकतेच वेट ट्रेनिंग चालू केले. माझ्या रक्तातील साखरेची पातळी सुधारली, थायरॉइडचे कार्य सुधारले, जीन्स सैल होऊ लागल्या. प्रत्येकजण माझं वजन कमी झालेय असे म्हणत आहे; पण प्रत्यक्षात माझं एकही ग्रॅम वजन कमी न होता २-३ किलो वाढलेच आहे.

उ.- सर्वप्रथम रडका चेहेरा दाखवू नको, हास पाहू! वेट ट्रेनिंगमुळे हाडे व स्नायूंचे (फॅट-फ्री) वजन वाढते. अर्थातच तुमचे वजन काही ग्रॅम्स्/किलोने वाढेल. स्नायूंमधील ग्लायकोजनचा साठा वाढल्यामुळेही वजन वाढणार.

फॅट किंवा चरबी शरीरात जास्त जागा व्यापते. याचा अर्थ जेव्हा शरीरातील 'फॅट' कमी होते तेव्हा शरीराचे आकारमान बऱ्यापैकी कमी होते त्यामानाने 'वजन' कमी होत नाही; जर तुला जीन्स सैल होत आहेत, तू सडपातळ दिसतेस आणि हार्मोन्स व्यवस्थित काम करताहेत तर 'आकड्यांचा' विचार कशाला?

शास्त्रीय दृष्ट्या, शरीरातील १ ग्रॅमसुद्धा फॅट कमी न होता आपले वजन ५ किलोनी कमी/अधिक होऊ शकते. आपले वजन आपण 'फॅट अथवा फिट' असण्याचे निर्देशक नसते त्यापेक्षा तुमची व्यायाम क्षमता पहा. तुमच्या 'फॅट बर्निंग'च्या क्षमतेचे ते द्योतक असते (आरोग्य, फिटनेस, आजारांची शक्यता.) जर तुम्ही जड वजन घेऊन ट्रेन करत असाल, व्यायामाचा उत्साह वाटत असेल, जिममध्ये जाण्यास उत्सुक असाल तर समजा सर्वकाही आलबेल आहे; एवढंच!

प्र.- काही वर्षांपूर्वी जिम्स् अस्तित्वात नव्हती, तेव्हाचे काय?

उ. - त्या वेळेसही 'स्ट्रेन्थ ट्रेनिंग' योगासनांमार्फत होत होते. हल्ली मात्र 'योगा'चे रूपांतर 'श्वसनक्रिया आणि शरीर ढिले सोडणे (रिलॅक्स होणे)' यामध्ये झाले आहे. आपण विसरलो आहोत की योगासनांचा सराव एकाच वेळी आपल्याला आव्हानात्मक तसेच नवसंजीवक ठरू शकतो.

('योगा' प्रकरणात अधिक वाचा.) अशा तऱ्हेची योगासने करत असाल तर जिमची गरज नाही. तसेच काही वर्षांपूर्वी लोक शरीराचा वापर काही गोष्टी वाहून नेण्यासाठी, ढकलण्यासाठी, ओढण्यासाठी करत असत. त्यामुळे जिमची गरज नव्हती. आता डोक्यावरून लाकडे नेत नाही, भात भरडत नाही, चटणी पाट्यावर वाटत नाही त्यामुळे आपले स्नायू जिवंत, कार्यक्षम ठेवण्यासाठी आपल्याला जिम लागते आणि हे आपण सुरक्षित जागी करतो.

प्र. – माझ्या राहण्याच्या ठिकाणाजवळ जिम नाही, काय करू?

उ. – अनेरोबीक सिस्टीम चढावर चालून, चालणे-धावणे-चालणे, बागकाम इ. करून कार्यान्वित करा. बागकामात खोदणे, उचलणे इ. भरपूर क्रिया येतात आणि यामुळे स्नायू मजबूत होतात आणि परिसर हिरवा राहतो (कृपया स्थानिक झाडे लावा) तसेच योगासने करा म्हणजे लवचिकता, ताकद आणि अेरोबीक-अनेरोबीकचा समतोल साधेल.

प्र.– पण सगळे म्हणतात की, जिम सोडले तर कमी झालेले वजन दुपटीने वाढते, त्याचे काय?

उ.– त्यासाठी युक्ती वापरा – जिमचा अतिरेक नको म्हणजे मग ते सोडावेसे वाटणार नाही. जिममुळे शरीराच्या संरचनेत खूप सारे बदल घडून येतात. फिटनेस सर्वांगानी वाढून तुम्ही सडपातळ, तजेलदार दिसू लागता. जिम सोडले की, बदल घडवून आणणारी उत्तेजना नाहीशी होते. शरीराला कळते की, हाडांची घनता, स्नायूंची मजबुती इ. राखणे चयापचयाच्या दृष्टीने कठीण होईल व म्हणून या गोष्टी पूर्ववत होऊ लागतात. थोडक्यात, वापरा नाही तर वाया जाईल हे तत्त्व इथेही लागू होते. २ ते ८ आठवड्यांत शरीराचा फिटनेस कमी होतो; म्हणून सुरुवात कराल तेव्हा पहिले बारा आठवडे, आठवड्यातून एकदा जाणे चुकवू नका. मग तुम्हाला सोडायची इच्छा होणार नाही आणि समजा काही कारणाने सोडलेत, तर दुसरा एखादा तितकाच आव्हानात्मक पर्याय निवडा, नुसता आराम करू नका.

प्र.– दोन सेट्सच्यामध्ये थोडं पाणी प्यायलेले चालते का? दोन सेट्सच्यामध्ये 'स्ट्रेचिंग' करू शकतो का?

उ.– हो, दोन्ही चालेल. 'स्ट्रेचिंग' पूर्ण शरीराचे करू नका. ज्या स्नायूंना 'ट्रेन' करत असाल, तेवढेच स्नायू 'स्ट्रेच' करा.

प्र.– मी रात्री वर्क आऊट करत असेन तर जेवण आणि प्रोटीन शेकचे नियोजन कसे करू?

उ. – वर्क आऊट झाले की लगेच 'पोळी-भाजी-डाळ' किंवा 'डाळ-भात-भाजी' असे जेवण घ्या. जेवणानंतर एका तासात प्रोटीन शेक घ्या. अशारीतीने तुम्ही '4 R' चे पालन कराल; रात्रीचे जेवणही खूप उशिरापर्यंत ढकलले जाणार नाही.

४
कार्डिओ

कुठचीही 'कार्डिओ' सदरात मोडणारी ॲक्टिव्हिटी (हालचाली) हळूहळू वाढवत नेली तरच तिची गणना व्यायामात होईल.

ए सांग ना गं, मी धावू शकते का? माझ्या हृदयाच्या आरोग्यासाठी ते चांगलं आहे ना गं? अगं, माझ्या सासूबाई धावतात बरं का आणि त्यांचा पूर्ण धावणाऱ्यांचा ग्रुप, अगदी वय वर्षे ३० ते ६०-७० पर्यंतचा, काल रात्री आमच्या घरी आला होता. मला वाटलं होतं, मस्त ग्रुप असेल यांचा, पण कसलं गं काय 'बोअरिंग' आहेत सगळ्या, म्हणजे धावणे, दुखापती, शरीर आंबणे, पास्ता, कार्बज् इ. पलीकडे त्यांचे संभाषण जातच नाही. मी आपली जेवले आणि बेडरूममध्ये गेले, कोणाच्या लक्षातही आले नाही. बरोबरच आहे, मी माझ्या खोलीबाहेर पडल्यावर धावते थोडीच!

नाही, नाही. हे प्रकरण धावणाऱ्यांच्या गँगवर नाही; पण तुम्ही अनुभवले असले तरच कळेल की, अशी गँग अवती-भवती असली तर आपल्याला किती कंटाळवाणे होते ते! (अतिशोयक्ती नाही, या गँग्जमध्ये प्रचंड प्रमाणात वाढ होत आहे.) तर हे प्रकरण 'रनिंग' (धावणे) वर आहे. बरं, बरं असं विचित्र नजरेने पाहू नका माझ्याकडे (मी तुमची आवडती लेखिका आहे), हे प्रकरण 'कार्डिओ' वरच आहे. रक्ताभिसरण व आपली श्वसनसंस्था (हृदय व फुप्फुसे) कशी कार्यक्षम ठेवावी त्यावरच आहे.

सुरुवात करण्यापूर्वी काही गोष्टी सांगाव्याशा वाटताहेत.

१) 'कार्डिओ' चे होणारे 'इफेक्ट्स' (परिणाम) म्हणजे 'सकारात्मक परिणाम' अतिशोयक्तीने रंगवले जातात.

२) वजन अथवा फॅट कमी करण्यासाठी 'कार्डिओ करा' हा पर्याय नाही.

३) हृदयाच्या आरोग्यासाठी देखील नाही.

४) जर आठवड्यातून दोनदाच व्यायाम करणार असाल तर 'कार्डिओ' चा विचारही नको.

चला, मला आता मोकळं वाटतेय! आता मी 'कार्डिओ' प्रकरणाकडे वळू शकते.

हृदय – एक स्नायू

हृदयाविषयी बोलताना प्रथम 'कार्डिॲक आऊटपुट' विषयी सांगायला हवे. आजकाल 'आऊटपुट' ला फार महत्त्व आहे, तुम्ही जाणताच. तसंच काहीसे म्हणू या, पण त्या आधी एक 'ब्रेकिंग न्यूज'. तुम्ही जेव्हा डॉक्टरकडे जाता तेव्हा तुम्हाला कळते की सामान्यपणे हृदयाची गती 72 bpm असते. (bpm - beats per minute) हृदय मिनिटाला ७२ वेळा धडधडते. आपल्याला वय वर्षे ६६ ला मरायचे नसते. ('६६' या आकड्याचे गुपित पुढे कळेलच). आपल्याला दीर्घायुष्य हवे असते. तर हे '72 bpm' सामान्य नाही. ठीक आहे. मी समजावून सांगते– कार्डिओच्या मागचे विज्ञान आधी जाणून घेऊ म्हणजे तुम्ही तुमचा वेळ ट्रेडमीलवर फुकट घालवणार नाही. तसेच ५०० कि. कॅलरीज जाळण्याच्या ईर्षेने गुडघ्यांना/पाठीला दुखापत करून घेणार नाही.

तुम्हाला पुढील गोष्टी नीट समजावून घेणे आवश्यक आहे.

हार्ट रेट – हृदयाची गती – एक मिनिटाला पडणारे हृदयाचे ठोके.

Stroke volume (SV) = प्रत्येक मिनिटाला पम्प केल्या जाणाऱ्या रक्ताचे आकारमान.

Cardiac output (Q) - प्रत्येक मिनिटाला पम्प केल्या जाणाऱ्या रक्ताचे आकारमान.

या तीनमधील समीकरण पुढीलप्रमाणे होईल–

Q = HR X SV

साधारणपणे कार्डिॲक आऊटपुट (व्यायाम करत नसताना अथवा ताण नसताना) हा दर मिनिटाला ५ लिटर इतका असतो. पुरुषांचा ५.६ लि. तर स्त्रियांचा ४.९ लि. असतो. याचे कारण पुरुषांचे हृदय स्त्रियांपेक्षा मोठे

असते. (फक्त तांत्रिकदृष्ट्या). स्त्री व पुरुष मॅरॅथॉन रनर्स मध्ये जे वेळेचे अंतर पडते ते याच कारणामुळे. थोडक्यात, आपण हे समजून घ्यायला हवे की आपण दर मिनिटाला ५ लि. रक्त पंप करतो. आपल्याला कळत पण नाही ना?

आपल्या हृदयाची गती ही ५ लि. रक्त पंप करण्याच्या क्षमतेचे द्योतक असते. जर ५ लि. रक्त पम्प करण्यास ७२ ठोके लागत असतील; तर तुमचं हृदय 'सर्वसाधारण' समजा! पण तुम्हाला हृदय मोठे हवे असेल (फक्त तांत्रिकदृष्ट्या नव्हे, खरोखरी), तर तुमची पंप करण्याची क्षमता अधिक हवी. याचाच अर्थ कमी ठोक्यांमध्ये ५ लि. रक्त पंप केले गेले पाहिजे.

बोरीस बेकर माहिती आहे ना? टेनिस मधला 'स्टार' ज्याच्या नावावर अनेक रेकॉर्ड्स आहेत. त्याचा रेस्टिंग हार्ट रेट (रेस्टिंग - व्यायाम अथवा ताण नसताना) फक्त ३२ bpm आहे. म्हणजे केवळ ३२ ठोक्यांमध्ये तो ५ लि. रक्त पंप करतो. विचार करा किती सशक्त हृदय असेल त्याचे! दहा वर्षांपर्यंत टिकून राहिलेल्या कुठल्याही ॲथलेटचा रेस्टिंग हार्ट रेट कमी असतो व त्यामुळे तो/ती न दमता खेळू शकतात. आपले हिमालयातील साधू (खरेखुरे) रेस्टिंग हार्ट रेट ३-४ पर्यंत खाली आणू शकतात. (प्रयोगशाळेत सिद्ध झाले आहे.) हिमालयात जाणारे बरेचजण असे १२०-१४० वर्षांचे साधू भेटल्याचे सांगतील. तर ३-४ ठोक्यात ५ लि. रक्त! अरे, बाप रे! स्ट्रोक व्हॉल्युम किती असेल ते काढण्याच्या फंदात तुम्ही पडूच नका! हृदय किती मजबूत असेल त्याची कल्पनाच केलेली बरी!

वैद्यकशास्त्रानुसार प्रत्येक व्यक्तीचे या पृथ्वीतलावरील एकूण हार्टबीट्स (हृदयाचे ठोके) ठरलेले असतात. जेव्हा तेवढे ठोके पूर्ण होतात तेव्हा हृदयाची धडधड थांबते. सामान्यत: मानवी हृदयाची २-५ बिलीयन्स् ठोक्यांची क्षमता असते. जर हृदयाची गती ७२ bpm असेल तर साधारणपणे ६६ व्या वर्षी आपण 'राम' म्हणू. आपल्या ठोक्यांची संख्या पूर्वनिश्चित आहे हे जर तुम्हाला मान्य असेल तर दीर्घायुष्यासाठी तुम्हाला हृदयाची गती कमी करण्याचे प्रयत्न करावे लागतील. त्यासाठी व्यायाम करण्याशिवाय पर्याय नाही.

Cardiac output at rest and during exercise

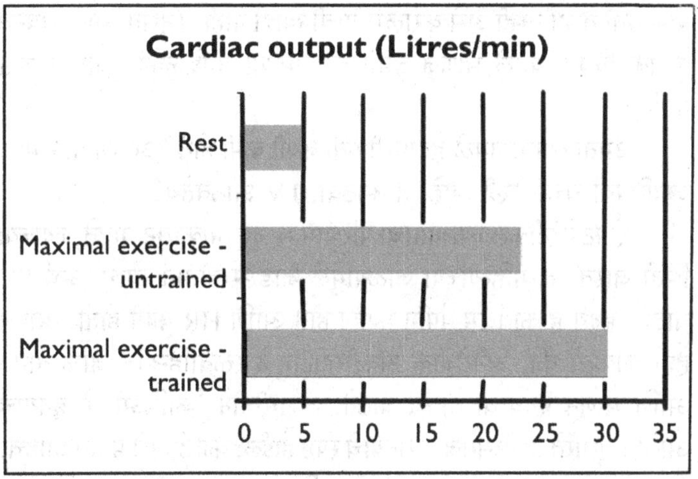

वरील ग्राफवरून दिसून येते की ॲथलेट्स असो किंवा नसो, विश्रांती काळातील (व्यायाम किंवा तणाव नसताना) कार्डिॲक आऊटपूट सारखेच असते. मात्र व्यायामाच्या वेळेस ॲथलेट्स दर मिनिटाला जास्त रक्त पंप करू शकतात आणि याच कारणासाठी ते वेगाने धावू शकतात किंवा एकूणच त्यांची कार्यक्षमता उत्तम प्रतीची असते.

व्यायाम आणि हृदय

व्यायामाच्या अनेक फायद्यांपैकी एक फायदा हा की त्यामुळे हृदयाची गती विश्रांतीकाळात कमी होते. (फक्त कपड्यांचा 'साइझ' कमी लागतो असं नाही.) आता समजा की, तुम्ही नियमित व्यायाम करता आणि व्यायामाला प्रतिसाद म्हणून तुमचे हृदय बळकट होते व हृदयाची पंपिंगची क्षमता वाढते. त्यामुळे तुमचा रेस्टिंग हार्ट रेट जो व्यायामापूर्वी होता त्यापेक्षा दर मिनिटाला एक याप्रमाणे कमी होतो. म्हणजे एका तासाला ६० ठोके कमी होतात. म्हणजे एका दिवसात १,४४० ठोके कमी पडतात. याचा अर्थ महिन्यात ४३,२०० आणि वर्षभरात ५,१८,४०० ठोके तुम्ही वाचवता.

कोणी तुम्हाला ५,१८,४०० रुपये वर्षाला वाचविण्याची 'स्किम' सांगितली तर तुम्ही उडी मारून झडप घालाल पण जेव्हा आरोग्य आणि स्वास्थ्याचा प्रश्न येतो तेव्हा तुम्ही असे करालच याची खात्री नाही. (नुसतं व्यायामावरचे पुस्तक विकत घेतले म्हणजे तुम्ही व्यायामाशी बांधिलकी ठेवालच असं नाही.)

आता व्यायामामुळे हृदयाची गती कशी कमी होते? आपण प्र.२ मध्ये ज्याविषयी चर्चा केली आहे, ते आठवा. LV आठवतेय?

लेफ्ट व्हेंट्रीकल व्यायामाचा परिणाम म्हणून आकाराने वाढते, त्याच्या भिंती जास्त रक्तवाहिन्यांच्या जाळ्यांमुळे जाडसर होतात. याचा अर्थ SV वाढते, हृदय हे कार्यक्षम पंपींग मशीन होते आणि HR कमी होतो. आपण हेही शिकलो की, अनेरोबीक ॲक्टीव्हीटीमुळे रक्तवाहिन्यांचे जाळे वाढते आणि म्हणून हृदयाची ताकद वाढते. अशारीतीने 'कार्डिओ' ने हृदयाचे आरोग्य सुधारते हा गैरसमज असल्याचे स्पष्ट होईल. कार्डिओचे महत्त्व आहेच, पण हृदयाचे आरोग्य सुधारण्यासाठी कार्डिओच्या बरोबरीने वेट ट्रेनिंगसुद्धा करायला हवे.

टेक्निकल नोट
द हार्ट फॉर्म्युला

१) स्वत:चा 'मॅक्सीमम हार्ट रेट' पुढील समीकरणाने काढा.
MHR = 220 - age = ---bpm

२) 'रेस्टिंग हार्ट रेट' RHR = ---bpm
सकाळी अंथरुणातून बाहेर पडण्यापूर्वी पहा.

३) हार्ट रेट रिझर्व्ह (HRR) = MHR - RHR = ---bpm

जसा RHR कमी होऊ लागतो तसा HRR वाढू लागतो. हे हृदयाचे आरोग्य सुधारण्याचे लक्षण आहे. HRR वाढला की, व्यायामाच्या वेळेस कार्डिॲक आऊटपुट वाढतो. त्यामुळे तुमची व्यायामक्षमता आणि फॅट बर्निंगची क्षमता वाढते.

दुसरा अत्यंत महत्त्वाचा फायदा म्हणजे (वजन घटणे नव्हे, तो फक्त ओघाओघाने होणारा परिणाम आहे.) दर मिनिटाला घेतल्या जाणाऱ्या श्वासांची संख्या कमी होते. हृदय आणि फुप्फुसे हे अनैच्छिक यंत्रणेचे भाग असून ते एकमेकांच्या साथीने काम करतात. अविरतपणे काम करणारी कार्डिओ – रेस्पिरेटरी अथवा कार्डिओ पलमनरी सीस्टिम हे त्यांच्या एकत्रितपणे काम करण्याचे फलित होय. तर जेव्हा RHR कमी होतो तेव्हा या बदलाशी जुळवून घेत दर मिनिटाला घेतल्या जाणाऱ्या श्वासांची संख्याही कमी होत जाते.

गती संथ ठेवा

भारतीय शास्त्रानुसार प्रत्येक व्यक्तीचा भूतलावरील श्वासांचा आकडा ठरलेला असतो. तो संपला की, आपण या जगाचा निरोप घेतो. (मर्यादित ठोक्यांची आधुनिक वैज्ञानिक संकल्पना काहीशी अशीच.) कौरव-पांडवांच्या लढाईत भीष्म जेव्हा शरपंजरी होते तेव्हा श्वास रोखून धरून त्यांनी त्यांचे मरण काही काळापर्यंत पुढे ढकलले. त्यांना युधिष्ठिराला धर्म, आचार, राज्यकारभार याविषयीचे धडे द्यायचे होते. त्यांचे हे कर्तव्य पूर्ण व्हावे यासाठी त्यांनी मरणाला थोपविले. गोष्टीचं राहू दे, जेव्हा हृदयाची गती संथ होते तेव्हा श्वास मंद होतो. जेव्हा संथगतीने श्वसन होते, तेव्हा मिनिटागणिक येणाऱ्या विचारांची संख्या कमी होते. डोक्यातील विचार कमी झाले की, राग, चीड, मनातील गोंधळ कमी होतो, मन:शांती लाभते. हे तुम्हाला वाटते ना महत्त्वाचे! असं झालं की आपण आजूबाजूच्यांचे डोके खात बसत नाही, बरोबर ना?

अर्थात् हृदय व फुप्फुस यांच्या क्रिया अनैच्छिक सदरात मोडतात. आपला तसा त्यांच्यावर ताबा नसतो, कारण आपण काही पितामह भीष्म नाही; परंतु, आपल्या भारतीय शास्त्रानुसार ज्ञानेंद्रियांवर ताबा ठेवून आपण अनैच्छिक क्रियांवर नियंत्रण ठेवू शकतो. ऋषिकेशमधील स्वामीरामा या महान साधूंनी हे वैज्ञानिक पुराव्यांनी सिद्ध केले आहे, पण आपल्याला ऐच्छिक

गोष्टींवरही ताबा ठेवणे जमत नाही, 'अनैच्छिक' फार 'दूर की बात' झाली. त्यामुळे आपल्याला जमण्यासारख्या गोष्टींवर लक्ष केंद्रित करूया. आपले स्नायू 'ऐच्छिक' सदरात मोडतात आणि त्यांना आपण आपल्या सूचनांचे पालन करण्याचे वळण लावू शकतो; तर 'धावा, अरे धावा, नुसतं बसून राहायचे नाही, कळले?' अशा पद्धतीने! ऐच्छिक याचा अर्थ तुमचे स्नायू फक्त तुमचं ऐकतील, माझं किंवा दुनियेचे नाही.

तर आपले स्नायू ऐच्छिक असून आपल्या सूचनांचे पालन करतात आणि म्हणून मर्यादित कामे करतात. आता पहा, हृदय 'अनैच्छिक' स्नायू आहे आणि अविश्रांत काम करते. तुमचे हृदय जन्माला येण्याआधीच काम करू लागते (गर्भात असताना ६ व्या आठवड्यात) आणि ते मृत्युनंतरही (काही सेकंद) चालू राहते. बाकीचे स्नायू आकुंचन – प्रसरण सतत करू शकत नाहीत आणि पटकन थकतात. समजा तुम्हाला मी 'लेग एक्सटेन्शन' मशीनवर बसवले तर १५?२०?१००? किती रेप्स् तुम्ही न थकता (कुठचेही वजन वापरून) मारू शकता? आयुष्यभर क्रॅड्स करत तुम्ही बसू शकाल का? अशक्य! काही सेकंदांमध्ये तुम्ही दमून जाता. वास्तवात अनेकांच्या पाठीचे स्नायू इतके अशक्त असतात की त्यांना ताठ बसणंही जमत नाही. आपल्याला सतत कोचावर आरामात बसायचं असतं. किंवा पलंगावर लोळत पडायचं असतं.

अनैच्छिक स्नायूंना वळण

आपल्या अनैच्छिक स्नायूंना (हृदय व म्हणून श्वसनसंस्था) वळण लावण्यासाठी आपल्याला ऐच्छिक स्नायूंना हाताशी धरावे लागेल. हृदय जसे फुप्फुसांच्या सहकार्याने काम करते तसे स्नायू TBLJ च्या साहाय्याने काम करतात. (पूर्ण हाडांचा सांगाडा त्यात मोडतो.) जेव्हा तुम्ही पण म्हणता की, 'मी रोज कार्डिओ करेन, मॅरॅथॉन धावेन, किंवा तत्सम काहीतरी तेव्हा पुढील गोष्टी लक्षात ठेवा.

- TBLJ च्या तुलनेत हृदय आणि फुप्फुसे अनेक पटींनी मजबूत असतात.
- हृदय व श्वसन संस्था मजबूत करायची असल्यास 'हाडपेर' मजबूत करायला हवे.

- 'फक्त कार्डिओ करून माझं वजन घटेल का? हा प्रश्न विचारणे म्हणजे मूर्खपणा आहे; कारण जर तुम्ही लठ्ठ असाल तर फॅट-बर्निंग होण्यापूर्वी किंवा हृदयाचे आरोग्य सुधारण्यापूर्वी TBLJ ना इजा पोहचेल.
- 'चालणे हा सर्वोत्तम व्यायाम आहे' हे खोटे आहे; कारण या 'सर्वोत्तम व्यायामाला' तुमच्या TBLJ च्या मर्यादा पडतात. 'मधुमेह असेल तर किमान चाला तरी' यालाही काही अर्थ नाही कारण मधुमेह असेल तर तुम्ही साधारणतः स्थूल असता म्हणजेच तुमच्या नाजूक TBLJ वर आधीपासूनच तुमचा भार वाहण्याचा ताण असतो. जर तुम्ही एवढं वजन घेऊन नियमित चाललात तर अशक्त स्केलेटल सीस्टिम मुळे लवकरच knee-replacement (गुडघेरोपण) ची शस्त्रक्रिया करण्याची पाळी तुमच्यावर येईल. तुमचा डायबीटॉलॉजिस्ट खूश होईल. गोळ्यांबरोबर ऑर्थोपेडीकचे कमिशनही मिळेल. आलं लक्षात?

तुम्हाला घाबरविण्याची माझी इच्छा नाही. कार्डिओ करूच नका असंही म्हणत नाही. मला तुम्हाला समजावून द्यायचे आहे की, व्यायामाचे नियोजन करणे आवश्यक आहे. तसे न केल्यास इजा होण्याचा धोका संभवतो. दुखापत होऊन बेड रेस्ट घ्यावी लागणे हे 'फिट' होण्याच्या बरोबर उलटे आहे; म्हणून शरीरात असलेले सर्व ऊर्जास्त्रोत वापरणे महत्त्वाचे आहे (प्रकरण - २) जेव्हा तुम्ही 'अेरोबिक पाथवे' वापरून १५ मिनिटे किंवा त्यापेक्षा जास्त वेळ व्यायाम करता तेव्हाच तुमचे शरीर 'फॅट' हे इंधन म्हणून स्नायूंच्या आकुंचनासाठी वापरते. असे केल्यामुळे तुमचे वजन कमी करण्याचे व्यायामाचे मुख्य ध्येय साध्य होते.

असे 'फॅट' जळताना स्नायू 'TBLJ' चा वापर शरीराचा भार वाहण्यासाठी करतात. यामुळे आपल्या 'स्केलेटल सीस्टिम, (TBLJ) वर ताण पडतो. त्यामुळे पुढील दोन गोष्टी करायला हव्यात, नुसतं अेरोबीक नको.

a) TBLJ ला पूर्वस्थितीला येण्यासाठी अवधी द्या.

b) TBLJ ना ताण (स्ट्रेचिंग) द्या. TBLJ ना मजबूत करा.

तसे न केल्यास 'बेड रेस्ट' ची तयारी ठेवावी लागेल!

पिरिओडायझेशन आणि GAS मॉडेल

'फॅट बर्निंग ' या ध्येयाशी बांधिलकी ठेवून फुल-स्टॉप (फुलीश स्टॉप) द्यायचा नसेल तर तुम्हाला जे करावे लागते त्यासाठी पिरिओडायझेशन आवश्यक असते.

पिरिओडायझेशन ही व्यायाम विज्ञानातील महत्त्वाची संकल्पना आहे. (सायन्सच्या विद्यार्थ्यांनो, हे ही सायन्स (विज्ञान) आहे, बरं का!)

व्याख्या – व्यायामाचे अशा तऱ्हेने नियोजन की, ज्यायोगे फिटनेसचे वेगवेगळे निकष तसेच ऊर्जास्रोत यावर लक्ष देऊन ते गरजेनुसार बदलले जातील.

पिरिओडायझेशन हे General Adaptation Syndrome (GAS - तणावामुळे शरीराने जैविक (biology) पातळीवर दिलेला प्रतिसाद) यावर आधारित आहे. याची तीन भागात विभागणी करता येईल.

१) **द अलार्म स्टेज –** सीस्टिम (किंवा संस्था) ला सुरुवातीला दिली गेलेली उत्तेजना, योग्य व्यायामाची निवड करा.

२) **द रेझीस्टन्स स्टेज –** उत्तेजित केलेल्या संस्थेला अनुसरून व्यायाम, विश्रांती आणि आहार जुळवून घेतल्यामुळे फिटनेस वाढतो व फॅटचे प्रमाण कमी होते.

३) **द एक्झॉशन स्टेज –** शरीर पूर्वस्थितीत न येणे – व्यायामाची अयोग्य निवड, अयोग्य आहार, अपुरी विश्रांती यामुळे शरीर उत्तेजनेशी जुळवून घेण्यास असमर्थ – फिटनेस कमी होतो, RHR वाढतो, शरीरातील फॅटच्या प्रमाणात वाढ.

पिरिओडायझेशनचा प्रमुख हेतू हा की शरीर एक्झॉशन स्टेजला जाऊ न देणे तसेच शरीर फिट, काटक, चपळ असावे आणि तारुण्यात रहावे. तुदोर बोम्पा हा या विषयातील बाप समजला जातो.

त्यांनी पिरिओडायझेशनची संकल्पना मांडली. त्यांनी पाश्चिमात्य देशांना व्यायाम कसा परिणामकारक हवा, एक्झॉशन स्टेजला न पोचणारा हवा याबद्दल सजग केले.

हं, आता तुमच्या लक्षात आलं असेल की, आठवड्याचे दोनच दिवस व्यायामासाठी मिळाले तर कार्डिओचा विचार नको, असे मी का म्हणाले, हे दोन दिवस TBLJ बळकट करण्यासाठी वापरा. तसे न केल्यास ऐच्छिक स्नायू थकतील व श्वसनसंस्था सुधारण्यास मदत होणार नाही. फॅट बर्निंग, कमी HR, डोक्यात कमी विचार हे स्वप्नचं राहील. स्नायूंमध्ये अशक्तता आणि स्थूलत्व या गोष्टी जोडीनेच येतात. 'वर्क आऊट' करणे हा शरीराच्या मजबुतीसाठी व फॅट कमी करण्याचा एकमेव मार्ग आहे.

टेक्निकल नोट
भरतनाट्यम् आणि पिरिओडायझेशन

आपली भारतीय संस्कृती मनाला मोहून टाकते, ते उगीच नव्हे! नर्तनकलेच्या बाबतीत सांगायचे तर आपल्याकडे ७ प्रकारच्या शास्त्रीय नृत्यकला (classical dances) अस्तित्वात आहेत. या कलांचे प्रयोजन 'साधना' आहे, फॅट लॉस नव्हे. आत्मोन्नतीसाठी साधना करायची असेल तर त्यासाठी देह सुसज्ज हवा. भरतनाट्यम् मध्ये 'adavu' (अडावू) शिकावे लागते. ही नृत्यकलेतील मूळाक्षरे आहेत. यांच्या उपयोगाने नृत्याची भाषा बोलता येते. प्रत्येक 'अडावू' ठराविक क्रमाने शिकवले जाते. हा क्रम पिढ्यान्‌पिढ्या नट्टुवन्नरस किंवा नृत्यकलेतील गुरूंकडून एका पिढीकडून दुसऱ्या पिढीकडे सोपविला गेला. मी भरतनाट्यम् शिकते आणि हा क्रम शिकल्यावर मी स्तीमित झाले. सर्वप्रथम कुडीटामेटा – यात पायाची बोटे जमिनीला टेकलेली व टाचा जमिनीपासून वर घेऊन उड्या मारायच्या असतात. पायांची वाट लागते. (हे जमते जेव्हा पाय जमिनीवर सपाट होऊन घट्ट जमिनीवर रोवले जातात.)

माझे adductors (मांड्याचे आतील स्नायू) खूप दुखले. पाठीचा कणा ताठ आणि हात योग्य स्थितीत ठेवण्यासाठी कष्ट पडले (alarm stage). गुरुंची तीष्ण नजर काही चूक झाली तर लगेच टिपायची. हळूहळू शरीराने जुळवून घेतले आणि मांड्या कमी दुखू लागल्या; तसेच डोळे, बोटे, पाठीचा कणा यांनाही योग्य स्थितीत ठेवण्यात मी यशस्वी झाले (resistance stage).

पुढे तंदुतला शिकायचे असते. यात माझ्या टाचाच नाही तर बोटे,

पावले, पाय, सगळं शरीर हवेमध्ये आणि त्याच वेळेस पाठीचा कणा, डोळे, हात समतोल ठेवायचे. हस्तमुद्राही दाखवायच्या. एका क्रियेत पाय टेकताना गिरकी घ्यायची, दुसऱ्यात हस्तमुद्रा कमळासमान करायची आणि तिसऱ्यात उजवा पाय खाली आपटायचा. शरीर आणि ज्ञानेंद्रियांना हे आव्हान होतं. असा हळूहळू कठीण होत जाणारा नृत्याविष्कार (progressive over-load). माझ्या 'वयाला' हे योग्य आहे ना असाही विचार यायचा (स्वत:ची कीव/अभिमानाला ठेच!) मांड्या, हात, पाठीचा कणा, तोल सगळंच बिघडते की काय असे वाटू लागले होते. आता पुढची पायरी कुठची, अशीही चिंता भेडसावू लागली आणि मग तंदुतला नंतर 'सारीका' अवतरली. यात मला उडी मारायची नव्हती की 'अरामंदी' स्थितीत (अर्ध्यापर्यंत स्क्वॅट करणे - भरतनाट्यम्‌ची खासीयत) बसायचे नव्हते. फक्त पावले बाजूबाजूने टाकायची होती. जसे काही जमिनीवरून कधी पाय उचलायचेच नव्हते.

वा! 'तंदुतला' नंतर स्वप्नवत्‌ वाटावी अशी ही पुढची पायरी होती. माझ्या दुखऱ्या पायांना, मांड्यांना, स्नायूंना आराम मिळाला. आता मला बोटांचे लहान स्नायू व डोळे यांच्यात समन्वय साधत थोडं पुढे झुकायचं होतं किंवा पावलं बाजूबाजूला टाकायची होती.

'सारीका' मुळे माझ्या 'स्केलेटल स्ट्रक्चर' ला (शरीराचा सांगाडा) आधी जो ताण पडला होता त्यातून बाहेर यायला मदत झाली. रेझीस्टन्स स्टेजमध्येच मी राहिले. एक्झॉशनला पोहोचले नाही. त्याच वेळेस डोळे, बोटे यांना उत्तेजना मिळाली आणि वेगवेगळ्या अवयवांना चालना मिळाली. एकाच वेळेस मला उत्तेजना, आराम, शिक्षण, प्रगती असा सर्वांगीण अनुभव घेता आला.

मी गुरुंना विचारले सुद्धा की, "त्यांच्या 'नट्टुवन्नरनी' कधी 'बोंपा' बद्दल ऐकले आहे का?" किंवा बोंपांनी कधी आपल्या पुरातन शारीरिक शिक्षणाकडे गांभीर्याने पाहिले असेल का? योग आणि आपले सर्व शास्त्रीय नृत्यप्रकार पूर्वीपासून 'पिरिओडायझेशन' चे तत्त्व अंमलात आणतात व याच कारणामुळे विद्यार्थी वर्षानुवर्षे कंटाळतही नाहीत आणि थकून भागूनही जात नाहीत. उत्तेजना व शांती एकाच वेळेस प्रदान करणारे हे शिक्षण आणि म्हणून

विद्यार्थ्यांना हे शिक्षण एका आयुष्यात न संपणारं वाटतं; म्हणून जेव्हा तुम्ही जिमला एरोबीक्स किंवा अन्य व्यायामप्रकाराला कंटाळता तेव्हा त्याचे कारण असते – पिरिओडायझेशनच्या तत्त्वाची पायमल्ली. तुमच्या अंगी सातत्य नसते, असे नव्हे.

'भारतात फिटनेसचे कल्चरच नाही' असे म्हणणाऱ्यांसाठी ही चपराकच आहे; आपल्याकडे छचोरपणा नव्हता; फिटनेसकडे गांभीर्याने पाहिले गेले. फक्त दृश्य शरीर न पाहता मनाच्या, आत्म्याच्या उन्नतीसाठी विचार केला गेला. १९५० च्या सुमारास जी 'ट्रेनिंग मॉडेल्स' शोधली गेली आणि ऑलिम्पिकमधील विजेत्यांनी वापरली ती आपल्या शास्त्रीय नृत्यात आणि योगाभ्यासात आधीपासून आहेत. आपल्या उज्ज्वल संस्कृतीचा तो एक भाग आहे. तुमचे याबाबतीतील अज्ञान असले तरी याचा अर्थ ते अस्तित्वातच नाही असा होत नाही. जरा स्वत:पलीकडेही बघा (त्यामुळेही तुमचे वजन कमी होण्यास मदत होईल!)

कार्डिओमध्ये प्रगती करणे

जर कार्डिओ रेस्पिरेटरीत (हृदयाची व श्वसनसंस्थेची क्षमता) सुधारणा करायची असेल तर कार्डिओ वर्क आउटमध्ये पिरिओडायझेशनचे तत्त्व अंमलात आणावे लागेल; जर वर्षानुवर्षे ठराविक चकरा एखाद्या बागेत तुम्ही मारत असाल तर

अ) तुम्ही चढत्या क्रमाने ताण वाढवत नाही. (Progressive Overload Principle)

ब) त्या दृष्टीने तुमचा व्यायाम म्हणजे निव्वळ वेळ फुकट घालविणे आहे. जर अलार्म स्टेजला पोचलाच नाहीत किंवा नवीन उत्तेजना नसेल तर शरीराला 'रेझीस्टन्स स्टेज' ला जाण्याची गरज वाटत नाही किंवा 'फॅट' जाळत नाही किंवा हृदय, फुप्फुसांची क्षमता वाढत नाही. 'चालणे' हृदयासाठी, मधुमेहासाठी, वजन घटविण्यासाठी उपयुक्त आहे, अशा सतत चाललेल्या घोषामुळे आपण चालण्यास उद्युक्त होतो; पण चालल्यामुळे ना आपले

वजन घटत ना आपल्या गोळ्या सुटत, हा अनुभव आपणास येतो. वजन आणि गोळ्या जैसे थे! कधी कधी वजनात किलोची आणि गोळ्यात 'डोस'ची भरच पडत जाते.

जर तुम्हाला चालण्यात प्रगती करून धावायचं असेल, आणि धावण्यात प्रगती करून वेग वाढवायचा असेल (किंवा वेगात सायकलिंग, पोहणे इ.) तर TBLJ ना जास्त सक्षम व्हावे लागेल. हा एकच मुद्दा तुम्हाला 'वेट ट्रेनिंग' चा प्रारंभ करण्यास उद्युक्त करेल. आता तुमच्या लक्षात आलेच असेल की TBLJ सशक्त नसतील तर तुमचे कार्डिओचे प्रयत्न तुम्हाला कुठवर नेतील -- पलंगावर! आणि साथीला नवरा/बायको नाही तर वेदना असतील.

स्ट्रेन्थ ट्रेनिंग केल्यामुळे कार्डिओत प्रगती होते, ती कशी ते पहा -

१) TBLJ आणि स्नायू मजबूत होतात आणि जास्त ताण सहन करू शकतात. TBLJ आणि स्नायू मजबूत नसतील तर ॲरोबीक जास्त काळ, जास्त गतीने करणे शक्य नसते. तसे केलेच तर दुखापत होते.

२) 'अनेरोबिक पाथवे' ला चालना मिळते. त्यामुळे हृदय व श्वसनक्षमता आणि VO_2 max मध्ये सुधारणा होते. लॅक्टेट थ्रेशोल्ड वाढतो.

३) शरीर अरोबिकच्या वेळेस फॅट वापरण्यास शिकते. तसेच अनेरोबीक पाथवेसाठी ग्लायकोजन राखून ठेवते.

वरीलपैकी पहिला मुद्दा नीट कळला असेलच. दुसरा व तिसरा मुद्दा विस्ताराने पाहू.

VO_2 max

'कार्डिओ' हा तुमच्यासाठी उत्तम व्यायाम आहे, असे म्हटले जाते. याचा पाया आहे VO_2 म्हणजेच शरीराची रक्तामधून ऑक्सिजन काढून घेण्याची क्षमता आणि त्या ऑक्सिजनचा व्यायामातील स्नायूंसाठी वापर.

V - Volume आकारमान

O_2 - Oxygen प्राणवायू

VO_2 max (व्यायामाच्या वेळेस वापरले गेलेले जास्तीत जास्त

ऑक्सिजनचे आकारमान), ते ml/kg - min या युनिटमध्ये मोजतात.

VO_2 max वरून तुमची इन्स्युलीन सेन्सीटीव्हीटी कळते आणि त्यावर तुमची वजन घटविण्याची क्षमता, मधुमेहावर (रक्तातील साखरेवर) ताबा, रक्तदाब – एकूण चयापचय क्रियेचे आरोग्य अवलंबून असते. बैठी जीवनशैली असणाऱ्यांचा VO_2 max अंदाजे 30 ml/kg - min एवढा असतो. लान्स आर्मस्ट्रॉंगचा VO_2 max 85 ml/kg - min इतका आहे. तेव्हा लोक हो, औकाद में रहने का।

एन्ड्युरन्स ॲथलेट्सचा VO_2 max इतर क्रीडाप्रकारांच्या तुलनेत सर्वाधिक असल्याचे आढळून आले आहे (आणि म्हणून कार्डिओचे वेड), परंतु, नवलाची बाब अशी की जे टॉप एन्ड्युरन्स ॲथलेट्स आहेत त्यांचा VO_2 max ग्रुपमधील इतर ॲथलेट्सच्या तुलनेने कमी असतो. यावरून लक्षात येते की, इतरही काही गोष्टींवर कार्डिओ रेस्पीरेटरी फिटनेस अवलंबून असतो. त्यातील एक महत्त्वाचा – लॅक्टेट थ्रेशोल्ड.

लॅक्टेट थ्रेशोल्ड

लॅक्टेट थ्रेशोल्डला ट्रेनिंग करायचे याचा अर्थ जी कार्डिओ ॲक्टीव्हीटी (रनिंग, सायकलींग इ.) तुम्ही करत असाल ती अधिक वेगाने करायची म्हणजेच स्नायूंचे आकुंचन पण जलद गतीने होते. यामुळे अेरोबिक पाथवे अनेरोबिककडे वळतो. ग्लायकोजनच्या रेणुचे विघटन ऑक्सिजनशिवाय होते. लगेच एन्झाइम्स्, स्नायूतंतूंचा अंतर्भाव, निर्माण होणारे इतर रासायनिक पदार्थ यामध्ये बदल घडतो. स्नायू ऑक्सिडेटीव्ह एन्झाइम्स्च्या जागी अनऑक्सिडेटीव्ह एनझाइम्स् वापरू लागतात. स्लो ट्वीच मसल फायबरर्सच्या जागी फास्ट ट्वीच येतात. लॅक्टीक ॲसिडच्या प्रमाणात एकदम वाढ होते. या स्थितीला 'लॅक्टिक ॲसिड थ्रेशोल्ड' किंवा 'अनेरोबिक थ्रेशोल्ड' असे म्हणतात. यामुळे स्नायू त्वरित थकतात व ही 'फास्ट स्पीड ॲक्टिव्हीटी' लो ड्युरेशन ची होते. (वेग वाढतो व जास्त वेळ सायकलिंग, रनिंग इ. करणे अशक्य होते.) अनेरोबिक ॲक्टीव्हीटीची ही विशेषता (कमी वेळात होणारी) तुम्ही जाणताच.

जेव्हा तुम्ही मॅरॅथॉन धावाल अथवा तासभर सायकल चालवाल तेव्हा

ही गती नसेल, परंतु कार्डिओ करताना तुम्ही जो 'अनेरोबिक' चा वापर करता त्यामुळे तुमचे ट्रेनिंग 'लॅक्टेट थ्रेशोल्ड' ला होईल. यामुळे टाइप-२ च्या फायबरर्सचा (तंतूंचा) अंतर्भाव होतो तसेच अॅट्रॉफी (न वापरल्याने होणारा स्नायूंचा ऱ्हास) टळतो. तसेच शरीर अेरोबिकच्या वेळेस गती वाढविण्यास सज्ज होते.

लॅक्टेट थ्रेशोल्डला ट्रेनिंग करणे याचा सोप्या शब्दात अर्थ म्हणजे चालताना अथवा धावताना अधून-मधून गती वाढवणे. यामुळे वेग व स्टॅमिना (तग धरण्याची क्षमता) वाढतो.

तुमचा VO_2 मॅक्स वाढून अेरोबीक फिटनेस वाढतो. बाकी काही नाही तरी कार्डिओ कंटाळवाणे न होता त्याची गोडी लागते.

आता जिने चढण्याचे उदाहरण घेऊ - सुरुवातीला २ जिने चढले की, दम लागतो आणि हलकी वेदना मांड्यांमध्ये (quads) होते. सहाव्या दिवशी तेच दोन जिने चढून तुम्हाला दम लागत नाही की कुठे वेदना होत नाही. तिसरा जिना चढण्याचा उत्साह वाटतो. या ५ दिवसांमध्ये तुमचा लॅक्टेट थ्रेशोल्ड वाढलेला असतो. तुमचे स्नायू ऑक्सिजनचा वापर सक्षमपणे करतात. अेरोबीक आणि अनेरोबीक, दोन्हीत यथावकाश सुधारणा होते. तुम्ही पूर्वीपेक्षा तरुण, सुंदर, सडपातळ दिसू लागता.

म्हणजे ही 'संज्ञा' फार कठीण असल्यासारखे वाटले तरी आचरण्यास सोपी आहे.

	Time	RPE
Warm-up run	10 mins	3
Easy run	3 mins	5
Fast run	2 mins	6 - 7
Easy run	3 mins	5
Fast run	2 mins	7

आता रनिंगचे (धावणे) उदाहरण पाहू.

इझी-फास्ट रन आळीपाळीने सावकाश व वेगाने धावणे दोन ते तीन वेळा पुनरावृत्ती करणे.

काही दिवसांनंतर 'वेगाने धावणे' तुम्ही २ मिनिटांहून जास्त वेळ लांबवू शकाल. याचा अर्थ तुमचा LT वाढला आहे व ऑक्सिजन वापरण्याची क्षमता सुधारली आहे. हीच पद्धत तुम्ही चालणे, सायकलींग करणे इ. कुठच्याही ॲक्टिव्हिटीसाठी वापरू शकता. जशी तुम्ही 'ट्रेनिंग' मध्ये प्रगती कराल तसा वर्क आऊटमधला सोपा भाग (उदा. सावकाश धावणे) पूर्ण करण्याचा वेळ कमी होत जाईल. मेख अशी की तुम्ही अगदी कठीण, आव्हानात्मक वाटेल अशा पद्धतीने चाला/धावा/सायकलिंग करा. (तुम्हाला थांबावेसे वाटेल पण तुम्ही थांबू नका.) हे तुम्ही काही मिनिटे चालू ठेवू शकाल आणि काही सेकंदात धापही लागणार नाही. तुमच्या हातात ज्या दिवशी फक्त १५-२० मिनिटांचा अवधी असतो त्या दिवशी असे 'वर्क आऊट' करा.

'ग्लायकोजनची' बचत - 'फॅट' जाळणे

वेट ट्रेनिंग केल्यामुळे कार्डिओ एक्सरसाइजेसमध्ये 'अेरोबीक ॲक्टिव्हिटी' केली जाते. याचा अर्थ इंधन ग्लायकोजन (कार्बज्), फॅट, प्रोटीन असे कुठचेही वापरता येते; जर तुम्ही फक्त चालणे/धावणे/ट्रेडमील/सायकल असेच एक्सरसाइझेस करत असाल आणि वेट ट्रेनिंग करत नसाल तर शरीर खूप जास्त प्रमाणात ग्लायकोजन वापरते; चरबी (फॅट) हलविण्याच्या भानगडीत पडायचे टाळते, परंतु जेव्हा शरीराला तुम्ही 'अनेरोबीक ॲक्टिव्हिटी' (वेट ट्रेनिंग) करत असल्याची जाणीव होते तेव्हा अेरोबीकच्या वेळेला शरीर फॅट वापरते. ग्लायकोजनचा साठा अनेरोबिकसाठी राखून ठेवते कारण अनेरोबिक ॲक्टिव्हिटीत ग्लायकोजन व्यतिरिक्त कुठचेही इंधन वापरता येत नाही. याला 'ग्लायकोजन स्पेअरिंग' किंवा 'ग्लायकोजनची बचत' असे म्हणतात. वेट ट्रेनिंगला शरीर असा प्रतिसाद देते.

वेट ट्रेनिंगला असा 'ग्लायकोजन स्पेअरिंग' चा प्रतिसाद

मिळाला की मगच कार्डिओ किंवा एरोबिक्स् ही 'फॅट बर्निंग' ॲक्टिव्हिटी होते; नाहीतर ती 'ग्लायकोजन (कार्बज्) बर्निंग ॲक्टिव्हिटी' राहते. रोज 'ब्रिस्क वॉक' घेऊनही मग तुम्हाला हवा तो परिणाम साध्य होत नाही यात नवल ते काय?

टेक्निकल नोट
चेतना

रासायनिक दृष्ट्या बघता कार्बोहायड्रेट्स व फॅटचे रेणू कार्बन, हैड्रोजन आणि ऑक्सिजनच्या अणूंपासून बनलेले असतात. फरक इतकाच की कार्बोहैड्रेट्समधील ऑक्सिजनचे प्रमाण फॅटच्या तुलनेत अधिक असते. या कारणास्तव कार्डिओच्या सुरुवातीला श्वसनाची गती वाढून ऑक्सिजन 'वर्किंग' मसल्स्ना पोचू लागला की, शरीर प्रथम कार्बज् जाळते. काही वेळ गेला की, फॅट जळण्यास सुरुवात होते. वॉर्म अप केल्यामुळे शरीराला कार्बज् कडून फॅट्स जाळण्याकडे वळण्यास सुकर होते. पुढे दिलेला अनुभव तुमच्यापैकी बहुतेकांनी घेतला असेल याबद्दल मला संदेह नाही.

तुम्ही धावण्यास सुरुवात करता, पहिली १०-१५ मिनिटे कठीण वाटतात. तुम्ही स्वत:ला फॅट/अनफिट/बोजड इ. असल्याबद्दल बोल लावता आणि एकाएकी कुठूनतरी नवचेतना मिळाल्यासारखे वाटते, मनातील संशयाचे ढग दूर होतात. श्वसन सामान्य होऊ लागते. पावले आपोआप पडू लागतात. त्यासाठी फार प्रयत्न करावे लागत नाहीत; जर शरीराच्या आत डोकावता आले तर तुम्हाला दिसेल की, ATP ऊर्जा आता कार्बज्च्या ऐवजी फॅटमधून मिळत आहे. फॅटचा साठा भरपूर असल्यामुळे वाटू लागते की, मी आता कितीही चालू शकेन. या भावनेला तांत्रिक दृष्ट्या 'सेकंड वींड' असे म्हटले जाते.

कार्डिओचा सराव – अवगत ज्ञान प्रत्यक्षात उतरविणे

कार्डिओ वर्क आऊटला कशी सुरुवात कराल? कुठचे कार्डिओचे प्रकार निवडाल? तुमचे कार्डिओ वर्क आऊट 'रेझीस्टन्स स्टेज' मध्ये राहत आहे, याची खातरजमा कशी कराल? चढत्याक्रमाने व्यायाम वाढत आहे ना

ते कसे पहाल? आणि हे सर्व तुमच्याकडील मर्यादित वेळेत कसे बसवाल? त्यासाठी परत काही गोष्टी समजावून घ्याव्या लागतील.

१) FITT फॉर्म्युला

२) ट्रेनिंग डायरी

३) चालणे आणि पोहणे या कार्डिओ एक्सरसाईझेसचे नियोजन

४) रनिंग आणि मॅरॅथॉन ट्रेनिंग

FITT फॉर्म्युला

हा फॉम्युला तुम्हाला 'ट्रेनिंग' साठी खूप उपयुक्त होईल.

F - Frequency (किती वेळा)

I - Intensity (किती सोपे, अवघड)

T - Time (किती वेळ)

T - Type of exercise (व्यायामप्रकार)

या फॉर्म्युलात 'पिरिओडायझेशन'चे तत्त्व अंतर्भूत आहे.

यामुळे तुम्हाला Time, Intensity, Type of exercise मध्ये बदल करत राहणे भाग पडते आणि केलेल्या व्यायामामुळे तुम्ही थकून जात नाही.

मग तुम्हाला पुढील भाषणबाजी करावी लागणार नाही.

- हर रोज चलता हूँ पर 'बीपी' नीचे नहीं आ रहा है।
- दुनियेतले सगळे कार्डिओचे प्रकार करून झाले पण माझे ट्रायग्लिसराईड्स वाढतच चालले आहेत.
- मी सोडून देणार आहे आता, नुसती वेळेची बरबादी! त्यापेक्षा २० मिनिटे जास्त झोपेन, 'मुंबई मिरर' मधल्या 'गॉसिप' (अफवा) वाचेन.'

FITT फॉर्म्युला कार्डिओला लावला की, असे चित्र बदलेल.

Frequency - आठवड्यातून दोन वेळा.

Intensity - एक दिवस सोपे, एक दिवस कठीण.

Time - एक दिवस २० मिनिटे, दुसऱ्या वेळेस ४० मिनिटे.

Type - कार्डिओ (चालणे/धावणे/सायकलिंग/पोहणे).

‘फ्रिक्वेन्सी’ आणि ‘टाइम’

बहुतेकांना फ्रिक्वेन्सी आणि टाइम ठरविण्यात अडचण येणार नाही आणि जसजसे तुम्ही हे प्रकरण वाचत जाल तसतसे तुम्ही ‘वर्क आऊट’ चे नियोजनही करू शकाल. आपण २ दिवसांचा विचार करू. एक दिवस २० मिनिटे आणि दुसऱ्या दिवशी ४० मिनिटे, कारण इतके करणे आपण जमवू शकतो. (हे ‘कार्डिओ’ अनेरोबीक, योगाव्यतिरिक्त)

इंटेंसिटी

जेव्हा अवघड कराल तेव्हा कमी वेळ द्या. सोपे कराल तेव्हा वेळ जास्त द्या. सोपे आणि अवघड याचा अर्थ एरोबीक आणि अनेरोबीक दोन्ही पाथवेजचा वापर, सोपे आणि अवघड कसे ठरवायचे ते तुम्हाला माहिती आहेच. हार्ट रेट वरून नाही, RPE स्केलवरून (प्र. २ बोर्ग स्केल). सोपे कराल तेव्हा ‘५’ वर आणि कठीण कराल तेव्हा ‘७’ वर रहा.

व्यायामप्रकार

तुमच्या बाबतीत कुठचा व्यायामप्रकार उत्तम राहील ते मात्र तुम्हालाच ठरवावे लागेल. याबद्दल थोडी सविस्तर, चर्चा करू.

‘कार्डिओ’ ची निवड

जेव्हा अवघड प्रकार (high intensity) करत असाल तेव्हा TBLJ ना इजा पोचणार नाही असा पृष्ठभाग निवडा म्हणजे जॉगिंग किंवा‘चालणे’ गवतावर, वाळूवर करा किंवा सायकल चालवणे अथवा पोहणे जास्त उत्तम अथवा सायकलिंग सुद्धा तुमच्या लो इंटेंसिटीच्या (सोपे) दिवशी ४० मिनिटे तुम्ही करू शकता; परंतु मी तुमच्यावर तशी जबरदस्ती करू इच्छित नाही कारण गैरसोयीचे पण कमी वेळासाठी करण्याचे कार्डिओ एक्सरसाइजेस तुम्हाला करायला लावणे मला जास्त सोपे वाटते. ‘सोय’ वगळता, पुढील दोन गोष्टींवर तुमची ‘हार्ड डेज’(अवघड दिवसांना) ना कार्डिओ प्रकारांची निवड अवलंबून राहील.

१) या ॲक्टिव्हिटी करण्यासाठी किती वेळ (जाणे-येणे इ. धरून) खर्च होईल.

तरणतलावावर (Swimming Pool) पोचण्यास किती वेळ लागेल किंवा सायकल लिफ्टमधून खाली आणून ती सायकलिंग करण्याच्या जागेवर नेण्यास किती वेळ लागेल या गोष्टी महत्त्वाच्या ठरतात. आपण सगळे हल्ली खूप कामात असतो आणि आपण जेमतेम एखादा तास 'लो प्रायॉरिटी' (कमी महत्त्वाचा म्हणून प्राधान्यक्रमतेत जवळपास शेवटी) ठरविलेल्या एक्सरसाइझला देतो; म्हणून हाय इंटेंसिटीचे व्यायाम कमी वेळ केलेले बरे.

यामुळे TBLJ ही सुरक्षित राहतात.

२) 'वर्क आऊट' नंतरचा आहार.

तुम्ही कुठचे माध्यम वर्क आऊटसाठी वापरता त्यावर तुमची भूक ठरते. पोहल्यानंतर (माध्यम-पाणी) सणकून भूक लागते. चालल्यानंतर/धावल्यानंतर (माध्यम-जमीन) अन्नाकडे पहावे असे सुद्धा वाटत नाही. आता खायलासुद्धा थोडा-फार वेळ हा द्यावा लागतोच म्हणून जर व्यायामात सातत्य टिकवायचे असेल तर हाय इंटेंसिटीसाठी पोहण्याचा व्यायाम करा. वाढलेली इंटेंसिटी म्हणजे RPE स्केल वर ७ ते ८ पर्यंत जाणे. यात शरीराच्या हालचाली खूप वेगाने होतात. पाणी हे नैसर्गिकरीत्या 'शॉक ॲबसॉर्बर' (धक्का कमी करणारे) असल्याचा फायदा होतो. परत २० मिनिटे पुरेशी होतात. त्यामुळे खायलासुद्धा (ताव मारायला) वेळ मिळतो. (४० मिनिटे जमिनीवर लाइट इंटेंसिटीने चालण्याच्या/धावण्याच्या तुलनेत), परंतु जेव्हा आपण चालण्याची/धावण्याची निवड करतो तेव्हा भूकही बेताचीच असते, त्यामुळे खाण्यातही तितकासा वेळ जात नाही.

म्हणून पोहणे आणि गवत, वाळू, माती अशा पृष्ठभागावर चालणे/धावणे हे 'हाय इंटेंसिटी' कार्डिओ करण्याचे चांगले पर्याय आहेत.

परंतु इतर पर्यायांचा सुद्धा विचार करू.

अ) 'स्वीमिंग पूल' (तरणतलाव) जवळपास नाही आणि/किंवा मला पोहायची आवड नाही

अर्थात आपल्या सगळ्यांच्या घराजवळ 'पूल' असेलच किंवा पोहायलाही येत असेल असे नाही. म्हणून जर 'पूल' जवळपास असला व पोहता येत नसेल तर ते शिका आणि 'पूल' जवळपास नसला तर सायकल चालवा; जर तुमचा आकार फार ओबड-धोबड असेल तर 'स्टेशनरी बाइक' निवडा आणि यथावकाश रस्त्यावर सायकल चालवायला लागा. रस्त्यावर चालवायची असेल तर वाहतुकीसाठी लक्ष पुरवावे लागते.

त्यामुळे प्रत्येक स्नायूमागे जास्त मज्जातंतूंचा अंतर्भाव होतो आणि न्युरोमस्क्युलर कोऑर्डीनेशन वाढते.

ब) सायकल चालवायची नाहीये आणि पोहायचेही नाहीये

सायकलिंग आणि पोहणे अशक्य असेल तर बाजारात जाऊन उत्तम प्रतीचे शूज आणा. सुरुवातीला काही महिन्यांमध्येच ते शूज तुम्हाला टाकावे लागतील कारण तुमच्या स्नायू आणि TBLJ मधल्या कमी ताकदीमुळे शूजमधील 'शॉक' घेण्याची क्षमता कमी होऊन जाते; म्हणून २-३ महिन्यानंतर ते चालण्यासाठी न वापरता जीन्स्वर वापरून टाका. जेव्हा सरावाने स्नायू, TBLJ सशक्त होऊन 'फॅट'चे प्रमाण कमी होईल. तेव्हा परत ते ६ महिने वापरू शकता. नाहीतर आपल्या सारख्या देशात कुणाला मदत म्हणूनही देऊ शकता; पण हे सर्वकाही आठवड्यातून दोन दिवस कार्डिओ केले तरच. शूज कपाटातच पडून राहिले तर म्हणू नका 'दोन महिने झाले, चला नवीन शूज ची खरेदी करू.'

क) सर्व काही जिममध्येच

तुम्हाला सायकलिंग, चालणे, पोहणे यापैकी काहीच पसंत नसून फक्त जिमचे वेड आहे; असेही शक्य आहे. मग तुम्हाला इंटेंसिटी (किंवा शरीरावरील ताण) पुढील क्रमाने वाढवत न्यावी लागेल. सायकलिंग, एलीप्टीकल, ट्रेडमील. सायकलींमध्ये स्वत:चे वजन पेलण्याची गरज नसते.

एलीप्टीकल किंवा क्रॉस ट्रेनरमध्ये धावणे सदृश हालचालींला चालना मिळते पण पाय सातत्याने पेडलवरच ठेवावा लागतो व म्हणून वजन पेलणाऱ्या सांध्यावरचा भार कमी होतो. ट्रेडमील चालण्याच्या किंवा धावण्याच्या हालचालींना चालना देते, पायांची हालचाल मोकळेपणाने होते म्हणून TBLJ वर एलीप्टीकल किंवा सायकलपेक्षा जास्त ताण येतो, म्हणून ट्रेडमील लो इन्टेन्सिटी (कमी तीव्रता, सोपे) च्या दिवशी ठेवा; पण यात आणखी एक समस्या उद्‌भवते, बऱ्याच जिमसूमध्ये ट्रेडमील - २० मिनिटे, असा नियम असतो. म्हणून लो इंटेंसिटी कार्डिओ अधिक वेळ करायचे असले तर ट्रेडमीलवर चालू करा व नंतर एलीप्टीकल किंवा सायकल करा. यामुळे थकलेल्या सांध्यांना थोडा आराम मिळतो. आपली ऐच्छिक स्केलेटोमस्क्युलर सीस्टिम (हाडे, स्नायू इ.) अनैच्छिक श्वसनसंस्थेला उत्तेजना देते. यात मस्क्युलो-स्केलेटलचे कायमचे नुकसान होत नाही.

ड) दुखापत/इजा यामधून बाहेर पडणे

समजा तुमच्या पाठ/गुडघे/घोटा इ. ना इजा पोचली आहे व डॉक्टरने वर्क आऊट करा पण कार्डिओ नको असे बजावले आहे तर तुम्ही Rowing machine वर कार्डिओ करू शकता. यात तुमच्या शरीराचा खालचा भाग (lower body) स्थिर रहातो व वरच्या भागाला - पाठ, खांदे, बाहूंना चांगला कार्डिओ व्यायाम मिळतो.

२) द ट्रेनिंग डायरी - किती प्रयत्न करताहात?

आठवड्यातून दोनदा 'जॉगिंग' केल्यामुळे फॅट लॉस, सांध्यांचे रक्षण तसेच श्वसनसंस्थेला सक्षमता मिळणार नाही. प्रयत्न किती करताहात ते महत्त्वाचे आहे. आपण 'परिणाम' (results) किती मिळतात त्यावर आपण लक्ष केंद्रित करतो खरं तर 'प्रयत्न' किती करता ते पहा. नुसता वजन कमी करण्याचा वेडा ध्यास कामी येत नाही. त्यासाठी तुमचे प्रयत्न मोजण्यासाठी एक सोपा मार्ग आहे - ट्रेनिंग डायरी किंवा एक्सरसाइझ लॉग/ट्रॅकर. तो कसा लिहावा व कसे विश्लेषण करावे यासाठी एक उदाहरण देते.

कार्डिओसाठी ट्रेनिंग डायरी – उदाहरणे

Exercise	Surface	Resistance	Time	Distance	RPE	Enjoyment	Date
Cycling	Road	Nil	20 mins	5	6	7	2/5/13
Walking	Grass	-	40 mins	3	4	9	5/5/13
Elliptical	Gym	2	20 mins	2.7	7	5	8/5/13
Swim	Water	Shallow	20 mins	4 laps	Dead	10	12/5/13
Rowing	Gym	1	10 mins	Not sure	6	3	15/5/13

यातील महत्त्वाचे स्तंभ आहेत – RPE (Rate of perceived exertion) आणि Enjoyment (आनंद, मजा)

वरील तक्त्यात – एन्जॉयमेंट संदर्भात १ – अगदी कमी मजा आणि १० – खूप मजा असा अर्थ घ्यावयाचा. ह्या व्यक्तीला गवतावर चालण्यात आणि पोहण्यात खूप मजा येते. रस्त्यावर सायकलिंगही आवडते; परंतु जिममध्ये मजा येत नाही. **ज्या क्षणी कंटाळा येऊ लागतो, त्या क्षणी व्यायामातील सातत्य एक मोठे प्रश्नचिन्ह बनते.** ज्या गोष्टीची आवड असते त्यासाठी आपण 'सवड' काढतोच. मग उशिरापर्यंत चाललेली मीटिंग, पहाटेची फ्लाइट अशासारख्या परिस्थितीत सुद्धा आपण एक्सरसाइझेस करतो.

व्यायाम करण्याच्या कल्पनेने आपल्याला उत्साही वाटायला हवे, त्यामुळे आपले आरोग्य सुधारेल इ. गोष्टी नंतर येतात! जसे आपला जीवनसाथी आपल्यासाठी महत्त्वाचा हवा, लग्नबंधनातून मिळणारी सुरक्षितता नव्हे! प्रेमात असताना साऊथ मुंबईकडून जुहूला सी लींकवरून प्रेयसीला सोडायला जाणे 'बाएँ हाथका खेल' वाटतो, पण त्या नात्यात स्वारस्य उरले नसले तर बापरे, जुहूपर्यंत आणि ६० रु. चा टोल! इ. विचार मनात येतात. सारांश – 'जहाँ दिल नहीं लगता वहाँ वक्त नहीं गुजरता।'

टेक्निकल नोट
कार्डिओचे गटांमध्ये विभाजन

ACSM सारख्या जगभरात काम करणाऱ्या फिटनेस बॉडीज् (संस्था) कार्डिओ रेस्पीरेटरी व्यायामाचे तीन पायऱ्यांमध्ये (stages) विभाजन करतात. हे विभाजन शरीराची होणारी झीज (वेअर अँड टेअर) आणि व्यायामातील/खेळातील कौशल्य यावर आधारित आहे.

गट १ किंवा पायरी १ –

चालणे, जॉगिंग, एलीप्टीकल, सायकलिंग (स्थिर बाइकवर) जिने चढणे, रोईंग (स्थिर रोईंग मशीनवर)

गट २ किंवा पायरी २ –

धावणे, अेरोबीक डान्सिंग क्लास, ग्रुप कार्डिओ क्लास, दोरीच्या उड्या मारणे, सायकलिंग (स्थिर नव्हे, रस्त्यावर), पोहणे, स्केटींग, स्कीईंग इ.

गट ३ किंवा पायरी ३ –

रॅकेट स्पोर्ट्स, बास्केट बॉल, व्हॉली बॉल इ.

वेगवेगळ्या व्यायाम प्रकारांसाठी लागणारे कौशल्य व फिटनेस दाखविणाऱ्या या पायऱ्या आहेत, कार्डिओमध्ये प्रगती कशी करावी हे दाखविणाऱ्या नाहीत. (तुम्हाला हवे असल्यास तशाही वापरू शकता.) मुले आणि तरुण व्यक्ती गट २ आणि गट ३ करताना जास्त आढळतात. याचा अर्थ असा नाही की प्रथम त्यांनी गट १ करून मग २, ३ कडे वळावे. गट १ त्यांच्यासाठी कंटाळवाणा ठरू शकतो. कारण त्यांच्याकडे गट २ व ३ मधील क्रीडांचे कौशल्य असते व त्यांचा VO_2 ही गट १ मधील ॲक्टीव्हीटीज्च्या गरजेपेक्षा अधिक असतो.

३) कार्डिओ वर्क आऊटचे नियोजन. उदाहरणे – चालणे आणि पोहणे

कार्डिओ चढत्या क्रमाने वाढवत नेणे म्हणजे FITT मधला एक निकष सुधारणे. यातला T - Type म्हणजे कार्डिओ आहे. याचा अर्थ F - frequency, I - Intensity किंवा T - Time सुधारणे. आपली दैनंदिनी बघता

एखादा दिवस वर्क आऊट मध्ये जास्त घालणे कठीण आहे. तसेच २० मिनिटे वाढविणेही कठीण आहे. तसेच TBLJ पूर्वस्थितीवर येण्यास हे अडचणीचे ठरू शकते.

म्हणून शहाणपणाचा मार्ग – इंटेंसिटी वाढविणे. म्हणजे चालत असाल तर धावायला लागणे. 'ब्रीस्क वॉक' नव्हे. किती महिने आणि वर्षे हा ब्रीस्क वॉक तुमच्या सीस्टिमला चालना देऊ शकेल? जास्तीत जास्त १२ आठवडे व तेही तुमचा फिटनेस फार कमी असेल तरच! (खरं म्हणजे इतका कमी फिटनेस असेल तर चालूही नका आणि TBLJ वर दया करा!) एकाच प्रकारची आणि तीव्रतेची चालना १२ आठवड्यांपर्यंत परिणाम दाखविते. नंतर त्याचा उपयोग नसतो.

थोडक्यात चढत्या क्रमाने व्यायाम ठेवावाच लागतो. स्नायूंवर सवयीपेक्षा जास्तीचा ताण टाकावाच लागतो. नाहीतर स्नायूंमध्ये hypertrophy (आकार वाढणे) होणार नाही. अनैच्छिक संस्था – हृदय व फुप्फुसेही आकाराने वाढणार नाहीत.

आता वरच्या उदाहरणात ट्रेनिंग डायरी कशी आहे ते पाहू. चालणे व पोहणे या आवडणाऱ्या ॲक्टिव्हिटीज आहेत.

त्याला FITT फॉर्म्युला लावू व व्यायामतीव्रता वाढवत नेऊ. पाणी अथवा गवत माध्यम निवडून वर्क आऊटचे नियोजन करू.

अ) चालणे – गट १ मधील कार्डिओ ॲक्टीव्हीटी

जशी प्रगती होत जाईल, तसे 'चालण्याचे' नियोजन पुढील प्रमाणे होईल.

Week - 1

Exercise	Surface	Resistance	Time	Distance	RPE	Enjoyment
Walk	Grass		40 mins	3 rounds around the park	4	9
Walk-run	Grass	10 meter jog every 5 mins	20 mins	Approx 1.5 rounds	8	8

Week - 4

Exercise	Surface	Resistance	Time	Distance	RPE	Enjoyment
Walk	Grass		40 mins	3.2 rounds	5	10 (covered more ground in same time)
Walk-run	Grass	10 meter jog every 4 min	20 mins	Almost 2 rounds	8	8.5 (good fun)

Week - 12

Exercise	Surface	Resistance	Time	Distance	RPE	Enjoyment
Walk	Grass	Doing some slopes in between	40 mins	4.5 rounds	5	9 (made some super friends)
Walk-run	Grass	Not needing to walk now	20 mins	Almost 3 rounds	8	10 (fab run)

आता पुढीलप्रमाणे चित्र दिसेल.

दर आठवड्याला 'चालण्यात' प्रगती कशी कराल ते प्र. ६ मध्ये 'योग्य व्यायामाची तत्त्वे' या भागात वाचा. जर तुम्ही FITT चा फॉर्म्युला अंमलात आणलात तर लवकरच तुम्ही २० मिनिटे वेगाने चालण्यापासून जॉगिंग आणि मग धावण्यापर्यंत मजल माराल. अशा वेळेस कार्डिओच्या बरोबरीने 'वेट ट्रेनिंग' आणि स्ट्रेचिंग केले नसले तर तुमचे वजन पेलणारे सांधे त्रास देतील. 'धावणे' या कार्डिओ प्रकाराकडे वळण्यापूर्वी पोहण्याबद्दल जाणून घेऊ.

ब) पोहणे – गट – २ मधील कार्डिओ ॲक्टीव्हीटी

FITT फॉर्म्युला पोहण्याला लावला तर अशी प्रगती होईल.

Week - 1

Exercise	Surface	Resistance	Time	Distance	RPE	Enjoyment
Swim	Water		20 mins	5 laps with floating / backstroke in between	8	9
Swim	Water	-	40 mins	Lost track of laps but swam continuously with only 5-6 breaks of 2 mins max	6	10 (gossiped with Neha all along)

Week - 12

Exercise	Surface	Resistance	Time	Distance	RPE	Enjoyment
Swim	Water		20 mins	8 laps	8	9
Swim	Water		40 mins	4 breaks of 2 mins	7	9

जर मध्यम अथवा ॲक्टिव्हिटी एकच ठेवली आणि व्यायामाची तीव्रता बदलली तर FITT फॉर्म्युला लागू करणे व वेगळे ऊर्जास्रोत वापरणे सोपे होते. तक्त्यांवरून प्रगती किंवा शरीराने व्यायामाशी जुळवून घेतलेले दिसून येते. यामध्ये व्यायामातील प्रयत्न वाढले तरी RPE जवळजवळ तेच राहते; वर दाखविल्याप्रमाणे ट्रेनिंग डायरी ठेवा म्हणजे प्रयत्न आणि प्रगतीची सांगड घालणे सोपे होऊन व्यायाम अर्थपूर्ण, आनंददायी होईल.

'ट्रेनिंग देण्याचा छंद'

दुसऱ्यांना 'ट्रेन' करणे हा छंद मानणाऱ्या व्यक्ती डॉक्टर्स किंवा गृहिणी असतात. आता तुम्हाला कळले असेल की 'ट्रेनिंग' हा विज्ञान विषय आहे आणि गतीशास्त्र इ. चे नियम अभ्यासून ते गांभीर्याने करायला हवेत. वर्क आऊटचे नियोजन करायचे असल्यास काही विषयांमध्ये - शरीरशास्त्र, व्यायामविज्ञान, आहार, बायोमेकॅनिक्स, कायनेसिऑलॉजी, अरगॉनॉमिक्स, जीवनशैली, संपर्कक्षमता (communication) इ. मध्ये प्रावीण्य हवे. गृहिणी अथवा डॉक्टर असल्याचा हा विषय शिकण्यासाठी किंवा शिकविण्यासाठी काहीएक फायदा नसतो. डॉक्टर किंवा गृहिणी या विषयाकडे वळण्याचे कारण म्हणजे वजन घटविण्याशी निगडित कुठचेही काम बक्कळ पैसे मिळवून देते; म्हणून जर तुम्ही डॉक्टर/ गृहिणीकडून ट्रेनिंग घेत असलात तर तो त्यांचा छंद नसून त्यांनी व्यवस्थित प्रशिक्षण घेतले असल्याची खातरजमा करा आणि हो, स्वत: फिट म्हणजे बारीक असणे किंवा एखादी मॅरॅथॉन धावणे म्हणजे इतरांना फिटनेस विषयी धडे देण्याची पात्रता नव्हे. बारीक असणे म्हणजे फिटनेस नाही.

४) धावणे व मॅरॅथॉनसाठी ट्रेनिंग

लहानपणी आपण सगळीभर सतत धावत असतो. दरवाजा उघडायला, जिन्यावरून वर खाली करायला, शाळेत जायला अगदी कुठेही! काही शाळांमध्ये तर व्हरांड्यामध्ये धावणाऱ्या मुलांना निष्कारण शिक्षाही केली जाते. विश्वास ठेवा, अगर ठेवू नका, तुम्ही अशा वयात असता की तेव्हा धावणं नैसर्गिकपणे होते आणि चालणं ही शिक्षा वाटते; पण आजच्या घडीला तुमची पावले तशी पडत नाहीत याचं कारण तुमच्या कंबर, पाठ आणि मांड्यांचे स्नायू सशक्त नसतात.

धावणे म्हणजे चालण्याचे गतिमान रूप असे वाटू शकते; पण तसे नाहीये. जर GAIT ॲनॅलिसिस केले - ज्या प्रकारे तुमची पावले जमिनीवर

पडतात किंवा उचलली जातात त्याचा अभ्यास केला – तर तुम्हाला कळेल की चालणे आणि धावणे यात जमीन-अस्मानाचे अंतर आहे. खरं म्हणजे प्रत्येक व्यक्तीचे – GAIT ॲनॅलिसिस बोटांच्या ठशांप्रमाणे एकमेवाद्वितीय असते. एखादी आंधळी व्यक्ती आपली आजी, मावशी, आत्या, काका, मित्र, मैत्रीण त्यांच्या पावलं टाकण्याच्या पद्धतीवरून (पायारव) ओळखते. फिल्मी दुनियेतील मंडळी खात्रीने सांगतील की संजूबाबा किंवा सलमान खानसारखे कोणीच चालणार नाही. ममता कुलकर्णीचे चालणे या दुनियेला भुरळ घालते. कवीश्रेष्ठांनी ललनेच्या चालण्याची 'नागीन जैसी चाल' म्हणत वर्णन केले आहे. यात कंबरेचे हेलकावे अभिप्रेत आहेत, परंतु, जर कटि मधला जोर वापर न झाल्यामुळे कमी झाला (नुसतं बसण्यामुळे) तर नागिणीची चाल राहणार नाही. तुम्ही असे अनेक स्त्री-पुरुष भारतातील बागांमध्ये/ नाना-नानी पार्कमध्ये चालताना पहाल. मी तर म्हणेन की, एखादी फिरती गाडी ठेवा आणि या स्त्री-पुरुषांना उचलून जवळच्या अय्यंगार योगा क्लास किंवा जिममध्ये टाका; तर जेव्हा तुम्ही चालत असता, तेव्हा कुठच्याहीक्षणी तुमचा एक पाय जमिनीला पूर्ण टेकलेला असतो आणि तुमचे गुडघे, कंबर, पाठीचा खालचा भाग (लोअर बॅक) आणि घोटे तुमचे वजन पेलत असतात. मात्र, जेव्हा तुम्ही धावता, तेव्हा दोन्ही पाय हवेत असण्याच्या स्थितीला सामोरे जाता. (non-contact phase) ही क्रीडा पत्रकारांची आवडती 'पोज' असून आपण केनीयन रनर्सचे या पोजमधले फोटो मॅरॅथॉनच्या सुमारास पेपरमध्ये पाहात असतो.

'दोन्ही पाय जमिनीपासून वर असणे' ही धावण्याची विशेषता आहे. नंतर एक पाय जमिनीवर असतो. तेव्हा दुसरा जमिनीपासून वर असतो. **गुरुत्वाकर्षणाचा परिणाम व वेगामुळे जमिनीवर पाय २ ते ३ पट जास्त जोरात पडतो** (चालण्याच्या तुलनेत). आणि आपण तेव्हा थांबत नाही तर त्याच पद्धतीने पुढे जातो. कल्पना करा, वजन पेलणाऱ्या सांध्यांचे काय होत असेल? त्यांना खूप ताण सोसावा लागतो आणि स्नायू गुरुत्वाकर्षणाच्या जोरामुळे आकुंचन पावताना लांबीमध्ये वाढतात- (Eccentric contraction). **याच Eccentric contraction च्या वेळेस जास्त दुखापती होतात.** हवेत पाय असताना कधीच दुखापत होत नाही.

पाय जमिनीवर येतानाच होते.

याचा अर्थ धावण्याला घाबरा असा नव्हे; जर तुमचे चालणे हळूहळू धावण्यात रूपांतरीत होत नसले तर ते चालणे म्हणजे व्यायाम नाही. त्याचे फायदे मिळणार नाहीत; झाले तर तोटेच होतील. तुम्ही सुज्ञपणे धावण्याचे नियोजन करा. लॅक्टेट थ्रेशोल्डला वेट ट्रेनिंग करा, स्नायूंची ताकद वाढवा, स्नायूंना ताण (stretching) द्या. शिस्तबद्ध पद्धतीने धावण्याचा व्यायाम करा.

मॅरेथॉनिंग

धावण्याबद्दल बोलायचे तर आता ज्याच्या त्याच्या तोंडी असलेल्या 'मॅरेथॉनिंग' बद्दल न बोलून चालणारच नाही. मुंबईत दिवसा, बंगलोरमध्ये रात्री, लडाखमध्ये बर्फावर, राजस्थानात वाळूत आणि हो; लंडन, पॅरीस, बोस्टनलाही विसरू नका. तुम्ही शहरात राहत असाल तर रस्त्यावर धावून मॅरेथॉन ट्रेनिंग घेणारी, चेहऱ्यावर वेदना आणि अभिमान मिरवणारी मंडळी तुम्हाला दिसणारच!

मॅरेथॉनमध्ये अशी काय जादू आहे की त्याची भुरळ नॉन-ॲथलेट्सना (क्रीडाविषयक प्रशिक्षण न घेतलेल्या व्यक्ती) पडते? (वयोगट - ४० किंवा अधिक)

तशी खूप कारणे आहेत पण या पुस्तकाच्या आवाक्याबाहेरचे आहे. जे स्पष्ट सामोरे येते तेवढेच लिहिते. (थोडं तिरकसपणे.)

१) हा एकच क्रीडाप्रकार आहे जो तुम्ही ॲथलेट बरोबर करू शकता. पहिला येणारा आणि शेवटी येणारे तुम्ही (बरं चला, अगदी शेवटी नाही तर मध्ये) एकाच मार्गावर धावता; जर तुम्ही लब्धप्रतिष्ठित असाल, 'रन' प्रायोजित करणाऱ्या कंपनीत नोकरी करत असाल किंवा मोठ्या 'रनिंग क्लब' चे मेंबर असाल तर या हिरोच्या मागे उभे राहून तुमचा फोटोही निघतो. हो 'हिरो'च - ॲथलेट्स - स्त्री-पुरुष हे हिरोच असतात. ते मॅरेथॉन २ तासांपेक्षा जरा जास्त वेळात धावतात तर २१ कि.मी. १ तासावर काही मिनिटात पूर्ण करतात. तुम्ही मॅरेथॉन जवळपास ५ तासात आणि २१ कि.मी. २।। तासात धावता तेही 'मर मर के'

(तुम्हाला माहितीए की ही अतिशोयक्ती नाही.)

२) आणि बहुसंख्य लोक आळशी असल्यामुळे तुमच्याकडे मानाने पाहिले जाते. ऑफिसमध्ये सहकारी उभे राहून टाळ्या वाजवतात. बॉस सेल्स मीटिंग मध्ये या बद्दल उल्लेख करतात; का? तर तुम्ही मॅरेथॉनमध्ये भाग घेऊन ती पूर्ण केलीत म्हणून! वेळ किती लागला ते महत्त्वाचे नाही. तुम्ही पुढील संभाषण म्हणून वरती परत भाव खाता. 'माझ्यात हे कसब आहे याची मला कल्पनाच नव्हती, आता मला कळलेय की मनावर घेतलं तर सगळं शक्य होतं इत्यादी.' आता थोडं बोचेल असे ऐका - दुनियेला माहीत नसतं की मॅरॅथॉनमध्ये यशस्वी म्हणजे काय? तुम्हाला ॲथलेट्सच्या तुलनेत दुप्पट वेळ लागतो हे यश समजायचे? २० सेकंदात ('बोल्ट' च्या दुप्पट वेळ) १०० मी. धावून दाखवा. तुम्ही धावाल पण त्याचे कौतुक होणार नाही. मॅरॅथॉनमध्ये ती संधी मिळते.

३) जर तुम्हाला १० मॅरॅथॉन रनर्स भेटले (आणि ते तुम्हाला भेटतीलच कारण ते थव्याथव्याने फिरत असतात) आणि तुम्ही त्यांना ते शाळेत वगैरे कुठच्या खेळात भाग घ्यायचे का, असे विचारलेत तर ते अभिमानाने 'नाही' असे उत्तर देतील. (कारण ते 'हुशार' मध्ये गणले जायचे. बरं, १० मधील फारतर एखादा खेळाडू भाग घेत असेल असे आपण धरून चालू.) आणि यालाही कारण आहे. मॅरॅथॉन किंवा लांब पल्ल्यापर्यंत धावण्यामध्ये type - 1 किंवा ऑक्सीडेटीव्ह स्नायूंचा अंतर्भाव होतो. खेळाडू व्यक्तींमध्ये type - 2 स्नायूंचं प्राबल्य असते आणि म्हणून त्यांना 'मॅरॅथॉन' किंवा 'लाँग रन' करण्याची इच्छाच होत नाही. पण ज्या तऱ्हेने 'मॅरॅथॉन' मध्ये भाग घेणाऱ्यांची संख्या वाढते आहे ते पाहून खो-खो, फूटबॉल इ. मध्ये शाळेत चमकलेल्यांना वाटू लागते, 'अरेच्चा! आपणच फक्त मॅरॅथॉनमध्ये भाग घेत नाही, आपण खेळलोच नाही का कधी?' अशा व्यक्तींना मला सांगायचेय की वयपरत्वे type - 2 स्नायू वेगाने अशक्त होत जातात म्हणून परत मैदानावर जा

आणि पूर्वीचाच खेळ नव्याने खेळायला सुरुवात करा, फक्त मॅरॅथॉन नको.

४) 'मॅरॅथॉन' मध्ये भाग घेण्यालाच फक्त महत्त्व असते. 'स्टार्ट लाइन' ला तोंड दाखविले की झाले, कधी संपवता त्याला महत्त्व नाही. खेळाडू नसणाऱ्यांसाठीच मॅरॅथॉन योग्य आहे कारण त्यांनी शारीरिक दृष्ट्या सक्षम होण्यासाठी काही प्रयत्न केलेले नसतातच. अवकाशात यान सोडण्यासाठी जेवढी उपकरणे लागत नसतील तेवढी यांच्याजवळ दिसतात. प्रत्येक गोष्ट 'मापतील' आणि 'विश्लेषण' करतील. सुरुवात किती वाजता केली, हवामान, तापमान, धावताना दोन पावलात कापले जाणारे अंतर, ६ कि. मी. दर तासाला धावतो तर किती वाजता संपवू इत्यादी अनेक गोष्टी. हाच त्यांचा खेळ - आकडेमोड! या आकड्यांमध्ये सुधारणा व्हावी यासाठी काहीही करतील? जिममध्ये जातील? स्ट्रेच करण्याचे महत्त्व जाणतील? काही नाही! परत आधीचीच पद्धत अवलंबतील फक्त थोडे महागडे शूज, उपकरणे आणि जोडीला तात्त्विक चर्चा!

सांगायचा हेतू हा की केवळ अधिकार आणि पैशाच्या जोरावर (शूज आणि उपकरणे भरमसाठ महागडी असतात) मॅरॅथॉन मध्ये भाग घ्यायला जाऊ नका. थोडी TBLJ वर मेहेरबानी करा, त्यांना सक्षम, ताकदवान करा. VO_2 कडे लक्ष द्या आणि प्रत्येक वर्षी धावायला लागणारा वेळ कमी कमी होत जायला हवा. वाढायला नको आणि हो, 'इजा/दुखापत होणारच! त्यात काय एवढं' असा दृष्टीकोन नको. तुम्ही पूर्ण मॅरॅथॉन अंदाजे अडीच तासात पूर्ण करून थोडे गुडघे दुखावले तर ठीक आहे. पण ४-५ तास पूर्ण करायला घेऊनही काहीतरी दुखतेय, तर ते बरोबर नाही. ट्रेनिंगकडे वैज्ञानिक दृष्टितून पहा आणि कृपया ऑफीसमध्ये जाऊन विशीतल्या, तिशीतल्यांसमोर बढाई मारू नका की तुम्ही कशी मॅरॅथॉन धावताहात आणि तरूण मंडळींनी तुमच्याकडून कसे शिकले पाहिजे वगैरे! यामुळे स्फूर्ती मिळणार नाही, ते वैतागतीलच. तुम्ही 'रनर' सारखे दिसले पाहिजे, पोट सुटलेले नको. मिलींद सोमणला आठवा.

मला धावपटूसारखे दिसायचे नाहीये

'पण मला अजिबात रनर सारखे दिसायचे नाही' असे कोणीतरी येऊन मला म्हणेल असा मी स्वप्नातही विचार केला नव्हता. 'मला 'बॉडी बिल्डर' सारखे दिसायचे नाही' हे ऐकायची माझ्या कानांना सवय झालेली होती. त्यामुळे मी गडबडलेच व म्हटले, 'अजिबात काळजी करू नका, 'रनिंग' मुळे चेहरा वाईट होणार नाही इत्यादी इत्यादी, आणि अचानक बोलायची थांबून विचार करू लागले.

जर मॅरॅथॉन धावण्यासाठी समजल्या जाणाऱ्या आदर्श वेळेच्या दुप्पट किंवा त्याहून जास्त वेळ घेऊन तुम्ही धावत असाल तर थुलथुलीत आणि लठ्ठ दिसणे सहजशक्य आहे आणि समजा शरीरात खूप 'फॅट' नसेल तरी स्नायू ढिले झालेले दिसतात. याची तीन महत्त्वाची कारणे -

१) अनेरोबिक पाथवे वापरून आणि ते सुद्धा लॅक्टेट थ्रेशोल्डला 'ट्रेनिंग' न घेणे. (यात टाईप-२ मसलस्‌चा अंतर्भाव असतो)

२) TBLJ आणि स्नायूंमध्ये ताकद टिकवण्यासाठी व्यवस्थित 'स्ट्रेन्थ ट्रेनिंग' न होणे. तसेच शरीरात 'फॅट' कमी असणे.

३) आहाराच्या नियोजनाचा अभाव, विशेषत: 'लाँग रन'च्या आगेमागे.

वाईट याचं वाटतं की आठवड्यात ५ ते ७ दिवस नियमित धावणारे सुद्धा फिट, सडसडीत, तरूण दिसत नाहीत. विरोधाभास असा की त्यांचे पोट सुटलेले असते आणि निस्तेज दिसतात. 'रन' नंतर थोडा वेळ निस्तेज, दमलेले दिसणे समजू शकते पण एरवी नाही. मला 'रनर' सारखे दिसायचे नाही हे वाक्य ओव्हरट्रेन्ड रनर्सना (कार्डिओ अती उत्साहाने करणारे) पाहूनच उद्‌गारले जाते. त्यांच्या 'वर्क आऊट प्लॅन' मध्ये वर उल्लेखिलेल्या तीन गोष्टींकडे दुर्लक्ष केलेले असते किंवा पूर्ण अभाव असतो.

जर 'धावणे' तुम्हाला प्रिय असेल तर जरूर धावा, ट्रेनिंग घ्या पण लक्षात ठेवा की मॅरॅथॉन ट्रेनिंग म्हणजे नुसते एखाद्या ग्रुपमध्ये प्रवेश घेणे आणि त्याविषयी चर्चा करणे नव्हे. त्यात एवढे काही आहे की त्यावरच एखादे पुस्तक लिहिता येईल. (कदाचित मीच लिहीन.) पण तोपर्यंत मी तुम्हाला २१ कि. मी. मॅरॅथॉनचा ट्रेनिंग प्लॅन देते. हा प्लॅन मी FITT फॉर्म्युला वापरून, व्यायाम विज्ञानातील सर्व गोष्टींकडे लक्ष पुरवून मुंबई मॅरॅथॉन ट्रेनिंगसाठी बनविला होता.

१४ आठवड्यांचा हाफ मॅरॅथॉनसाठी (२१ कि. मी.) साठी ट्रेनिंग प्लॅन

Week	Monday	Tuesday	Wednesday	Thursday	Friday	Saturday	Sunday
1			CSB / 1 .3K			CSB/ 2.0K	LR/4K
2	CT	ST	SR / 2.0K	Rest	ER/ 3.0k	CSB	LR/6K
3	Rest	ST	SR / 3K	ER / 3k	ST	CSB/ 1K	LR/7K
4	CT	LT / 2K	LR/6K	Rest	CSB / 2k	ST	Rest
5	ER/3K	CT/30 min	SR / 3K	LT/3K	ST	CSB	LR/ 7-9K
6	Rest	CT/40 min	SR/4K	ER/6K	ST	CSB/ 3K	LR/ 8-10K
7	Rest	CT	LT / 4K	ER/6K	ST	CSB / 2k	LR/9 -11K
8	ER/ 3-5K	ST	SR/3K	LT/6 -8k	CT/ 30min	CSB	LR/ 12 K
9	Rest	CT	LT/4K	ER/ 6-8K	ST	CSB	LR / 14-16K
10	Rest	CT/50 min	SR/4K	ER/ 7-9K	ST	CSB/ 2K	LR/16-18K
11	Rest	CT/20 min	SR/4K	ER/ 10K	ST	CSB	LR/ 16K
12	Rest	CT/20 min	SR/4K	ER/ 8-10K	LT/6K	CSB / 2k	LR/ 16-18K
13	Rest	CT/30 min	SR2.5K	ER/5K	ST	CSB	LR/ 10-12K
14	Rest	CT/40 min	SR/3-5K	ER/2K	IT/ 20 min	CSB	D-day / 21K

CSB	Core strength and balance
LR	Long run
CT	Cross training (cycling, swimming, etc)
ST	Strength training in the gym
SR	Steady pace run (road running)
ER	Easy run (on a soft surface)
LT	Lactate threshold

मनोरंजनासाठी खेळ

या प्रकरणाच्या सुरुवातीला कार्डिओ व्यायामाचे जे वेगवेगळे गट केले आहेत, त्यातील गट ३ मध्ये रॅकेट वापरून खेळले जातात ते खेळ, बास्केट बॉल, व्हॉली बॉल इ. चा समावेश होतो. इतर कार्डिओ व्यायाम प्रकारांपेक्षा हे खेळ खेळल्याने शरीराची झीज (wear and tear) जास्त प्रमाणात होते. हेच खेळ करमणुकीसाठी अधिकाधिक खेळले जात आहेत. खेळणाऱ्या व्यक्ती अधिक संख्येने चाळीशीच्या घरातल्या आहेत.

नाही नाही, माझं काही या वयोगटातल्या व्यक्तींशी भांडण नाही, माझं शरीर लवकरच या आकड्याकडे पोचेल. चाळीशीतल्या लोकांच्या दृष्टिकोनाबद्दल आणि जीवनशैलीबद्दल मी सांगतेय. आज चाळीशीत असलेल्या बऱ्यात व्यक्ती शेवटचे टेनिस शाळेत किंवा उटीमध्ये कॉलेजची इंटर्नशीप करताना किंवा पहिल्या नोकरीत प्रॉडक्शन विरुद्ध सेल्स अशा मॅचमध्ये खेळले असतील. सद्य:स्थितीकडे वळू. जीवनात स्थैर्य आहे; गाडी, बंगला, मोठे गृहप्रकल्प जिथे श्रीमंत-गरीब पूर्ण वेगळे पडतात तिथं या चाळिशीत पोचलेल्यांना सहज आणि फुकट टेनिस, स्क्वॅश, बॅडमिंटन, स्विमिंग पूल, जिम या सुविधा आहेत.

या परिस्थितीत ह्या व्यक्ती सर्वप्रथम कुठच्या खेळाकडे/ॲक्टिव्हिटीकडे वळतील याचा अंदाज आहे? टेनीस/स्कॅश/बॅडमिंटन? अर्थातच यातलाच एखादा. आपल्या देशातील फक्त श्रीमंत लोकच हे खेळ खेळू शकतात; बरोबर? आणि मग नेहमी कानावर पडते एकच तक्रार - 'अरे ३ दिवस स्कॅश खेळलो, घोटा दुखावला गेला, स्कॅशमध्ये इजा होण्याची शक्यता अधिक असते. स्कॅशच्या जागी बॅडमिंटन, टेनिस, बास्केट बॉल काहीही घाला, सगळ्या खेळांमध्ये त्यांना दुखापत होते आणि याचे कारण असते TBLJ मधील ताकदीचा अभाव, कमी VO_2 आणि अनेक वर्षांपासून सुटलेला सराव; खेळ (स्कॅश इ.) नव्हे. तुम्ही पूर्वीपेक्षा जास्त वेळ बसता; गाडीमधून ये-जा करता, देश-परदेशात प्रवास करता, या धावपळीत स्नायूंचा वापर केला जात नाही आणि म्हणून ते क्षीण होतात.

पण तरी सर्व संपले असे समजण्याचे कारण नाही. अनेक वर्षांपूर्वी कधीतरी, कुठेतरी खेळलेल्या खेळाचे स्मरण आशीर्वादाच्या रूपात स्नायूंवर असते. पुन्हा जेव्हा तुम्ही खेळू लागाल आणि तेही शरीराची संरचना थोडी-फार पूर्ववत करून आणि स्नायू सशक्त करून; तेव्हा स्नायू तुम्हाला परत खेळातील कौशल्य बहाल करतील. तसेच वाढलेले VO_2 आणि इतर निगडित फायदे मिळतील. शरीराची संरचना पूर्ववत करण्यासाठी चिकाटी धरून गट-१ चे कार्डिओ तसेच वेट ट्रेनिंग व्यायाम १२ आठवडे करावे लागतील. (कसे ते कळण्यासाठी प्र. ६ मध्ये 'खेळाडू' सदराखालील विश्लेषण पहा!)

'टाइम टाइम की बात है जानी!' स्मरणशक्ती गंमतीशीर आहे. ती एकाच वेळेस असतेही व नसतेही. तुम्ही पूर्वीसारखे खेळायला लागा आणि मग तुम्हाला ती पहिल्या बाकावर बसणारी मुलगी आठवेल. या मुलीने तुम्ही विरोधकाच्या चेंडूला फटकावून बाद केल्यावर, तुमच्याकडे लाजून पाहिले होते. वर्षानुवर्षात तुम्हाला तिची आठवण सुद्धा आली नसेल आणि असा चेंडूला फटकाही तुम्ही इतक्या वर्षांत मारला नसेल. एका आठवणीमागे मग अशा अनेक आठवणी उलगडू लागतात. अहो, इतके घाबरू नका. नुसती आठवण येते, तिच्याकडे ४ चिठ्ठ्या पाठवताना तुम्ही पकडले जाणार नाही आहात!

म्हणून जेव्हा तुम्ही शरीराला आव्हानात्मक असे काही करत नाही तेव्हा शरीरही त्या 'ॲक्टिव्हिटीज' टिकवण्यासाठी धडपडत नाही. तसेच

'फिटनेस लेव्हल' पेक्षा खूप जास्त काही करू लागलात तरी ते शरीराला झेपेनासे होते. दुखापत होण्याची शक्यता वाढते; म्हणून आयुष्यातील प्रत्येक गोष्टीसाठी, फिटनेससाठी सुद्धा, मध्यम मार्ग निवडावा लागतो. भगवान बुद्धाच्या मते, हा golden path आहे, ज्यामध्ये आव्हान आहे पण दमणूक नाही; बेजार होणे नाही.

कार्डिओसाठी आहार नियोजन

वेट ट्रेनिंगसाठी 'प्रोटीन' हा परवलीचा शब्द असेल तर कार्डिओसाठी आहे 'कार्बज्'. नियमित जिमर्स (मुंबईच्या भाषेत बॅट्समनला बॅटर म्हणतात तसे जिममध्ये जाणारा जिमर - हा मी शोधलेला शब्द!) प्रोटीन हे वेट ट्रेनिंगसाठी, फॅट कमी करण्यासाठी अत्यावश्यक आहे, या वाक्याला सहमती देतील. कार्डिओ करणारे मात्र गोंधळलेले असतात. कधी वर्क आऊटच्या आधी अजिबात कार्बज् घेणार नाहीत तर कधी जेल्स आणि एनर्जी ड्रींक वर्क आऊटच्या मध्ये मध्ये घेत राहतील. आता ही गोंधळाची अवस्था संपवायचा प्रयत्न करू या.

'कार्डिओ' साठी इंधन

आपले शरीर खाल्लेल्या अन्नाचे विघटन करून ऊर्जानिर्मिती करते पण ती सरळसाधी प्रक्रिया नसते. ते असे घडते (तुम्ही रसायनशास्त्राला बिचकूनच होतात, थोडक्यात सांगते) अन्नातील कार्बज्, प्रोटीन्स् आणि फॅट्सचे Acetyl-coenzyme A या रसायनात रूपांतर होते आणि हे रसायन पुढे ATP निर्माण करते (याला krebs cycle म्हणतात). मानवी शरीर लोकशाही पाळते आणि सर्वांना एकच नियम लावते - तर प्रोटीन्स्, कार्बज्, फॅट्स सगळ्यांचे रूपांतर Acetyl-co A मध्ये आणि नंतर ATP मध्ये. तुम्हा लोकांचे भले 'वेट लॉस' साठी बहुमत असेल, तरी शरीर नियम वाकवून फक्त चरबी (फॅट) जाळणार नाही.

पण आपण शिकलो आहोत (स्ट्रेन्थ ट्रेनिंग प्रकरण) की शरीराला ग्लायकोजन वाचविण्याचे प्रशिक्षण देता येते; जर अनेरोबीक व्यायाम नियमित केले की, ज्यांना इंधनासाठी ग्लायकोजन वरच विसंबून रहावे लागते, तर

कार्डिओसाठी शरीर 'फॅट' जाळते व ग्लायकोजन वाचविते. वेट ट्रेनिंग, स्प्रीन्ट्स, फास्ट जॉगिंग करताना मध्ये मध्ये चालणे इ. करून शरीर यासाठी तयार होते; पण कार्डिओच्या वेळी अधिक चरबी (फॅट) जाळायची असेल तर आणखी काय कराल? अधिक 'फॅट' खा. बरोबरच वाचले तुम्ही. असे का ते वाचा.

'फॅट' जाळण्यासाठी 'फॅट' खा

आपले शरीर 'फॅट' ट्रायग्लिसराइड्सच्या स्वरूपात स्नायूंच्या पेशींमध्ये आणि 'फॅट' पेशींमध्ये साठवते. जेव्हा शरीर अेरोबीक पाथवे वापरते, तेव्हा फॅट पेशींमधील ट्रायग्लिसराइड्सचे विघटन होते. विघटनामुळे तयार झालेली फ्री फॅटी ॲसिड्स (FFA) रक्ताद्वारे व्यायामात अंतर्भाव असलेल्या स्नायूंकडे पाठविले जातात.

जेव्हा आपण आहारातून 'फॅट' घेतो (नैसर्गिक – लोणी, तूप, नारळ, भाजी – आमटी – कोशिंबिरीच्या फोडण्या इ.) तेव्हाही रक्तामधील FFA वाढतात. ही वाढलेली FFA 'फॅट सेल्स' मधल्या ट्रायग्लिसराइड्सच्या विघटनाला आणि त्यांच्या वापराला उत्तेजन देतात. यामुळे 'फॅट' वापरले जाते आणि ग्लायकोजन वाचविले जाते.

ग्लायकोजन वाचविल्यामुळे आणि जास्त 'फॅट' वापरले गेल्यामुळे स्नायूंमध्ये कमी थकवा जाणवतो आणि व्यायाम करण्याची क्षमता (एक्सरसाइज परफॉर्मन्स) वाढते. हो, हो, जास्ती 'फॅट' बर्निंग होते, वजन घटू लागते व बांधा सडसडीत होतो.

तुम्ही आहारात 'फॅट' घेण्याचे टाळू नये म्हणून हे तुम्हाला समजावून सांगितले. तूप आणि नारळामधील कार्बन अणुंची विशिष्ट रचना 'फॅट बर्निंग ' आणि 'एक्सरसाइज परफॉर्मन्स' साठी जास्त मदत करते, न्यूयॉर्क मधील सप्लीमेन्ट स्टोअर्स आता 'क्लेरीफाइड बटर' (तूप) आणि 'व्हर्जीन कोकोनट ऑइल' ने (खोबरेल तेल) भरलेली आहेत. लेबलवर 'एन्हान्सींग अर्गोजेनीक एड्स' (व्यायामामुळे जी स्नायूंची वाढ होते त्याला या पदार्थ खाण्याने हातभार लागतो) असे लिहिलेले असते. आपल्या आहारातच या दोन्ही गोष्टी असतात; म्हणून कुठच्यातरी 'फॅड' ला (खुळचट कल्पना) बळी पडू नका.

तुमच्या प्रदेशात नेहमी शिजवले जाते तेच खाण्यावर भर द्या. रात्रीच्या जेवणात फक्त 'सूप' आणि 'सॅलड' किंवा फळ किंवा ओट्सचा उपमा खाण्याची गरज नाही. तुमच्या आजीचे बरोबर होते. आता संशोधनानेही सिद्ध झाले आहे. जेव्हा तूप आणि नारळ आहारात असतात तेव्हा स्नायूंमधला ट्रायग्लिसराइड्सचा साठा, त्यांचा वापर आणि रक्तातील FFA व्यायामातील स्नायूंपर्यंत पोचण्यात वाढ होते.

बरं, मग कधी खायचे हे पदार्थ? व्यायामापूर्वी? नाही, नाही. सकाळी जिम किंवा इतर व्यायाम करणार असाल तर आदल्या रात्री घ्या. संध्याकाळी करणार असाल तर सकाळच्या जेवणात घ्या.

कार्बज् पण तितकेच महत्त्वाचे

तुम्ही 'वेट ट्रेनिंग' मध्ये सातत्य राखलेत तरच शरीर प्राधान्याने 'फॅट' जाळते आणि तरीही व्यायाम सुरू करताना पहिला धक्का देण्यास 'कार्बज्' चीच जरुरी असते. जेव्हा तुम्ही नुकतीच व्यायामाला सुरुवात केलेले असते किंवा एका विशिष्ट पातळीपर्यंत 'फिटनेस लेव्हल' पोचलेली नसते तेव्हा ग्लायकोजन साठा (कार्बज्) अधिक प्रमाणात लागतो.

व्यायामाला सुरुवात झाली की, स्नायूंमधले ग्लायकोजन कमी कमी होत जाते आणि स्नायू थकतात. तुम्हाला १० मिनिटे अधिक चालायचे असते किंवा वेगाने धावायचे असते पण स्नायू तुमची ती मागणी पूर्ण करण्यास असमर्थ ठरतात. हे मुख्यत्वे दोन कारणांनी होते – रक्तातील साखरेची पातळी कमी होते आणि शरीरातील पाणी कमी होते. हे लक्षात ठेवा की, मेंदू फक्त ग्लुकोजवरच काम करतो. रक्तातील साखर कमी (हायपोग्लायसेमिआ) झाली की मेंदू तुमच्या व्यायाम करण्याच्या इच्छेविरुद्ध जातो व पुढीलप्रमाणे विचार येऊ लागतात – चल ना, जाऊ दे, उद्याच व्यायाम करू/छे, ही चढण मला झेपणार नाही/मी काही तिच्यासारखी बारीक नाही होऊ शकणार/चल, मी रिक्षाने घरी जाते इत्यादी. खरं तर पुढे मेंदूला पुरेशी साखर न मिळाल्यामुळे उद्भवणाऱ्या कठीण समस्या टाळण्यासाठी अशा सूचना मेंदूकडून मिळतात. सारांश, कार्बज् कमी पडल्याने तुमचे शरीर 'फॅट बर्निंग ' च्या स्थितीला कधी पोचू शकणार नाही.

अपघात आणि हायपोग्लायसेमिआ

ज्या व्यक्ती धावतात, साइक्लिंग करतात, जिमपर्यंत गाडीने जातात अशांना रिकाम्या पोटी केलेले कार्डिओ जीवघेणे ठरू शकतात. रात्रीच्या उपासानंतर (झोपल्यानंतर) शरीरातील ८० % ग्लायकोजन संपुष्टात येते. तुम्ही उठल्यावर काही खाल्ले नाही किंवा नुसती चहा-कॉफी ढोसली तर शरीर जादू करून 'फॅट' न जाळता उरलेले ग्लायकोजन संपविते आणि नंतर अमूल्य अशा स्नायूंकडे वळते. तुम्ही स्थूलच राहता. याहून चिंतेची बाब अशी की, तुम्ही कमी कार्बज्, कमी साखर (रक्तातील) अशा स्थितीत बाहेर पडता, मेंदूला ग्लुकोजचा पुरवठा कमी पडतो. आता तुम्ही भारतात राहता तेव्हा हे माहिती हवे की पादचारी, धावणारे, सायकल चालविणारे हे दुय्यम नागरिक आहेत. गाड्यातून जाणारे गाडीचा वेग कमी करणार नाहीत अथवा तुम्ही आकर्षक दिसलात तर नको इतक्या जवळ गाडी येईल. मुंबईत रिक्षा ड्रायव्हर्स पण जवळ येऊन, अर्वाच्य बोलण्यात कमी करत नाहीत. तुमच्या मेंदूला पुरेसे 'ग्लुकोज' मिळत नसल्याने तुमच्या प्रतिक्रिया सावकाश होतात. त्यामुळे वेगाने येणाऱ्या गाडीपासून स्वत:ला वाचविणे अवघड जाते किंवा चेष्टा करणाऱ्या रिक्षाड्रायव्हरला थप्पड मारणेही जमत नाही. अशा रीतीने तुम्ही स्वत:ला दुखापत करून घेता व गाडी तुम्हीच चालवत असाल तर इतरांना दुखापत होते. त्यामुळे नंबर एक, लक्षात ठेवा - जिवंत राहिलात तरच सडसडीत व्हाल, बरोबर?

आतापर्यंत जे शिकलात त्याचा सारांश -

१) कार्डिओचा परिणाम - 'फॅट बर्निंग ' मिळवायचा असेल तर नियमितपणे आहारात 'इसेन्शिअल फॅट्स' ठेवायला हवेत. इसेन्शिअल फॅट्स - लोणी, तूप, खोबरे, नट्स इ.

२) कार्डिओसाठी कार्बज् हे मुख्य इंधन आहे आणि स्नायूंमध्ये पुरेसे कार्बज् नसतील तर शरीराची 'फॅट बर्निंग ' ची क्षमता कमी होते. हे लक्षात घेऊन आहार-नियोजन विस्ताराने सांगते.

टेक्निकल नोट

कार्डिओ आणि शरीरातील पाणी कमी होणे.

थांबा! आहार नियोजनापूर्वी पाणी प्या आणि तेही भरपूर कारण कार्डिओ ॲक्टिव्हिटीमुळे शरीरातील पाणी सर्वाधिक प्रमाणात कमी होते. मोकळ्या जागी/हवेवर करत असलात तर लवकर कमी होते. स्ट्रेन्थ ट्रेनिंग व योगासने करताना कार्डिओच्या तुलनेत शरीरातील पाणी फारसे कमी होत नाही. आता नुसतेच पाणी पिऊन ही समस्या सुटत नाही. जितके नियमित कार्डिओ कराल, तितकी जास्त काळजी तुम्हाला आधीपासूनच घ्यावी लागेल. सोप्या भाषेत सांगायचे तर ज्या गोष्टींमुळे शरीरातील पाणी कमी होते त्या टाळायला हव्यात – ताण-तणाव, वातानुकूलीत ऑफिसेस, प्रक्रिया केलेले अन्नपदार्थ उदाहरणे – बिस्किटे त्यात नाचणी व मल्टीग्रेन्स्‌ची सुद्धा आली, इतर बंद पाकिटात येणारे पदार्थ (खास करून बेकरीतील), मद्य, वेगवेगळी सिरीअल्स्, कोलाज, एनर्जी ड्रिंक्स (डाएटवाली सुद्धा) आणि बफे तसेच रात्री उशिरा जेवणे. या सर्व गोष्टींमुळे पेशींमधील पाण्याची पातळी कमी होते. व्यायामाआधी व नंतर ४८ तासांपर्यंत हे निर्बंध पाळलेत तर डिहायड्रेशन न होण्याची खबरदारी तुम्ही घेता असे म्हणायला हरकत नाही.

शरीरातील पाणी कमी झाल्याचे (डिहायड्रेशनचे) परिणाम	डिहायड्रेशनमुळे शरीरात गर्मी झाल्यानेहोणाऱ्या दुखापती
• व्यायाम करण्याची क्षमता कमी.	• चीडचीड होणे.
• स्नायूंमध्ये अशक्तता.	• थंडी भरणे, अंगावर काटा येणे.
• कार्डिॲक आऊटपुट कमी. (हृदयाकडून होणाऱ्या रक्तपुरवठ्यात घट)	• उलटीची भावना, मळमळ.
• ऑक्सिजनचा पुरवठा व वापर कमी.	• त्वचा कोरडी होणे.
• तापमानावरील नियंत्रण कमी.	• अस्थिर वाटणे, मनात गोंधळ होणे.
• मूत्रपिंडाकडे रक्तप्रवाह कमी.	
• ग्लायकोजन वेगाने संपते.	• डोके ठणकणे.

मी डॉक्टर आहे, मला काही सांगायचंय

बरेचदा मी एखाद्या कार्यक्रमात अथवा परिषदेत भाषण करताना सनसनाटी वाक्य फेकते – 'तुमच्या शरीराला पुरेसे पाणी तुम्ही कधीच पीत नाही म्हणून घोट घोट पाणी पीत रहावे.' समुदायात एखादे डॉक्टर असतातच आणि ते उभे राहतात व माझी चूक दुरुस्त करू इच्छितात. सगळ्या फिटनेस व्यावसायिकांना असा अनुभव येत असतो. वस्तुस्थितीवर भीतीची भावना विजय मिळविते म्हणून डॉक्टर असे दडपण आणू पाहतात. आम्ही आमच्या क्षेत्रात नवे असू अथवा मुरलेले असू पण डॉक्टरना जी भीती वाटते ती आमची नाही; तर निष्कारण भीतीचा बागुलबुवा उभा न करता आम्ही जे सांगतो ते लोक ऐकतील, त्याची वाटते. डॉक्टर्सना, जे 'ऑन द सेफर साइड' (आपण काळजी घेतलेली बरी) वाटते ते लोक मानणार नाहीत, या गोष्टीचीही भीती वाटते.

'द ब्रिटिश मेडीकल असोसिएशन' रोज ८ भांडी पाणी पिण्यास सांगतात व त्यापेक्षा जास्त प्यायल्यास मूत्रपिंडांना अपाय होईल अशा प्रकारचे विधान करतात. आपल्याला हे माहीत हवे की '८ भांडी' हे सर्वसाधारणपणे केलेले विधान आहे. मग ते ब्रिटिश मेडिकल असोसिएशनने करो किंवा अन्य कोणी करो. तसेच असोसिएशन पुस्तकावर आधारलेले सांगतात. पुस्तकात असेही लिहिलेले असते – 'पाण्याची गरज वेगवेगळ्या वेळी बदलत राहते, प्रत्येक माणसाची समान नसते, वातावरणानुसार, प्रकृतीनुसार, पूर्वीच्या आजारानुसार बदलते.' मग आता या ८ भांड्यांच्या शिफारशीनुसार जाणार असाल तर लक्षात असू द्या की ८ भांडी पाणी कमीत कमी प्यायला हवे. त्यांना तुमची जीवनशैली ठाऊक नसते. त्यांची अपेक्षा असते की, तुम्ही तुमचे सामान्य ज्ञान वापरावे व त्यानुसार पाणी प्यावे.

व्यायामापूर्वी

जेवण व कार्डिओ यात ४ तास किंवा त्याहून अधिक अंतर हवे

वरण/आमटी-भात-भाजी, सांबार-भात-भाजी, पोळी-आमटी-भाजी किंवा कोणचेही स्थानिक तृणधान्य-कडधान्य-तूप/तेल/नारळ असा पूर्ण आहार असावा.

जर तुम्ही सकाळी लांबवर धावणे, सायकलिंग अशा जास्त क्षमता लागणाऱ्या ॲक्टिव्हिटीज् करणार असाल किंवा नवशिके असाल किंवा कार्डिओ करण्याचा हेतू 'फॅट बर्निंग' असेल तर आदल्या रात्री पूर्ण (wholesome) आहार घेणे अत्यावश्यक आहे. ज्या आहारात स्थानिक तृणधान्य, डाळी, कडधान्ये, भाज्या आणि परंपरागत वापरात असलेले तेल/तूप (फॅट) असेल, तर व्यायामादरम्यान 'फॅट' हे इंधन म्हणून वापरले जाण्याची शक्यता अधिक असते. रक्तप्रवाहात वाढलेल्या FFA मुळे असे होते. यामुळे दोन महत्त्वाच्या गोष्टी साध्य होतात - रक्तातील साखर संथ पण ठराविक गतीने वाढते. त्यामुळे रात्री निवांत झोप लागते (आपणास माहीत आहे की रात्री नीट झोप न झाल्यास कशी अधे-मधे डुलकी लागते आणि त्यामुळे वर्क आऊटसाठी जायची इच्छा होत नाही.)

व्यायामाच्या आधी

वर्क आऊटच्या आधी घेतलेल्या आहारामुळे रक्तातील साखर स्थिर राहते आणि दमणूक पटकन होत नाही. यात कार्बज् हवेत. अर्ध्या तासात व्यायाम चालू करणार असाल तर फळ, दोन तासांचा अवधी असेल तर पोहे, उपमा, इडली इ.

व्यायामादरम्यान

व्यायामादरम्यान काय खायचे? काहीही नाही! जिममध्ये 'कार्डिओ ब्लास्ट' किंवा तत्सम 'कॅफीन' 'बी' व्हिटॅमीन आणि कार्बज् असलेले काही असले तरीही अजिबात खायचे नाही. नुसतं पाणी प्यायल्याने व्यायाम चांगला होईल आणि म्हणून 'कॅलरीज बर्न' होतील. घोट घोट पाणी प्या, घटाघटा

नको; जर तुम्ही ट्रेडमीलवर '६' ला (rating) वॉकिंग किंवा ८ ला रनिंग करत असाल तर अनुक्रमे ४ किंवा ६ वर या आणि थोडं थोडं पाणी प्या. याचं कारण जेव्हा श्वास आणि हृदयाची गती जलद असते तेव्हा पाणी पोटापर्यंत पोचणे कठीण होते, क्वचित प्रसंगी ते अन्ननलिकेऐवजी श्वासनलिकेत जाते. थोडी व्यायामाची गती कमी झाली की, पाणी सहज पुढे सरकते. ह्याच कारणासाठी घरातली जाणती माणसे आपल्याला बसून पाणी पिण्यास सांगतात; म्हणून गती कमी करा आणि पाणी प्या. सॉरी, पाण्याचे घोट प्या, घटाघटा पिऊ नका.

तुम्ही रस्त्यावर लांबवर धावत असाल किंवा सायकलिंग करत असाल तर जास्त पाणी, कार्बज् किंवा एनर्जी ड्रींक घेऊन तुमचा वेग वाढणार नाही. एनर्जी ड्रींक्समध्ये 'ग्लुकोज' खूप जास्त असते. पोट विशिष्ट वेळेत मर्यादित ग्लुकोजचा वापर करू शकते (गॅस्ट्रीक एम्पटींग). ग्लुकोजचा अतिरेक झाल्याने पोट त्यावर प्रक्रिया करू शकत नाही.

त्यामुळे रक्तात कमी ग्लुकोज शोषले जाते आणि म्हणून थकवा लवकर येतो. यासाठी एनर्जी ड्रींक्सवर फार भर नको. शरीरातील पाणी कमी होऊ देऊ नका. प्रत्येक ट्रेनिंग सेशनला पाणी प्यायची सवय ठेवा. फक्त 'रेस' च्या दिवशी प्यायचे असे नको.

नुसतं 'ग्लुकोज' अथवा 'साखर' सुद्धा 'एनर्जी' देण्यास पुरेशी असते. त्याचप्रमाणे आपले पूर्वापार लिंबू सरबतही साखर व काळे मीठ घालून. (आठवतेय ना कसे 'धावणे' हा तुम्हाला कसा स्वस्तातला, सहज परवडणारा व्यायामप्रकार वाटतो? अर्थात असं म्हणताना तुम्ही ४०% सूट चालू असताना विकत घेतलेले रु. १५,०००/- चे शूज घातलेले असता.) महत्त्वाचे हे की, **पातळ केलेले ड्रींक घ्या – वैज्ञानिक संज्ञा – हायपोटॉनीक सोल्युशन – ज्याची चव तुम्हाला नावापुरतीच कळेल.** १०० मि. ली. पाण्यात २ ग्रॅ. किंवा त्याहून कमी ग्लुकोज घालून सुरुवात करा किंवा लिंबू सरबत करून तिप्पट पाणी घालून ते पातळ करा. आपल्या आजीने लिंबू सरबत 'कार्ब रीन्झर' म्हणून दिले असते व त्याचा फायदा व्यायामातील स्नायूंना ग्लुकोज मिळण्यासाठी होतो आणि गॅस्ट्रीक एम्प्टींगही व्यवस्थित होते, असे सांगितले असते तर आपण आजीकडे वेगळ्या नजरेने पाहिले असते, बरोबर?

हायपोनॅट्रेमिआ

ह्या 'धावण्याच्या' खुळाने नवीन प्रकारच्या खेळाडूला जन्म दिला आहे. तो स्पर्धेत नसतो; फक्त सहभागी असतो. हा धावण्यासाठी 'आदर्श' वेळेच्या दुप्पट वेळ घेतो परंतु त्याच्याकडे पैशाला तोटा नसतो. त्याला 'इन्टरनेट' कायम उपलब्ध असते आणि बाजारात नवीन आलेल्या उत्पादनासंबंधी (कार्बजेल इ.) तो माहिती काढत असतो. कंबरेवरच्या पट्ट्यात कार्ब जेल्स्, एनर्जी ड्रींक, पाणी इ. सर्व काही असते. हा खेळाडू प्रत्येक थांब्याला (स्टेशन) जरा जास्तच पाणी पितो. असे लोक 'हायपोनॅट्रेमिआ'ला बळी पडतात. जास्त घाम आल्यामुळे आणि जास्त पाणी, जेल्स्, पावर्स पोटात गेल्यामुळे सोडिअमची पातळी खालावते. याची लक्षणे म्हणजे - मळमळ, उलटीची भावना, पोटफुगी आणि अती झाल्यास श्वसनाला त्रास, कोमा कदाचित मृत्यूसुद्धा. अर्थात, नशिबाने याचा अर्थ फक्त एवढाच की ते त्यांच्या अपेक्षेप्रमाणे धावू शकत नाही.

'वर्क आऊट' नंतर

जी '४ R' ची मार्गदर्शक तत्त्वे स्ट्रेन्थ ट्रेनिंगला लागू आहेत तीच इथेही आचरावी लागतात आणि हो, तुम्ही कदाचित कार्डिओशी प्रोटीनला जोडणार नाही पण (श्वास रोखून वाचा) एन्ड्युरन्स ॲक्टिव्हिटी (अधिक काळपर्यंत चालत राहणारी ॲक्टिव्हिटी/हालचाल) केल्यावर स्ट्रेन्थ ट्रेनिंगपेक्षा जास्त प्रोटीनची गरज लागते. आठवतेय का ॲरोबीक पाथवे ? सर्व प्रकारची इंधने - कार्ब, फॅट-प्रोटीन - त्यांचे (Acetyl-CoA) मध्ये रूपांतर इ.? धावताना, पोहताना, सायकलिंग करताना अमायनो ॲसिड्सचे रूपांतर ऊर्जेत (ATP) होते. जोपर्यंत त्यांची भरपाई होत नाही, तोपर्यंत स्नायूंची झीज होऊन तुम्ही ओव्हरट्रेन्ड दिसता. 'मला रनरसारखे दिसायचे नाही' असे कोणी म्हणतो तेव्हा ओव्हरट्रेन्ड व्यक्ती त्यांच्या डोळ्यांसमोर असते; म्हणून रिहायड्रेट, रिप्लेनीश, रिपेअर, रिकव्हर आणि याच क्रमाने पाणी, केळे डावलून प्रोटीनवर उडी मारू नका. ग्लायकोजन नसेल तर शरीर प्रोटीनचे विघटन करून

ग्लायकोजनची भरपाई करते. प्रोटीनची झीज भरून काढणे, सुस्थितीत ठेवणे, वाढ करणे ही कामे एका बाजूला पडतात. केळे जे सहज करू शकते त्यासाठी प्रोटीन शेकला कामाला लावू नका. असो, एकवार उजळणी करू.

व्यायामाआधी	**कशी मदत होते/कसा फायदा होतो**
१) आदल्या रात्री किंवा ४ ते ६ तास अगोदर वरण-भात-भाजी-तूप/पोळी-भाजी-आमटी - तूप/पोहे/उपमा/परोठा/इडली-चटणी-सांबार. स्थानिक, पारंपरिक पूर्ण आहार; ज्यात कार्बज्, प्रोटीन्स, इसेंशिअल फॅट्स आहेत.	• रक्तातील साखर संथ पण ठराविक गतीने वाढते. • शरीराला यकृतात व स्नायूंमध्ये योग्य तेवढे ग्लायकोजन साठवू देते. • इसेंशीअल फॅट्स शरीराला प्राधान्याने FFA जाळण्यास (व्यायामाच्या वेळी) शिकवितात. • आपले मन वर्क आऊट करण्यास तयार होते, डुलकी काढण्यास नव्हे. • व्यायाम करताना थकवा उशिराने जाणवतो.
२) व्यायामा आधी ३० मिनिटे ताजे फळ - कुठचेही हंगामी. जास्त तीव्रतेने व्यायाम करायचा असल्यास अथवा गरम हवेत करायचा असल्यास केळे प्राधान्याने घ्या.	• यकृतातील 'ग्लायकोजनची' पातळी वाढलेली राहते. • रक्तातील साखर योग्य प्रमाणात राहते. • व्यायाम चालू केल्यावर काही मिनिटांमध्ये शरीराला 'फॅट बर्निंग' च्या स्थितीत अलगद आणते.
व्यायामादरम्यान १) बंद जागी असाल तर ५० मिनिटांहून अधिक व्यायाम नको. • साधं किंवा थंड पाणी प्या. • अधूनमधून प्या. गती कमी करा व घोट घोट प्या, घटाघटा पिऊ नका.	• क्रॅम्पस् (किंवा गोळे) न येता स्नायू आकुंचन पावतात. • तापमान नियमित होते. • शरीर गरम झाल्यामुळे होणाऱ्या दुखापती टळतात.

२) ६० मिनिटांहून अधिक व मोकळ्या जागी/हवेवर व्यायाम करत असाल पातळ केलेले मीठ घातलेले ग्लुकोजचे पाणी किंवा लिंबू सरबत (प्रक्रिया न केलेले मीठ वापरा. सोडिअम, पोटॅशिअमचे शरीरातील गुणोत्तर राखले जाते – जे शरीरातील महत्त्वाचे क्षार आहेत.)	• हृदय, मूत्रपिंडासारख्या महत्त्वाच्या अवयवांचे रक्षण. • थकवा लवकर येत नाही. 'फॅट बर्निंग' व्यवस्थित होते.
वर्क आऊट नंतर '4 R' चे पालन करा. रिहैड्रेट, रिप्लेनीश, रिपेअर, रिकव्हर पाणी, कार्ब्ज् , प्रोटीन्स, अँटीऑक्सीडन्ट्स या क्रमाने. • लांबवर धावताना बटाटा घालून केलेले सँडवीच बरोबर नेऊ शकता. घरी येऊन प्रोटीन शेक घ्या.	• शरीर कॅटबॉलीझम कडून ॲनॅबॉलीझमकडे वळते. • शरीरातील इलेक्ट्रोलाइटचा समतोल परत आणला जातो. • शरीर 'हायपोग्लायसेमीक कंडीशन' (साखर कमी होण्याच्या स्थिती) मध्ये जात नाही. • ग्लायकोजनची भरपाई त्वरेने होते. • स्नायूंच्या ऊतींची (पेशी समूह, टीश्यू) मोडतोड टळते आणि शरीर पूर्वस्थितीस लवकर येते. • अँटीऑक्सिडण्ट्स फ्री रॅडीकलमुळे होणाऱ्या अपायांना रोखतात. • ऊतींचे एकूणात नुकसान कमी होते. टॅनिंग (त्वचा काळवंडणे, चेहऱ्यावर मुरुम किंवा पुटकुळ्या येणे) कमी होतात.

शरीराला इंधन व्यवस्थित न मिळाल्यास 'एक्सरसाइज परफॉर्मन्स्' वर परिणाम होतो. फक्त 'कॅलरीज बर्निंग' वर परिणाम होत नाही, तर व्यायामाच्या प्रगतीतही अडथळा येतो. नियोजन केल्यानुसार व्यायामाची तीव्रता वाढत नाही. तुम्ही जिमला भरलेले पैसे, शूजवरचा खर्च सगळे पाण्यात जाते.

प्रकरणाचा सारांश

कार्डिओच्या बाबतीतले वास्तव -

- व्यायामामुळे रेस्टींग हार्ट रेट (व्यायाम करत नसताना हृदयाची गती) कमी होतो आणि हृदयाचे आरोग्य सुधारते.
- हृदयाचे आरोग्य सुधारण्यास अेरोबीक आणि अनेरोबीक दोन्ही प्रकारचे व्यायाम करावे लागतात.
- हृदय आणि फुप्फुस ही अनैच्छिक इंद्रिये असून ते TBLJ आणि स्नायूंपेक्षा मजबूत असतात.
- म्हणून हृदयाचे आरोग्य सुधारण्यासाठी स्नायूंना 'ट्रेन' केले पाहिजे.
- कार्डिओ व्यायामात प्रगती करायची असेल तर 'वेट ट्रेनिंग' करणे आवश्यक आहे. त्यामुळे पुढील फायदे होतील.

१) TBLJ आणि स्नायू मजबूत करा, त्यांना जास्त भार पेलू द्या.

२) त्यामुळे 'अनेरोबीक पाथवे' ला प्रेरणा मिळते. त्याचा परिणाम हृदय-फुप्फुसाच्या मजबुतीवर, VO_2 मॅक्स वर आणि लॅक्टेट थ्रेशोल्डवर होतो.

३) शरीर प्राधान्याने 'फॅट' इंधन म्हणून वापरायला शिकते आणि ग्लायकोजन अनेरोबीक पाथवेसाठी राखून ठेवते.

- लॅक्टेट थ्रेशोल्डला ट्रेनिंग केल्यामुळे वेग आणि क्षमता दोन्ही वाढते व अशा रितीने लॅक्टेट थ्रेशोल्डमध्ये वाढ होते.
- कार्डिओमध्ये प्रगती करण्यासाठी व प्रगतीची नोंद ठेवण्यासाठी FITT फॉर्म्युला आणि ट्रेनिंग डायरी वापरू शकता.
- कार्डिओचा 'फॅट बर्निंग' साठी उपयोग व्हावा यासाठी कार्बज् आणि प्रोटीन्स बरोबर इसेंशियल फॅट्सही आहारात हवे.
- कार्डिओमध्ये शरीरातील पाणी कमी न होऊ देण्याची खबरदारी सातत्याने घ्यावी लागते.
- अधिक काळ चालणाऱ्या कार्डिओ ॲक्टिव्हिटीज करताना पातळ द्रवपदार्थ घ्या.

कार्डिओ फॅट्स (कार्डिओचे खूळ)

१) कार्डिओ किंवा एरोबीक्स, नाचाबरोबर किंवा मार्शल आर्ट बरोबर, एकत्रितपणे ग्रुप ॲक्टिव्हिटी म्हणून करणे.

एखाद्या वेळेस गंमत म्हणून चालेल, पण तोच 'व्यायाम' धरणे योग्य नाही. ग्रुपमध्ये मजा येते म्हणून जरूर करा पण त्याबरोबर धावणे/सायकलिंग/पोहणे किंवा तुमच्या पसंतीचा कुठचाही अेरोबीक व्यायाम प्रकार करा. ग्रुपमध्ये प्रत्येक व्यक्तीच्या कुवतीनुसार व्यायाम घेतला जात नाही. यामुळे तुमचे लवचिकता, क्षमता, ताकद या सर्व बाबतीत 'ओव्हर ट्रेनिंग' किंवा 'अंडरट्रेनिंग' होते. परत 'शरम' हा ही मुद्दा येतो. अरे, त्या जाडजुड काकूंनी केले आणि मलाच नाही येत! यामुळे क्षमतेबाहेरच्या गोष्टी केल्या जातात ज्यामुळे अपाय संभवतो.

तुम्हाला खरंच नाचायचेय? नाचा की मग! एक 'कीक' (लाथ) मारायचीये? मारा खुशाल! झेन मास्टर्स उभे राहताना मांड्या कशा स्थिर करतात ते शिकायचेय? शिका! कालारीपयडु ही साऊथ इंडियन मार्शल आर्ट आत्मसात करायचीये? जरूर करा! पण हे सरमिसळ करण्याचे खूळ डोक्यातून काढून टाका. यामुळे जास्त कॅलरीज जळतील असे नाही. मार्शल आर्ट, नाच या कला शुद्ध स्वरूपात शिका. त्यात परत 'वजन घटविण्याचा' हव्यास कशाला? असे एकत्र केल्यामुळे पारंपारिक पद्धतीने नाच किंवा मार्शल आर्ट केली जात नाही. त्याच्या सौंदर्यात बाधा येते आणि नुसता घाम निघतो. 'कॅलरी बर्निंग' च्या पलीकडेही शेवटी बऱ्याच गोष्टी आहेत ना!

झुंबा

तुम्हाला माहिती व्हावे म्हणून सांगते. झुंबा या नाचाच्या जन्माची गोष्ट. एकदा मुख्य इन्स्ट्रक्टर (सूचना देणारी व्यक्ती) त्याच्या टेप्स् आणायला विसरला. त्यामुळे त्याच्याकडे असलेल्या वेगवेगळ्या टेप्सूवर त्याला भागवावे लागले. मग त्यांनी विविध नाचाचे प्रकार, मार्शल आर्ट्स आणि 'लंजेस' सारख्या हालचाली संगीताच्या तालावर बसवून

करावयास सांगितल्या; पण तो गाण्यावर नृत्य बसविण्यात तरबेज असल्यामुळे वर्गातले विद्यार्थी खूश झाले. यथावकाश त्यात सुधारणा केल्या गेल्या. शरीराला आकार, मजबुती देण्याच्या दृष्टीने काही नव्या युक्त्या वापरल्या; पण मुख्यत्वेकरून बदल तसेच गंमत म्हणून तो वापरला गेला आणि तो तसाच असावा. तुम्हाला खरोखरी झुंबा नाच आवडत असेल तर परदेशी गेल्यावर नेहमीचे 'वॉक' घेणे विसरा आणि आफ्रिकन व्यक्तीच्या सूचनांबरहुकूम 'झुंबा' करा. मग कळेल तुम्ही इथे झुंबा करता तो कसा – 'पानी कम चाय' आहे ते!

२) 'फॅट' जाळण्यासाठी रिकाम्या पोटी 'कार्डिओ' करणे

वर्कआऊट च्या आधी कार्बज् खाण्याचे महत्त्व आधीच सांगितले आहे. हे पहा, तुम्ही स्थूल असाल तर 'मेहनत' करून तुम्ही ते स्थूलत्व मिळवले आहे. ठराविक आहार घ्यायचा (दोन खाण्यांमध्ये भरपूर अंतर, खायला लागले की कुठे थांबावे ते न कळणे), व्यायाम करायचा नाही, एरवीही फार ॲक्टिव्हिटी (हालचाली) नाहीत (त्यासाठी तुमच्याकडे कारणेही तयार असतील.) अनेक वर्षं दुर्लक्षित झालेले तुमचे शरीर असते. एकदा स्वत:कडे दुर्लक्ष करायची सवय लागली की, शरीरही 'फॅट' जाळण्यास विसरते. आता इतकी वर्षं जमा केलेली चरबी जाण्यास काही महिने लागणारच! एखादा कसलेला क्रीडापटू रिकाम्या पोटी 'फॅट' जाळू शकेल; कारण शरीराला त्याची माहिती असते; पण सामान्यांनी प्रयत्न केले तर रिकाम्या पोटी व्यायाम होणार नाही आणि अमूल्य अशा स्नायूंची झीज होईल; म्हणून रिकाम्या पोटी कार्डिओ नको. तीन वर्षं सातत्याने ट्रेनिंग घेतल्यावर फार तर तसा विचार करू शकता.

३) 'वेट लिफ्टिंग' पूर्वी कार्डिओ

हे खरं तर सहज कळण्याजोगे आहे – स्ट्रेन्थ ट्रेनिंगपूर्वी कार्डिओ नकोच. कार्डिओमध्ये इंधन म्हणून कार्बज्, फॅट आणि प्रोटीन स्नायूंच्या आकुंचनासाठी वापरले जातात. परंतु वेट ट्रेनिंगमध्ये फक्त ग्लायकोजन वापरले जाते कारण

ते अनेरोबीक प्रकारात मोडते. (तुमचे रेप्स् ८-१२ इतकेच असून त्याहून जास्त नाहीत असं मी समजते.) आता जर तुम्ही ट्रेडमील वर १०-२० मिनिटांमध्ये ग्लायकोजन संपवून टाकले तर वेट ट्रेनिंग तुम्हाला तुटपुंज्या किंवा शून्य ग्लायकोजनवर करावे लागेल.

अर्थात, तुम्ही तुमच्या स्नायूंच्या क्षमतेपेक्षा कमी वेट्स (वजन) उचलून ट्रेनिंग कराल. परिणामी व्यायामादरम्यान कमी कॅलरीज जळतील. (इंधन कमी म्हणून स्नायूतंतूंचा अंतर्भाव कमी) आणि म्हणून 'आफ्टर बर्न' कमी. सोप्या शब्दांमध्ये सांगायचे तर अनेरोबीक मध्ये व्यायामाची तीव्रता जितकी कमी, तेवढे व्यायामानंतर 'आफ्टर बर्न' कमी.

मग तुमचा ट्रेनर तुम्हाला 'कार्डिओ' का करण्यास सांगतो? मुख्य कारण म्हणजे तुम्ही उशिरा पोचता आणि ट्रेनरना 'नाही' कसे म्हणायचे ते कळत नाही. मग एखादी व्यक्ती समजा ११ म्हणजे बरोबर ११ वाजता आली तरी ट्रेनर आधीच्या 'स्लॉट' मध्ये आलेल्या व्यक्तीबरोबर व्यग्र असतो. ती वेळेवर आलेली व्यक्तीही तडजोड करते आणि ट्रेनर मोकळा होईपर्यंत ट्रेडमीलवर कार्डिओ करते. वेळ दुपारची असल्यामुळे १०-१५ मिनिटे इकडे-तिकडे चालून जाते. ट्रेनरला कोणी खडसावून म्हणत नाही की, मला रोज असे का थांबावे लागते? एक तासापेक्षा जास्त वेळ जिममध्ये मिळतो म्हणून तक्रार कशाला ? अशी मनोधारणा होते. ही गोष्ट 'फॅट बर्निंग' ला मात्र मारक ठरते.

काही वेळा ट्रेनर्स् सुरुवातील ३०-४० मिनिटे वेट ट्रेनिंग करायला सांगतात आणि मग तास पूर्ण व्हावा म्हणून कार्डिओ करण्यास सांगतात. याची खरी गरज नाही. तुम्ही 'स्ट्रेन्थ ट्रेनिंग' प्रकरणात वाचलेय की ६० मिनिटांच्या आतच 'स्ट्रेन्थ ट्रेनिंग' पूर्ण व्हायला हवे; पण इंधनच्या दृष्टिकोनातून कार्डिओ स्ट्रेन्थ ट्रेनिंगच्या आधी करण्यापेक्षा नंतर केलेले परवडेल (पण तरी हे आदर्श नाही.)

कार्डिओ-वारंवार विचारले जाणारे प्रश्न

प्र. - रस्त्यावर धावणे चांगले का ट्रेडमीलवर?

उ. - पिवळा टी-शर्ट चांगला का गुलाबी? तुम्हाला जो आवडतो

तो चांगला, बरोबर? तुम्हाला ज्यामुळे वेळ सत्कारणी लागला असे वाटते व आवडते ते करा. व्यक्तिश: मला ट्रेडमीलवर धावायला व रस्त्यावर सायकलिंग करायला आवडते; पण ती माझी पसंती आहे, दुसरे काही नाही. फक्त ट्रेडमील उत्तम प्रतीची वापरा आणि नियमित सर्व्हिसिंग करा (सुस्थितीत ठेवा.)

तुमच्या वजन पेलणाऱ्या सांध्यांसाठी काय चांगले आहे? तर उतरत्या क्रमाने वाळू, गवत. अगदी चिखलाचा रस्ता सुद्धा. नंतर ट्रेडमील किंवा रस्त्याचा नंबर लागतो. आजकाल मिळणाऱ्या ट्रेडमीलमध्ये कधीकधी 'इनबिल्ट कुशन' (उत्पादनाच्या वेळेसच गादी) बसविलेले असते. त्यामुळे रस्त्यांपेक्षा ट्रेडमील बरी पडते.

प्र. – मला नेहमी अेरोबीक/कार्डिओ/लाँग रन नंतर डोकेदुखी/ सायनसचा त्रास होतो.

उ. – म्हणजे तुम्ही चालते-बोलते हायपोग्लायसेमिआ (रक्तातील साखर कमी) व हृदयाला इजा होणाऱ्या क्रीडापटूचे उदाहरण आहात. व्यायाम बंद/मोकळ्या जागी कुठेही करत असलात तरी मध्ये-मध्ये घोट-घोट पाणी प्या, पातळ लिंबू पाणी/ग्लुकोजचे पाणी प्या. '4 R' विसरू नका. व्यायामाआधी अधिक काळ 'वॉर्म अप' आणि नंतर अधिक काळ 'कुल डाऊन' करा. त्रास बंद होईपर्यंत व्यायामाची तीव्रता आणि वेळ दोन्ही कमी करा. नंतर हळूहळू क्षमता वाढवत न्या.

प्र. – लांबवर धावल्यानंतर मी काय खाऊ? कारण तेव्हा माझ्याजवळ 'पोस्ट वर्क आऊट मील' (वर्क आऊट नंतरचा आहार) नसते.

उ. – थोडी खारीक आणि बेदाणे खिशात ठेवा आणि 'कुल डाऊन' नंतर स्ट्रेचिंगच्या वेळेस ते तोंडात टाका. मला व्यक्तिश: बटाटा घातलेले सँडवीच आवडते. घरी जाण्यापूर्वी यातील काहीतरी खा. म्हणजे इजा/ अपघात टळेल. घरी गेलात की, आंघोळीपूर्वी पेपर वाचा, प्रोटीन शेक प्या म्हणजे '4 R' चे पालन होईल.

प्र. – शूज न घालता धावले तर काय होते?

उ. – तुम्ही कसलेले खेळाडू नसाल तर असा विचारही नको. म्हणजे तुम्ही मॅरॅथॉन ४ तासात आणि हाफ मॅरॅथॉन २ तासात धावणाऱ्यांपैकी असाल तर 'शूज' पाहिजेतच. वजन पेलणाऱ्या सांध्यांना तुमचं वजन खूप काळ वहावे लागते, शूज घातलेले असले की त्यातील गादीमुळे वजन पेलणाऱ्या सांध्यांना धक्का बसत नाही. घरात अनवाणी चाला, गवत तसेच वाळूवरही चालू शकता पण रस्त्यावर? शूज हवेतच.

प्र. – आठवड्यातून दोनच दिवस मी 'वर्कआऊट' साठी काढू शकतो, मी कशी व्यायामाची आखणी करू?

उ. – नक्कीच स्ट्रेन्थ ट्रेनिंग करावे. कार्डिओकडे दुर्लक्ष होऊ नये म्हणून 'अप्पर बॉडी' चे ट्रेनिंग झाल्यावर २० मिनिटे सायकल किंवा 'इझी रन' करा. वेट ट्रेनिंग करताना ग्लायकोजन वापरले जाईल पण ते कमी झाले तरी कार्डिओ दरम्यान 'फॅट' ही वापरले जाऊ शकते; म्हणून वेट ट्रेनिंग नंतर कार्डिओ करता येईल. अशा पद्धतीने तुम्ही अेरोबीक पाथवे मध्ये हळूहळू वाढ करता आणि त्यासाठी आणखी एखादा दिवसही राखून ठेवावा लागत नाही.

प्र. – मला कार्डिओ कंटाळवाणे वाटते, म्हणून मी ते टाळतो; पण माझ्या मनात कधीकधी येते की माझ्या हृदयाच्या मजबुतीचे काय?

उ. – तुम्ही गांभीर्याने 'वेट ट्रेनिंग' करत असलात आणि बऱ्यापैकी 'वेट्स' उचलत असाल (पाय, पाठ, छाती हे मोठे स्नायू वापरून) तर त्यामुळे श्वसन व हृदयाची गती जलद होते. वेट ट्रेनिंग हृदयाला होणारे फायदे यासाठी प्रसिद्ध सर्वज्ञान नसेलही; पण नक्कीच ती वस्तुस्थिती आहे. म्हणून काळजी करू नका. तुमचं हृदय या व्यायाम निवडीबद्दल तक्रार करणार नाही किंवा आकाराने लहान होणार नाही. अेरोबीक 'कंटाळवाणे' होण्याचे कारण म्हणजे 'अेरोबीक पाथवे' ला आव्हानात्मक होईल असे न करणे. तुम्ही FITT तत्त्व आचरा, एक्सरसाइझची नोंद ठेवा आणि बघा, तुम्हाला कार्डिओ आवडू लागेल.

प्र. – मी केनियन ॲथलेट्सचा 'ट्रेनिंग प्रोग्रॅम' यंदा मॅरॅथॉनसाठी घेत आहे, चालेल का?

उ. – केनियन किंवा कुठच्याही अन्य प्रस्थापित ॲथलेट्सचा प्रोग्रॅम घेणे ही चूक आहे कारण तुमची आजची 'फिटनेस लेव्हल' तुम्ही दुर्लक्षित करताहात. बहुतांशी केनियन धावपटूंना धावण्याचा इतिहास असतो – शाळा ते घर, एका गावातून दुसऱ्या गावाकडे तर कधीकधी जीव वाचविण्यासाठी. तुम्ही अशा परिस्थितीला कधीच सामोरे गेले नसता. जेव्हा ते ताकद वाढविण्यासाठी पर्वतावर धावतात, क्षमता वाढविण्यासाठी दिवसातून तीन वेळा 'वेट ट्रेनिंग' करतात तेव्हा त्यांचे वजन, वेग, ताकद, VO_2 मॅक्स इ. बदलांना अनुकूल होऊ शकतात. म्हणून तुम्ही पायाभूत गोष्टींवर लक्ष केंद्रित करा. आपल्यासारख्या शहरवासियांना रोज धावणेही झेपत नसते. आळीपाळीने एनर्जी सिस्टीम्स् वापरा. क्रमाक्रमाने वाढवत न्या. एक दिवस स्ट्रेन्थ ट्रेनिंग करा आणि एखादा दिवस स्ट्रेचिंग आणि विश्रांतीसाठी राखून ठेवा. दर आठवड्याला १० % पेक्षा जास्त अंतर वाढवायचे नाही. आणि हो, धावा, धावण्यातल्या आनंदासाठी धावा. दुखापती होऊ नयेत अशी काळजी घेऊन धावा.

प्र. – प्रवासात असताना कसे 'सातत्य' टिकवू?

उ. – प्रवासात नसताना 'सातत्य' आहे का तुमचे? जर असेल तर प्रवासाला गेल्यावर बिनधास्त रहा. जिथे गेला असाल तिथे आसपास भटका. त्या जागेची चांगली माहिती होईल. तिथले समाजजीवन, संस्कृतीची ओळख करून घ्या. नेहमीच्या 'कॅलरीज बर्निंग' पेक्षा यात खूप मजा येईल. तुम्ही जर उद्योग – धंद्यासाठी फिरत असलात तर छानपैकी 'मसाज' घ्या. निवांतपणे राहणे, आरामात असणे हे पण 'फॅट बर्निंग' साठी महत्त्वाचे असते. एरोबीक पाथवे, आठवतेय का? 'स्ट्रेन्थ ट्रेनिंग' करायचे असले तरी हॉटेलमधील जिममध्ये फार मशीन्स् नसतात. असली तरी दुरावस्थेत असतात. जिम बेसमेंट नाहीतर एखाद्या कोपऱ्यात असते. जिमला सावत्रपणाची वागणूक मिळते. हॉटेल इंडस्ट्रीत सर्वांत कमी पगारावर 'जिम ट्रेनर' असतो म्हणून जीमचा विचार सोडून द्या. क्लब्ज्मध्येही परिस्थिती वेगळी नाही. खरं तर क्लब्ज्मुळे

‘फिटनेस कल्चर’ वाढायला हवे पण तसे दिसत नाही. ‘बँकेट्स (मेजवानीची जागा) समोर गार्डन्स् आणि स्विमिंग पूल्स् असतात तर जिम्स् बेसमेन्ट (तळघर) मध्ये आणि ट्रेडमील्सची तोंडे भिंतीकडे किंवा आरशाकडे.

बरं, बरं, करायचेच असेल काही तर योगासने किंवा सूर्यनमस्कार; कशी कल्पना आहे? मात्र प्रवासात नसताना एखाद्या योगप्रशिक्षकाकडून ती चांगली शिकून घ्या व मग करा. चला आता, आपण ‘योग’ प्रकरणाकडे वळू या.

५

योगाभ्यास – पुनर्विचार आणि पुनर्साधना

योगविद्येचे विद्यार्थी म्हणून राहायचे का ग्राहक व्हायचे ही निवड तुम्हाला करायची आहे – बीकेएस अय्यंगार

योगविद्येचा संक्षिप्त इतिहास

कोणे एके काळी भारत हा ऋषिमुनींचा देश होता व योगावर आधारित अशी त्यांची जीवनशैली असे. तेव्हा कोणी योगवर्गाला जात नसे. त्याला काही आकर्षक नावे नव्हती. कोटी रुपयांची उलाढालही योगाच्या नावाने होत नसे. ताण-तणाव, पाठदुखी, अस्थमा वगैरे दुखण्यांपासून तत्काळ सुटका, अशी ग्वाही कोणी देत नसे. प्रत्येकजण आपापल्या परीने योगसराव करीत असत व तो त्यांच्या दिनचर्येचा अविभाज्य भाग असे.

यानंतर खूप काळ लोटल्यावर, तरीही बऱ्याच वर्षांपूर्वी गझनीच्या महमदने भारतावर स्वारी केली. त्याच्या विश्वासू सहकार्याने, अल् बेरूनीने, त्याला योगाच्या हस्तलिखितांना, निदान त्यांचे भाषांतर 'अरेबीक' मध्ये होण्यापूर्वी तरी, हात न लावण्याचे बजावले. अल् बेरूनी गझनीच्या टोळीमधून (गँगमधून) आला होता. हिरे-माणके किंवा भारत साम्राज्यात विलीन करण्यापेक्षा सुद्धा जास्त मोलाची त्याला ही हस्तलिखिते वाटत होती. अल् बेरूनी अनेक भाषांमध्ये पारंगत होता. इस्लाम धर्माची त्याला सखोल समज होती. अल् बेरूनीचे काम संस्कृत भाषा व भारतीय संस्कृती शिकण्याचे होते. याला दोन कारणे होती –

अ) भारताच्या पाळेमुळे खोलवर रुजलेल्या संस्कृतीचा आदर केला जात असे आणि त्यामुळे हल्ला करण्यासही बिचकत असत.

ब) या संस्कृतीतील जे अनुकरणीय असेल ते भाषांतर करून आपल्या देशात न्यायचे होते.

पातंजलीच्या योगसूत्रांचे भाषांतर सर्वप्रथम 'अरेबीक' मध्ये झाले. परदेशी लोकांच्या ते आवाक्यात आले. स्वामी विवेकानंदांच्या 'My brothers and sisters' या सुप्रसिद्ध भाषणाअगोदर बराच काळ आधी हे घडले. आजही अल् बेरूनीचे भाषांतर सर्वोत्तम आणि अस्सल मानले जाते. याची कारणे म्हणजे पर्शियन आणि इस्लामिक संस्कृती १९६ संस्कृत श्लोक भाषांतर करण्याइतकी समृद्ध होती व भाषांतरकाराला आसने, प्राणायाम इ. बाबत सखोल समज होती व तो मनापासून सरावही करत असे.

मोगलांनी सुद्धा भाषांतर करून हे ज्ञान त्यांच्याकडे नेले. मात्र इथे भारतात दैनंदिन जीवनातून त्याची पिछेहाट होऊ लागली. दूरस्थ गावांमध्ये हिमालयात त्याची रवानगी झाली. त्या सुमारास स्वामी विवेकानंदांनी केलेल्या सुप्रसिद्ध भाषणामुळे पाश्चिमात्य लोक योगविद्येकडे आकर्षिले गेले. इथे ब्रिटिशांनी 'आधुनिक' शिक्षण पद्धती राबविण्यास सुरुवात केली ज्यात आसनांच्या सरावाला जागा नव्हती. ज्ञानेंद्रियांवर, विचारांवर, श्वसनावर नियंत्रण किंवा ताबा ही 'प्रगती' समजली जात नव्हती. पुरुष-प्रकृती इ. संबंधींचे ज्ञान यश प्राप्तीसाठी आवश्यक नव्हते.

शिक्षणाला वेगळा अर्थ मिळत गेला आणि पदव्या मिळवणे म्हणजे यश (पैसा, मान्यता इ.) असे समीकरण झाले. स्थानिक गोष्टींचे, त्यात योगाधारित जीवनशैलीही आली, पद्धतशीर उच्चाटन करण्यात आले. नवीन भाषा, पद्धत, मूल्ये रुजवण्यात आली. आपण लॉर्ड मॅक्युलेचे वंशज झालो. पाश्चिमात्यांचे अनुकरण करू लागलो. स्थानिक मूळच्या गोष्टींकडे तुच्छतेने पाहू लागलो. सन १८३५ पासून भारतीय पवित्र जीवन पद्धती, शिक्षण पद्धती, (गणित, खगोलशास्त्र, संस्कृत, योगविद्या, तत्त्वज्ञान इ.) आणि आध्यात्मिक वृत्ती यांचा ऱ्हास होऊ लागला. विवेकानंदांचे भाषण १८९३ मधले आहे. बादशहाने अमानुष पद्धतीने उद्ध्वस्त केलेली देवळे, संस्कृती, हस्तलिखिते इ. ने अल् बेरूनी खूप अस्वस्थ झाला. अल बेरूनी हा या गोष्टींचा प्रत्यक्ष साक्षीदार नव्हता. या गोष्टी ब्रिटिशांनी फार लबाडीने, पटकन लक्षात येणार नाहीत अशा पद्धतीने केल्या.

असो, इतिहास हा माझा विषय नव्हे. मी स्पोर्ट्स न्युट्रीशनीस्ट/फिटनेस कन्सलटन्टच्या दृष्टिकोनातून लिहिते. परिपूर्ण योगविद्या आता फक्त पोट कमी

करणे, पांढरा प्रकाश दिसणे, लवचिकता वाढविणे, दूरदर्शनच्या माध्यमातून प्राणायाम शिकणे इ. पुरती सीमित झालेली मी पाहत आहे. **खरंच, ब्रिटिशांनी आणि मोगलांनी मिळून जो नाश घडवला त्याहीपेक्षा भयंकर नाश आपण करत आहोत, याचं कारण आपले अज्ञान आणि सगळ्या गोष्टी घाईने मिळविण्याची धडपड हे आहे; आपल्याला मग प्रलोभने दाखवून कोणीही उल्लू बनवू शकते.** आपण आपल्या संस्कृतीचा, परंपरेचा ज्या तऱ्हेने ऱ्हास केला ते पाहता गझनी आणि मॅक्युले कमीच पडले म्हणायचे!

तर मला काय सांगायचेय? योगासने केल्यामुळे वजन कमी होईल ना? हो, हो, होईलच; पण वजन कमी आणि सतेज कांती होण्याव्यतिरिक्तही अनेक फायदे मिळतील. बदल हा अपरिहार्य असून कोणीही इथे कायमचे वास्तव्य करणार नाही हे समजण्याची बुद्धी, दृष्टी तुमच्याकडे येईल. तुमच्या जीवनाला मार्गदर्शक अशी ही विद्या असून तुम्ही जाणाल की, शरीराचे वय होते; तुमचे नाही. 'बोटॉक्स' ची आवश्यकताच नाही.

तरीही योगविद्या तगून राहिली

शिक्षणाने उरलीसुरली योगविद्याही संपुष्टात जायच्या मार्गावर होती, तरीही ती घराघरात आणि मनामनात रुजलेली होती. एखादी गोष्ट इतकी हृदयात कोरलेली असते, जनुकांमध्ये घट्ट रोवलेली असते की ती कुठेतरी, कशीतरी प्रकट झाल्याशिवाय राहत नाही. आजी-आजोबांचे लग्नातले फोटोज् पाहिलेत (ते असावेत अशी आशा?) पुरुष नेहमी स्त्रीच्या उजव्या बाजूला उभा असतो. याचं कारण पुरुषाची ऊर्जा उजव्या नाकपुडीतून वाहते तर स्त्रीची डाव्या नाकपुडीतून वाहते. फोटोसाठी उभे राहताना सुद्धा योगविद्येचा आसरा घेतला जात असे. योगविद्येनुसार खाणे-पिणे, जगणे-मरणे (मुलाबाळांच्यात, कोणावर आर्थिक, भावनिक बोजा न होता) सर्वांना हवेसे वाटत असते. हे सगळे कुठेतरी आपल्यामध्ये झिरपलेले आहे. योगविद्येत त्याला 'संस्कार' असे म्हणतात. हे मनावर कोरलेले संस्कार एका पिढीतून दुसऱ्या पिढीकडे आपोआप जातात.

‘संस्कारांचे टिकून राहणे’ हे जीवनात मिळालेले वरदान आहे आणि हे ‘अहिंसेच्या’ नियमानुसार घडते. (संस्कारांची हिंसा होत नाही, ते पुसले जात नाहीत). भारतीय जीवनशैलीचा ‘अहिंसा’ हा एक महत्त्वाचा ‘यम’ (म्हणजे बंधनकारक) आहे. योगीक जीवन जगण्यास यम आचरावे लागतात.

‘योग’ संदर्भातील विविध विचारप्रणाली

हल्ली अर्थातच आपण ‘योग’ म्हणजे फक्त शारीरिक कसरती किंवा वजन घटविण्याचे साधन किंवा खास व्यक्तींसाठीच असलेले असे समजतो. मला तर वाटतं भारताचे दोन भाग केले, तर एका भागातील लोक ‘पातंजली म्हणजे दूरदर्शनवर बघतो ते’ असे समजणारे आहेत तर दुसऱ्या भागातील लोक स्टायलीश ट्रॅक्स घालून परदेशी स्त्रियांनी चमकदार नावे देऊन चालविलेल्या योगवर्गाला जाणारे आहेत. पण हो, भारतात एक तिसरा भागही आहे ज्यातील लोक टीशर्ट-ट्रॅकपँटमध्ये खोचून, हवेशीर खोल्यांमध्ये, कडक पृष्ठभागावर योगासने करतात आणि त्यांचे शिक्षक कडक शिस्तीचे, डोक्यात हवा न गेलेले, योगकौशल्याशी प्रामाणिक असतात. हे योगवर्ग ‘हठयोग प्रदीपिका आणि पातंजली योग सूत्रे’ या प्राचीन पुस्तकांमधली तत्त्वे मानणाऱ्यांपैकी असतात.

जेव्हा योगविद्या हिमालयात गेली तेव्हा तेथील गुरुंनी ती शिष्यांना दिली व शिष्यांना पुढे ती फक्त लायक विद्यार्थ्यांना द्यावी असे सांगितले. ‘लायक’ विद्यार्थी म्हणजे जे ‘परिणामा’च्या आशेने योगविद्या शिकत नाहीत. अलिप्त भावनेने, पूर्ण विश्वासाने शिकतात आणि ‘सराव’ म्हणजे काय ते जाणून दैनंदिन जीवनात त्याचा अंतर्भाव करतात; असे विद्यार्थी मिळणे कठीण असल्यामुळे त्यातील काही तंत्रे, रुढी शिक्षकांबरोबर नामशेष झाल्या. ही अमूल्य विद्या, ऐऱ्यागैऱ्याच्या स्वाधीन करून तिचा विपर्यास होण्यापेक्षा किंवा फार सौम्य होण्यापेक्षा, संपलेली बरी असे त्यांना वाटत असावे. थोडंफार आपण पाहतोच की तंत्रयोग म्हणजे फक्त ‘लैंगिक क्रिया’ असे समजले जाते; त्याचा खरा अर्थ खूप वेगळा, शारीरिक संभोगाच्या पलीकडचा आहे.

पातांजली आणि अष्टांग योग

भारतावर इतर कोणी स्वारी करण्याच्या शेकडो वर्षांआधी पातंजली मुनीने योगविद्या लिखित स्वरूपात आणली. त्या काळी प्रचलित असलेले योगविषयक ज्ञान आठ पायऱ्यांच्या स्वरूपात सांगितले. त्याला अष्ट-अंग म्हणजेच अष्टांग योग म्हणतात (त्यांच्या 'योग सूत्रे' मध्ये). नावाप्रमाणेच याची आठ विविध अंगे आहेत. योगाभ्यासात प्रगती करण्यासाठी आजही ते मार्गदर्शक ठरते.

१) यम - स्वत:वर घालावयाची बंधने. पातंजलीने उद्धृत केलेली अष्टांगे पुढीप्रमाणे -
   - अहिंसा - कुठच्याही प्रकारची हिंसा न करणे.
   - सत्य - प्रामाणिक असणे.
   - अस्तेय - चोरी न करणे.
   - ब्रह्मचर्य - शुद्ध आचरण, तारतम्याने वागणे.
   - अपरिग्रह - संचय टाळणे. (गरजेपेक्षा जास्त वस्तुंचा).

२) नियम - एकूण पाच नियम सांगितले आहेत.
   - शौच - स्वच्छता आणि शुचिर्भूतता.
   - संतोष - समाधान.
   - तपस - शिस्तबद्ध असणे.
   - स्वाध्याय - स्वत: अभ्यास करणे.
   - ईश्वरपरिधान - ईश्वर चरणी लीन होणे.

३) आसने - शरीराच्या विविध आकृतीबंधांमार्फत शरीराला शिस्त लावणे.

४) प्राणायाम - श्वासावर नियंत्रण.

५) प्रत्याहार - ज्ञानेंद्रिये अंतर्मुख करणे.

६) धारणा - एकाग्रता.

७) ध्यान - संपूर्ण अलिप्तता.

८) समाधी - आत्मोन्नती.

आपण 'आसनांचे' काळाबरोबर काय झाले तिकडे वळू या.

८४ लक्ष आसनांपैकी (८४ लक्ष योनी आहेत. प्रत्येकी १ अशी) जेमतेम ८४ आसने टिकून आहेत. यातली डझनभर आसनेसुद्धा आपण करू शकत नाही. इतकेच नव्हे तर त्यांची नावेही लक्षात राहत नाहीत. ऋषिकेशचे स्वामी शिवानंद आणि म्हैसुरचे कृष्णाम्माचार्य ह्या दोन गुरुंनी मशाल पुढे आणली आणि जगभरात अनेक विद्यार्थी तयार झाले. कुठचाही अभिनीवेश न घेता शिकवणारे बहुसंख्य योगशिक्षक या दोघांशी कुठेतरी नाते जोडून आहेत. अर्थात, हे दोघेच होते असे म्हणणे चुकीचे व इतरांवर अन्यायकारक ठरेल. आणखीही अनेक गुरू आहेत ज्यांनी योगविद्येचे मर्म उलगडून दाखवून योगप्रसार केला. त्यांच्या अनेक संस्था उदा. रामकृष्ण मिशन, चिन्मयानंद, स्वामी रामा इ. आज नावारूपाला आल्या आहेत.

स्वामी शिवानंद आणि कृष्णम्माचार्य यांचे नावाजलेले विद्यार्थी आणि त्यांनी स्थापन केलेल्या संस्था याबद्दल थोडक्यात –

गुरू/वंशप्रमुख	**विद्यार्थी–स्थापलेल्या संस्था**
स्वामी शिवानंद	स्वामी सत्यानंद–बिहार स्कूल ऑफ योगा
	स्वामी विष्णुदेवानंद–योग वेदान्त फॉरेस्ट ॲकॅडमी
	स्वामी चिदानंद – डीव्हाइन लाइफ सोसायटी, ऋषिकेश.
कृष्णम्माचार्य	पट्टावी जॉयस – अष्टांग किंवा म्हैसूर स्टाइल
	बीकेएस अय्यंगार – विविध साधने (उदा. खुर्ची, पट्टा इ.) वापरून योगासने मुख्य संस्था – पुणे.
	देसीकरचार – विनी किंवा नाद योगा, मुख्य संस्था चेन्नईला आहे.

या दोन विद्वान गुरूंना विविध विशेषणांनी संबोधले जाते. उदा. कृष्णम्माचार्यांना 'द फादर ऑफ मॉडर्न योगा' असे म्हटले जाते. एवढं मात्र नक्की की, हे दोन्ही गुरू भारतातील समस्त योगविद्येचे भांडार आहेत. त्यांच्या शिक्षणाचा प्रभाव कुठच्याही योगवर्गात दिसून येतो. तो वर्ग सांताक्रुझला असो की सॅन होझे मध्ये!

वेगवेगळ्या योग संस्थांची माहिती मी पुढे देत आहे. त्यांची कार्यपद्धती, विशेषता जाणून तुम्ही तुमच्या योगवर्गाची निवड करू शकता. माझ्या मर्यादित आकलनशक्तीच्या आधारे मी हे सांगतेय याची कृपया नोंद घ्या.

योगा स्कूल	मेन सेंटर	विशेषता/कशासाठी प्रसिद्ध
योग वेदान्त फॉरेस्ट ॲकॅडमी – स्वामी विष्णुदेवानंद	नय्यर डॅम, केरळ	• १२ सहज करण्याजोगी पायाभूत आसने. • प्रत्येक क्लासमध्ये प्राणायाम शिकवतात. • मंत्रोच्चारास प्रोत्साहन. • योग प्रशिक्षक होण्यासाठी करण्याच्या कोर्सचा कालावधी – १ महिना. • ॲडव्हान्स कोर्स – १ महिना • त्यांच्या सेंटर्स मध्ये नियमित शिक्षण मिळू शकते.
बिहार स्कूल ऑफ योगा – स्वामी सत्यानंद	मुंगेर, बिहार	• योगासंबंधी साहित्यासाठी सुप्रसिद्ध . • प्रत्येक पुस्तक संग्रह करण्यायोग्य • स्त्रियांना संन्यास घेण्यास प्रवृत्त केले

योगा स्कूल	मेन सेंटर	विशेषता/कशासाठी प्रसिद्ध
		• योगनिद्रा शिकवतात, योगनिद्रेची शिफारस करतात. (कैद्यांना सुधारण्यासाठी शिकवली.) • पायाभूत कोर्स - ४ महिने. • मुंगेर, बिहार येथे नियमित वर्ग चालतात.
डीव्हाइन् लाइफ सोसायटी - स्वामी चिदानंद मार्ग	ऋषिकेश, उत्तराखंड	• वेदान्त आणि तत्त्वज्ञानावर खूप भर आहे. • योगसाधना जीवन जगण्याचा मार्ग असे मानतात व शिकवतात. • रोज सत्संग सर्वांसाठी खुला असतो. • कोणीही हॉलमध्ये जाऊन ध्यान-धारणा, मंत्रोच्चार करू शकतो. • वैद्यक सेवा, अनाथालय, शिक्षण संस्था इ. द्वारे समाजकार्य. • १ किंवा २ महिन्यांचा कोर्स उपलब्ध - फक्त पुरुषांसाठी.
अष्टांग - पट्टाबी जॉयस	म्हैसूर, कर्नाटक	• म्हैसूर/अष्टांग/विन्यासा योग म्हणून स्टाइल प्रसिद्ध. • एका आसनातून दुसऱ्या आसनाकडे त्वरेने श्वासाबरोबर जाणे.

योगा स्कूल	मेन सेंटर	विशेषता/कशासाठी प्रसिद्ध
		• बहुतेक सर्वात प्रसिद्ध योग संस्था हीच आहे. • सूर्यनमस्कार सुरुवातीला शिकवतात. • ६ भागात आसने विभागली असून विद्यार्थी स्वत:च्या कुवतीनुसार प्रगती करतात. • एखाद्या भागातील सर्व आसने उत्तम करू लागल्यावर नवीन आसन शिकवतात. • सर्टिफिकेट कोर्स उपलब्ध नाही. म्हैसूरला जाऊन शिकावे लागते. • निष्ठेने सराव करणारे विद्यार्थी शिक्षक होऊ शकतात.
अय्यंगार योगा – बीकेएस अय्यंगार	पुणे, महाराष्ट्र	• आसनांमध्ये अचूकतेचा आग्रह • आसने सर्वांना करायला यावीत यासाठी 'प्रॉप्स्' (पट्टा, खुर्ची, लाकडी वीट इ.) चा वापर • कडक शिक्षक आणि आव्हानात्मक क्लास • विद्यार्थी प्राणायाम करण्याच्या योग्यतेचा झाला तरच शिक्षक शिकवतील. • परदेशात प्रमाणपत्र देतात पण भारतात विद्यार्थ्यांमधून निवड करतात.

योगा स्कूल	मेन सेंटर	विशेषता/कशासाठी प्रसिद्ध
		• या शिक्षकांना ८ किंवा जास्त वर्षांचा अनुभव असतो. • परदेशात २-३ वर्षांत प्रमाणपत्र मिळते. • बीकेएस अय्यंगारांच्या कडक देखरेखीखाली नवीन शिक्षक पुण्यात अनुभवी शिक्षकांकडून शिकतात. • रोग निवारणासाठी खास आसने.
नादयोगा - देसीकरचार	चेन्नई, तामीळनाडू	• यालाच विनी योगा म्हटले जाते. • आसने आणि मंत्रोच्चार संयुक्त केले जातात. • वेदिक मंत्रोच्चारावर खास क्लासेस • विविध कालावधीचे कोर्सेस उपलब्ध, २ ते ३ वर्षांचे.

तुमच्यासाठी योग्य योगवर्ग कसा निवडाल? शहानिशा कशी करावी

या पुस्तकात आसने कशी करावीत ते सांगितले नाही, तसा या पुस्तकाचा हेतू नाही. त्यासाठी छान पुस्तके उपलब्ध आहेत. सर्वोत्तम आहे 'लाइट ऑन योगा' किंवा त्याचा सोपा अवतार, 'इलस्ट्रेटेड लाइफ ऑन योगा' - लेखक बीकेएस अय्यंगार. इथे तुमचा तुम्ही योगवर्ग निवडावा यासाठी मार्गदर्शन करत आहे; स्वभावानुसार, आवडीनुसार आणि सराव करताना दुखापत होणार नाही; एवढे पाहून निवड करा. प्रामाणिकपणे योगवर्ग

चालविणाऱ्या संस्था कुठल्या गोष्टी कराव्यात किंवा न कराव्यात याबाबत ठाम असतात. त्या तुमच्या माहितीसाठी देत आहे.

योग्य योगवर्ग	अयोग्य योगवर्ग
तुमचा वैद्यकीय इतिहास विस्ताराने द्यायला सांगतील.	ठराविक 'क्लास' झाले की 'हमखास विकारमुक्त' व्हाल असे सांगतील.
तुम्हाला सोईस्कर वाटतील असे कपडे घालण्यास सांगतील.	'पूर्ण फायदे' मिळण्यासाठी ठराविक रंगाचे किंवा 'ब्रँड'चे कपडे घालण्यास सांगतील.
क्लासपूर्वी हलकं खायला सांगतील – एखादं फळ किंवा जेवणानंतर २–३ तासांचा अवधी ठेवण्यास सांगतील.	सुप्स्, सॅलड्स किंवा इतर कुठचाही आहार ज्यात कार्बज् नाहीत, असा घेण्यास सांगतील. कॅलरीज मोजण्यावर भर असेल.
आसने ही आरोग्यासाठी, आत्मोन्नतीसाठी असतात. यावर भर देतील.	आसनांकडे गांभीर्याने पाहणार नाहीत.
चुकीचा प्राणायाम केल्यास काही भले होण्याऐवजी हानी होते, यावर विश्वास असेल.	त्वरीत मोक्ष प्राप्तीसाठी प्राणायाम सुचवतील.
ध्यानधारणेसाठी तन–मन तयार असावे, अशी धारणा असेल	ध्यानधारणेमुळे तुम्हाला 'प्रकाश' दिसेल अशी शिकवण देतील.

योग्य योगवर्ग	अयोग्य योगवर्ग
'बोले तैसा चाले' आचरणारे शिक्षक असतील.	शिक्षक 'ज्ञानी' 'गुरू' असल्याचा आव आणतील.
वर्गात स्वच्छता असेल, हवा खेळती असेल.	वर्गात खूप थंड किंवा खूप गरम तापमान ठेवले जाईल.
ताठ चालण्यास प्रोत्साहित करतील	चालताना 'ताठा' दाखविण्यास सांगतील.
कपालभाती 'क्रिया' म्हणून शिकवताना दक्षता घेतील.	कपालभाती अत्यावश्यक असून त्यानी 'पोट' कमी होईल असे सांगतील.
सूक्ष्म शरीरावर (तन-मनावर) होणाऱ्या परिणामांनुसार आसनक्रम असेल.	शरीराच्या अवयवांवर आधारित (छाती, पाठ, मांड्या इ.) आसनक्रम असेल

'योग' या विषयाकडे गांभीर्याने बघणाऱ्या संस्था काही मूलभूत तत्त्वे पाळतील. पुढील गोष्टी शिकवतील/पाळतील.

- यम आणि नियम पाळावयास सांगतील.
- योगविषयक ज्ञानासाठी 'आसन' ही महत्त्वाची पायरी मानतील.
- आसने कुठच्याही वयात, स्थितीत, पाळीच्या दरम्यान तसेच स्त्री-पुरुष सर्वांना करता येतात.
- आसनांमध्ये प्रावीण्य मिळवल्यावर प्राणायामाकडे वळावे. नीट लक्ष न दिल्यास प्राणायामामुळे हानी पोचू शकते.
- आसनांमधून प्राणायामाकडे किंवा प्रत्याहाराकडे वळावे.

- नुसतं स्थिर बसून, एखाद्या जागी (टिंब, प्रकाश इ.) लक्ष केंद्रित करून ध्यान, धारणा, समाधी मिळवणे शक्य नसते. यम, नियम, आसनांचा भरपूर सराव झाला की ते साध्य होऊ शकते.
- ठराविक रक्कम 'फी' म्हणून घेतल्यावर इतर कारणांसाठी पैसा मागणार नाहीत.
- एखाद्या विशेष आजारासाठी, (पाठदुखी ते कर्करोग कुठल्याही) जरी विशिष्ट आसने (इलाज म्हणून किंवा स्पेशल क्लासेसमधून) केली तरी अमुक आजाराला तमुक आसन असं समीकरण सांगणार नाहीत. सर्व आसने सर्वकाळ, निरोगी असतानासुद्धा, आवश्यक असतात.
- प्रत्येक क्लासच्या वेळेस गांभीर्याने आसने करायला प्रोत्साहित करतील.
- कफ, वात, पित्त शब्दांची पेरणी नसेल.
- असे जाणकार शिक्षक असतील की जे आपणास पुरेसे ज्ञान नाही व आणखी शिकण्यासारखे खूप आहे, असे मानतील.
- उपवास करण्यावर भर नसेल.

टेक्निकल नोट
योग आणि ऊर्जास्रोत

योगासने करताना अेरोबीक का अनेरोबीक पाथवे वापरला जातो हे सांगणे कठीण, खरं तर अशक्य आहे. बहुतेक पूर्वेकडील कला, नृत्य, मार्शल आर्ट किंवा योगासने, यामध्ये एकाच हालचालीत अेरोबीक आणि अनेरोबीक हे दोन्ही प्रकार असतात. एखादी नवशिकी मुलगी भरतनाट्यम् मधल्या adavus (सुरुवातीच्या पायाभूत हालचाली) शिकायला वर्ष घेईल; पण सरावानंतर एका तासात ती सगळ्या adavus अडावू सहज करू शकेल. नंतर याच हालचाली ती तीन वेगळ्या गतींमध्ये (सावकाश, मध्यम, चपळ) करायला शिकेल आणि असे करताना ती एकच हालचाल वेगवेगळे स्नायूतंतू, इंधन आणि ऊर्जास्रोत वापरून करेल.

आसने तशीच आहेत, जे आसन करताना तुम्हाला धडपडावे लागते, मांड्या थरथरतात तेच आसन तुम्ही विमानप्रवास किंवा 'लाँग ड्राइव्ह' केल्यावर पाठीला बरे वाटावे म्हणून करायला आतुर होता. काही वर्षांपूर्वी अशक्य वाटलेले शीर्षासन आता तुमचे विश्रांतीस्थान होते. घरी येऊन सोफ्यावर आरामात लोळत टी. व्ही. बघण्यापेक्षा ते प्रिय होते. त्यानंतर सर्वांगासन, पश्चिमोत्तासन करणे तुम्हाला आवडते. भिंतीच्या आधाराने किंवा आधाराशिवाय केलेल्या शीर्षासनात स्नायूंवर वेगवेगळे भार येतात व म्हणून वेगवेगळे ऊर्जास्रोत वापरात येतात. शास्त्रीय नृत्याप्रमाणे योगासनातही ठराविक ऱ्हिदम (ताल-विशिष्ट कालावधी) आणि शरीरस्थितीचा क्रम असतो. ऋतूनुसार तो बदलतो. म्हणून योगासनांना आपण एरोबीक किंवा अनेरोबीक एकच काही म्हणू शकत नाही.

'योग' मध्ये एकाच ऊर्जेचा उल्लेख असतो - प्राणशक्ती, दैविक जीवन शक्ती. ही शक्ती मानवाच्या आणि त्याच्या आसपासच्या भल्यासाठी शरीरात वहात असते. योगासनांमध्ये सर्व ऊर्जास्त्रोत स्नायूतंतू वापरले जातात. हेतू हा की शरीरामार्फत जीवनातील अत्युच्च साध्य 'समाधी' पर्यंत पोचता येते. आसनांची क्रमवारी, ऋतूनुसार केलेले नियोजन, सर्व वयोगटांसाठी उपलब्धता यामुळे बरेचदा योगासने लवचिकता, ताकद आणि क्षमता मिळविण्यासाठी करावयाच्या हालचाली म्हणून सीमित होतात. हे खरे असले तरी मूळ हेतू फारच वेगळा आहे.

योगसराव

आसनांचा क्रम

पारंपरिक योगवर्गात काही नियम पाळले जातात.

- स्नान करून योगवर्गात यावे.
- कुठलेही आसन करण्यास अवघडल्यासारखे होणार नाही असे कपडे घालावे
- 'प्राणशक्तीचे चक्रांमधून वहन' या पायावर आधारलेला पुरातन आसनक्रम आचरावा.

क्रम	आसन	परिणाम
प्रार्थना	पातांजली मुनींना, हठयोग प्रदीपीका, सरस्वती/गणेश, सहनाववतु, ओम, देवाचे नाव घेणे	• आसन सरावावर लक्ष केंद्रित करणे • 'सराव' समर्पित (देवांना) करणे • सरावापूर्वी आशीर्वाद घेणे
वॉर्म अप	सुप्तपादांगुष्टासन, सूर्यनमस्कार, उत्तानासन, अधोमुखश्वानासन, त्रिकोणासन आणि वीरभद्रासनासारखी उभे राहून केलेली आसने	• मन जागृतावस्थेत आणणे • रक्तप्रवाह सर्व बाजूंना नेणे • सरावाची तयारी
इन्व्हर्शनस् (उलटे होऊन केली जाणारी आसने, ज्यात डोकं खालच्या बाजूस, पाय वर असतात	साधारणपणे पुढील क्रम शीर्षासन, सर्वांगासन, हलासन नवशिक्यांना सुरुवातीला शिकवत नाहीत. सर्वांत शेवटी शिकवतात.	• खांद्यावर किंवा डोक्यावर शरीराचा तोल सांभाळणे. • 'न्युरोमस्क्युलर पाथवेज' (स्नायू व मज्जातंतूंना जोडणारे मार्ग) कार्यान्वीत करणे • मळवाटा सोडण्याची मानसिक तयारी होणे.

क्रम	आसन	परिणाम
फॉर्वर्ड बेन्ड्स (पुढे वाकून करावयाची आसने)	पश्चिमोत्तानासन जानुशिरासन, प्रसारीत पादोत्तनासन, मरीचासन,	• पाठीच्या कण्याची आणि मांडीच्या मागच्या स्नायूंची लवचिकता वाढते • क्षमाशीलता वाढते • शरीराच्या मागील बाजूच्या स्नायूंच्या हालचालींची जाणीव होते
बॅक बेन्ड्स (मागे झुकून करावयाची आसने)	भुजंगासन, धनुरासन, उष्ट्रासन, सेतुबंधासन,	• पाठीच्या कण्याचे आणि स्नायूंचे आरोग्य सुधारते • असुरक्षितता आणि भीतीवर मात करता येते. • पचनसंस्थेचे आरोग्य सुधारते.
ट्विस्ट्स (अंग पिळवटून केलेली आसने)	अर्ध मत्स्येंद्रासन, भारद्वाजासन, पार्श्वकोनासन, अनंतासन.	• पाठीच्या कण्याची लवचिकता टिकवणे/ वाढवणे • विकृत भावभावनांचा व शारीरिक विषद्रव्यांचा निचरा. • रक्तातील साखरेवर नियंत्रण, प्रजोत्पादन- क्षमतेत वाढ.

क्रम	आसन	परिणाम
बॅलन्सींग (तोल सांभाळत केलेली आसने)	काकासन, मयुरासन, वृक्षासन, अर्धचन्द्रासन.	• शरीराच्या मध्यभागातील स्नायू मजबूत होतात. • एकच पाय जमिनीवर टेकवून शरीर वर उचलण्याची क्षमता येते. • तन-मनाचा समतोल राखता येतो.
रिस्टोरेटीव्ह (शरीर पूर्वस्थितीला आणावयाची आसने)	सुप्तवीरासन सुप्तबद्धकोनासन विपरीत करणी शवासन	• तन-मन सैलावते. • तणावमुक्त होण्यास मदत. • वय होण्याची प्रक्रिया उलटवते. • रक्तप्रवाह, श्वसन पूर्वपदावर येते. • हृदयाची गती कमी होते.

उपरोक्त वर्गवारी ढोबळमानाने, शारीरिक पातळीवर केलेली आहे. खरं तर योगविद्येने आपल्या संपूर्ण संस्कृतीवर प्रभाव टाकून ती संपन्न केलेली आहे. त्यामुळे ही वर्गवारी अगदी वरवरची आहे, ह्याची कृपया नोंद घ्यावी. पण शेवटी, खूप गहन गोष्टी शिकण्यासाठी साध्या, जमण्यायोग्य गोष्टींनी सुरुवात करावी लागते हे सत्य आहे. **जीवनाला चांगली कलाटणी मिळण्यासाठी योगासने हा सहज चोखाळण्यासारखा मार्ग आहे.**

एक लक्षात ठेवा की, वरील यादी ही परिपूर्ण नसून दिशादर्शक आहे. आपल्या सूक्ष्म शरीराकडे पाहण्याचा, अंतर्मनाकडे वळण्याचा योगासने हा एक मार्ग असून एरवी आपल्या अस्तित्त्वाच्या या अंगाकडे जाण्याचा कुठलाही पर्याय नाही. तसेच वर दिलेला क्रम विद्यार्थ्यांच्या (आणि शिक्षकांच्याही)

कुवतीनुसार, वैद्यक इतिहास, धर्म, ऋतू, वय, दृष्टिकोन इ. अनेक गोष्टींनुसार बदलतो. तुम्हाला गोंधळात टाकण्यासाठी हे सांगत नाही पण तुम्हाला ठाऊक असावे की संपूर्ण जगात योगविद्या प्रसिद्ध झाली याचे कारण - योगासनांना ठराविक शरीर स्थितीची आवश्यकता नसते किंवा संख्येचे बंधने नसते.

तब्येतीची कुरबुर असो वा नसो, कुठल्याही स्थितीमध्ये ती शिकता येतात व करता येतात.

आसनक्रम पुढील गोष्टींवरही अवलंबून असतो

ऋतू : मुंबईत मे महिन्यात उन्हाळा चालू असतो तेव्हा माझे गुरू जास्त वेळ सर्वांगासन व थोडा वेळ शीर्षासन करण्यास सांगतात. त्या काळात जास्त पुढे वाकून आसने करावीत कारण त्यामुळे शरीरात थंडावा येतो, शरीरावर उन्हाळ्याचा परिणाम कमी होतो. या काळात शरीराला मागे बाक देणारी आसने अल्प वेळेसाठी करावीत.

पाळी चालू असल्यास : वर पाय, खाली डोके येईल अशी आसने करू नयेत कारण गर्भाशयातील द्रव (रक्त) नैसर्गिकरीत्या बाहेर पडण्यात अडथळा येतो. या काळात पुढे वाकून करावयाची व शवासनासारखी आरामदायक आसने करावीत.

उदास, दु:खी मन:स्थिती असल्यास : गुरू अशावेळी सेतुबंधासन, बेंचवर किंवा ब्रीक्सूवर, करावयास सांगतात कारण मेंदूकडे रक्तप्रवाह वळून उत्साही वाटते. तसेच हृदयाची गती कमी होते आणि हो, एक गुपीत सांगते, आखूड कपडे घालण्यापूर्वी विपरित करणी करा. गुडघे टोकदार, मांड्या घोटीव आणि चेहरा सतेज दिसेल.

जेट लॅग (लांबच्या विमान प्रवासामुळे येणारी अस्वस्थता) किंवा दिवसभराच्या थकव्यानंतर

अशा वेळेस 'विचरित करणी' हे आसन करावे. यामुळे शरीराच्या खालच्या भागातील विषद्रव्यांचा निचरा होतो. पचनसंस्थेला बळकटी मिळते. हृदयाची गती कमी होते आणि हो एक गुपित सांगते - आखूड कपडे घालण्यापूर्वी विपरीत करणी करा - गुडघे आकारात, मांड्या घोटीव आणि चेहरा सतेज दिसेल.

उदाहरण – नवशिक्या विद्यार्थ्यांचा आसनक्रम

जेव्हा तुम्ही योगासने सुरू कराल तेव्हा – वॉर्म अप, इन्व्हर्शन, फॉर्वर्ड बेन्ड, बॅकवर्ड बेन्ड, ट्विस्ट आणि बॅलन्स – हा क्रम उभ्या उभ्या शिकवण्यात येईल. तुम्हाला बसायची संधी जवळपास नाहीच मिळणार. शिक्षक तुमच्या चपळतेचा, लवचिकतेचा, ताकदीचा, तोल सांभाळण्याचा अंदाज घेतील व त्या आधारे क्रम ठरवतील.

उदाहरण

- अधोमुखश्वानासन – शीर्षासनाच्या किंवा सर्वांगासनाच्या ऐवजी
- प्रसरीत पदोत्तानासन – फॉर्वर्ड बेन्ड
- उत्तानासन किंवा अधोमुखश्वानासन – बॅकवर्ड बेन्ड मधले स्नायू या द्वारे वापरले जातील.
- पार्श्वकोनासन – ट्विस्टसाठी
- वृक्षासन – तोल सांभाळणे
- शवासन किंवा उत्तानासन – शरीर पूर्वपदावर आणण्यास

हाच क्रम बसून, झोपूनही अंमलात आणता येतो. यामुळे वेगवेगळ्या स्नायूयसमूहांना व्यायाम मिळतो व मज्जातंतूंना उत्तेजन मिळते.

उदाहरण – शिवानंद पद्धतीमध्ये शिकवली जाणारी १२ पायाभूत आसने

१) शीर्षासन (खाली डोके, वर पाय)
२) सर्वांगासन (खांद्यावर शरीर तोलणे)
३) हलासन (नांगरासारखी स्थिती)
४) मत्स्यासन (माशाची ढब/स्थिती
५) पश्चिमोत्तानासन (बसून पुढे वाकणे)
६) भुजंगासन (सर्प)
७) शलभासन (टोळ – ग्रासहॉपर)
८) धनुरासन (धनुष्य)
९) अर्धमत्स्येंद्रासन (पाठीचा कणा पिळवटणे)
१०) काकासन (कावळा)

११) पादहस्तासन (उभे राहून ओणवे उभे राहणे)

१२) त्रिकोणासन (शरीर त्रिकोणस्थितीत ठेवणे)

शवासन - मृत व्यक्तीसारखे पडून राहणे.

योगासने करणाऱ्या व्यक्तींसाठी आहार नियोजन

योगिक तत्त्वज्ञान मानते की, अन्नामुळे शरीर बनते (अन्नमय कोष) आणि याचा परिणाम मनावर होतो. मन कसं इच्छा/वासना ते क्रोध ते थकवा, अशा उड्या मारते ते तुम्ही रात्री चॉकलेट किंवा आइसक्रीम खाता तेव्हा अनुभवले असेल. तेवढी एक आठवण अन्नाचा तन-मनावर होणारा परिणाम कळायला पुरेशी आहे; म्हणून यावर जास्त चर्चा न करता मूळ मुद्यांकडे वळू या.

योगिक तत्त्वज्ञानाचा भर 'शुद्ध अन्नावर' आहे. म्हणजे ताजे, स्थानिक, ऋतुनुसार आणि चांगल्या भावनेने पिकवलेलेसुद्धा! अन्नाला 'देव' मानतात आणि देव चराचरात भरलेला आहे असे मानणाऱ्या व्यक्तीपर्यंत ते पोचावे. योग कॅलरीज आणि इतर जंजाळाच्या पलीकडे जाते. **अन्न हेच शरीराला प्रत्येक अनुभव देण्यास समर्थ असते** असे हे तत्त्वज्ञान मानते. अन्नाविना शरीर, मन, बुद्धी, स्मरणशक्ती, नजर, गंध, ऐकणे सगळं अशक्य आहे. शारीरिक, मानसिक, आध्यात्मिक प्रगतीसाठी अन्न आवश्यक आहे; म्हणून खाताना लक्ष केंद्रित करून अन्नाचा सर्वांगाने रसास्वाद घ्यावा. झोप येतेय म्हणून कॉफी पिणे किंवा कंटाळा आला म्हणून फ्रिझ उघडून खाणे बरोबर नाही. कितीही सूर्यनमस्कार घालून किंवा जीव जाईपर्यंत योगासने करून परिणामांची अपेक्षा धरू नका. काय, का, कसे खाता ते महत्त्वाचे आहे.

डिव्होशनने (भक्तिभावाने) खा, डिव्हाउरने (अधाशीपणाने) नको. शरीराच्या नैसर्गिक भुकेच्या भावनेकडे लक्ष ठेवा, तुम्हाला कधी खाणे सुरू करायचे व कधी थांबायचे ते आपोआप कळेल. **पोषणासाठी खा, करमणूकीसाठी नको**.

बरं, बरं, आता आहार नियोजनाकडे वळते.

क्लासला (योगवर्गाला) जाण्यापूर्वी - पोट हलकं ठेवा

हो, हलके राहू द्या, रिकामे नको. रिकाम्यापोटी गेलात तर क्लासमध्ये कोसळाल, दोषारोप मात्र अर्धचंद्रासनावर किंवा शीर्षासनावर होईल. मला कळत नाही की, हे 'रिकाम्या पोटीचे' खूळ कुठून आले. कुठल्याही पारंपरिक योगसंस्था रिकाम्या पोटावर योगासने करण्यास सांगत नाहीत; रात्रीचे जेवण मात्र लवकर म्हणजे सूर्यास्ताच्या सुमारास घेण्यास सांगतात म्हणून समजा तुम्ही ७-७।। वाजता किंवा उशिरापर्यंत काम करत असाल आणि ९ वाजता जेवत असाल तर सकाळी ७ च्या सुमाराला उठायला हरकत नाही. उठून सुकामेवा/फळं/दूध (कुठचीही पावडर न घालता/काही न घालता; मध, साखर, गूळ चालेल) वर्ग चालू होण्यापूर्वी २० ते ३० मिनिटे घ्या.

'रिकाम्या पोटी' करण्याचे खूळ 'प्राणायाम' किंवा 'ध्यानधारणा' सकाळी करणाऱ्यांनी आणले आहे. वास्तवात चटईवर बसल्याक्षणी त्यांच्या मनात विचार गर्दी करू लागतात - मोलकरीण येईल ना, शेजारणीचे काय चालले आहे, तेव्हा ती अमकीतमकी कशी वागली होती इ. कशासाठी बसलो आहोत तेही विसरतात. बहुतेक वेळा ही मंडळी चहा-कॉफी सारखं उत्तेजक पेय घेतात किंवा रात्रीचे जेवलेले अन्न पोटातून खाली उतरलेले नसते. मनात विचार येण्याचे कारण पोटातले न पचलेले अन्न - अयोग्य जीवनशैलीचे दुष्परिणाम. तुमचे असे होत असेल तर रात्रीचे जेवण झोपण्यापूर्वी किमान १ तास तरी घ्या. जेवल्यावर टी. व्ही. पाहू नका. ध्यानधारणा व प्राणायाम नुसतं पद्मासनात बसून साध्य होत नाही. पायाभूत गोष्टी नीट पाळा आणि त्या आहेत - 'यम' (स्वत:वरची बंधने) त्यातला महत्त्वाचा आहे. मिताहार-आहार-समतोल पद्धतीने घ्या. 'समतोल' नसेल तर 'योगविद्या' अशक्य!

क्लासला (योगवर्गाला) जाण्यापूर्वी घ्यायचा आहार

__सकाळी ७ च्या सुमारास क्लास__ असेल तर फळ/सुका मेवा/दूध - उठल्या उठल्या घ्या.

__९-१० च्या सुमारास क्लास__ असेल तर घरी केलेला पोहे, उपमा इ. नाश्ता क्लासच्या वेळेपूर्वी १-२ तास अगोदर खाऊन घ्या.

__दुपारी ३-४ च्या सुमारास क्लास__ असेल तर जेवल्यानंतर

साधारण २-३ तास जातील असे पहा. (जेवल्यानंतर धूम्रपान, चहा, कॉफी नको.)

***संध्याकाळी ६-७ च्या सुमारास क्लास** असेल तर ऑफीस सुटल्यावर क्लासला जाताना एखादं फळ खा. पोटात काहीतरी असल्यामुळे आसने करता येतील.*

रात्री उशिरा क्लास – खरंच? तुम्ही रात्री जात असलात तर रात्रीच्या जेवणानंतर चार तास तरी जायला हवेत कारण सूर्यास्तानंतर पचनाची गती कमी होते.

क्लासनंतर – पूर्ण आहार घ्या

पाणी – प्रथम बसून पाणी सावकाश प्या, उभे राहून किंवा गाडीकडे चालत जाताना नको. योगिक तत्त्वज्ञानानुसार अन्नामुळे शरीर व पाण्यामुळे प्राण बनतो. म्हणून पाणी पिणे प्राणायामासारखे करायला हवे. जसं विशिष्ट स्थितीत बसून प्राणायाम करता, त्याप्रमाणेच पाणीही नीट बसून प्या.

क्लासनंतर घ्यावयाच्या आहाराचे पर्याय

ताजं, स्थानिक, ऋतूनुसार आणि अग्नीवर शिजवलेले अन्न हा सर्वोत्तम पर्याय आहे. पोहे/उपमा/परोठा/स्थानिक धान्याची खीर/वरण-भात-भाजी/पोळी-भाजी-दही यातले काहीही क्लासच्या वेळेनुसार खा.

कधी – क्लास संपला की लगेच खाऊ शकता. घर फार लांब नसेल तर घरी जाऊन खा. क्लासला डबा न्यायचे टाळा.

'द स्कॅटी पॉटी'

१९९९ मध्ये मी 'स्पोर्ट्स सायन्स अॅन्ड न्युट्रीशन' मध्ये पोस्टग्रॅज्युएशन पूर्ण केले. मी उदरनिर्वाहासाठी काय करणार आहे याबाबत आप्पांना (माझ्या आजोबांना) अंदाज लागत नव्हता. मी केलेली बडबड त्यांना तद्दन मूर्खपणाची वाटली.

'लोकांनी काय खावे, काय अॅक्टिव्हिटीज कराव्यात याबद्दल मी लोकांना मार्गदर्शन करणार आहे' हा माझ्या बडबडीचा सारांश होता. 'घरचे खा आणि घराबाहेर जाऊन शौच कर्म आटपा' एवढेच तर करायचे

असते आणि ते सांगायला तू कशाला हवीस? आप्पांना नवलच वाटत होते.

'परसाकडे' – मी पाठच्या बाजूस जाऊन येतो/येते (शेताच्या बाजूस) असे ते आणि घरातील सगळे कुटुंबीय, खरं तर सगळे कोकणवासीय, 'पॉटी' ला जाताना सांगतात. शेताकडे झाडे-झुडपांमधून, डोंगराकडे बघत मस्त चालत जायचे आणि काम उरकायचे. त्यांच्याकडे पॉटी, शीशी, संडास इ. घाणेरडे शब्द नव्हते. फक्त 'पाठीमागे' जाणे, इतकेच! आता शारीरिक दृष्ट्या बघा, थोडं चालल्यामुळे आपोआप उत्सर्जन क्रियेसाठी चालना मिळते आणि त्यानंतर भूकही जागृत होते. वा! दिवसाची सुरुवात किती मस्त होते ! सणसणीत भूक लागून सकाळी खाल्लेले चांगले अंगी लागते. पोट साफ होण्यात अवर्णनीय आनंद असतो, तसे न झाल्यास बेचैनी जाणवते. पोट साफ होणे हा आरोग्याचा मुख्य निकष आहे.

आपल्या लहानशा फ्लॅट आणि ॲटॅचड् बाथमुळे चहा किंवा कॉफी पिऊन आपण उत्सर्जन क्रियेला चालना देण्याचा प्रयत्न करतो. 'बाहेर खाणे आणि घरात शौच करणे' हे बदलून उलटे केले तर कोणतीही समस्या उद्‌भवणार नाही. कंबरही बारीक होईल असे आप्पांचे मत होते. आधुनिक विज्ञान या स्थानिक समजांना पुष्टी देईल? माझे योगा गुरू झुबीन सरांच्या मते कलाकाराला जे माहीत असते ते वैज्ञानिक खूप उशिरा सिद्ध करतात. स्टॅनफोर्ड विद्यापीठात आता संशोधनांनी सिद्ध केले आहे की 'स्कॅटींग पोजीशन' ही शरीरातील विषद्रव्ये बाहेर टाकण्यास, ओटीपोटाच्या आरोग्यासाठी उत्तम असते. आता सुशिक्षित भारतीयांना स्कॅट करण्याचा आत्मविश्वास येईल आणि ते 'पॉट' वर बसणार नाहीत. आपल्याला कसे संशोधनाने, आकड्यांनी सिद्ध केलेलेच मानायला आवडते (स्टॅटीस्टीक्स हेच सर्वकाही). आता संशोधनाअंती 'शीशी' करण्यापूर्वी चालण्याचे फायदे ते सिद्ध करतील, तोपर्यंत आपण स्वयंपाकघर जवळ आणि संडास (toilet) लांब ठेवू शकू का? (आपल्या हृदयाच्या आणि चालण्याच्या दृष्टीने).

प्रकरणाचा सारांश

योगविद्येविषयीचे वास्तव

- लाखो वर्षे, योगिक जीवनाचा अंगीकार भारतीय लोक करत होते आणि 'आसने' हा दैनंदिन जीवनाचा एक भाग होता.
- 'हठयोगप्रदीपीका' आणि 'पातंजलीची योगसूत्रे' या दोन ग्रंथांमध्ये योगविद्या सामावलेली आहे.
- स्वामी शिवानंद आणि कृष्णम्माचार्य या दोन प्रमुख गुरूंनी योगविद्या आधुनिक काळात आणली आहे.
- पारंपारिक योग संस्थांचे संस्थापक या दोन गुरुंचे शिष्य आहेत.
- या संस्था ग्रंथांमध्ये उल्लेखिल्यानुसार योगविद्येचे शिक्षण देतात (अष्टांग).
- योगसरावासाठी यम, नियम आणि आसने यावर भर देतात.
- आसनांमध्ये कौशल्य प्राप्त केल्यावरच 'प्राणायाम आणि ध्यान' याकडे वळतात. शिष्य प्राणायाम किंवा ध्यान करत असताना त्यांच्यावर कडक नजर ठेवली जाते.
- पारंपरिक पद्धतीनुसार आसनक्रम राखला जातो.
- आसनक्रम ऋतूनुसार आणि विद्यार्थ्यांच्या प्रगतीनुसार बदलला जातो.
- आसने करण्यापूर्वी पोट हलके असावे, रिकामे नव्हे.

योगविद्येविषयीचे गैरसमज

मी सुद्धा एखादी 'ऋजुता योगा' किंवा 'जुता योगा' नावाने योगशाखा उघडू शकते आणि कायद्याने मला कोणी थांबवू शकणार नाही. मी 'जुता योगा' नावाने एखादी शूजची कंपनी काढू शकते आणि म्हणू शकते की, हे शूज वापरल्यामुळे योगानंतर तुम्हाला सपाट पोट आणि आखीव-रेखीव बांधा प्राप्त होईल. मग तुम्ही माझे उत्पादन घेण्यास नक्कीच सरसावाल. योग विद्या ही कोणा एकाच्या अजून तरी मालकीची नाही आणि योगविद्या जरी एखाद्या देशाचा अविभाज्य भाग असली, तरी ती एखाद्या व्यक्तीची किंवा संस्थेची

होऊ शकत नाही. आपल्या पूर्वजांकडून आपले भाग्य म्हणून ती आपल्याला प्राप्त झाली आहे; पण याच कारणामुळे तिचा दुरुपयोग फार मोठ्या प्रमाणावर होत आहे. 'जुता योगा' हा फालतू विनोद मी केला पण ते सत्यातही उतरू शकेल. असे अनेक उद्योग भरभराटीला आले आहेत. पुढे त्यांची ढोबळमानाने वर्गवारी देत आहे.

१) योग आणि प्रसिद्ध व्यायामप्रकार यांचे मिश्रण

उदाहरणार्थ – नृत्य आणि योग, पोहणे आणि योग, अेरोबीक्स आणि योग, मेडिसीन बॉल आणि योग; उद्या न जाणो डम्बेल्स आणि योग पण चालू होईल.

हे सगळे प्रकार आकर्षक नावे देऊन चालू आहेत. उदा. मुन योगा/ स्कल्प्ट योगा/ लोटस फिट योगा इ. आणि त्यांच्या जाहिरातीही 'दोन व्यायामप्रकारांचे अनोखे मिश्रण' म्हणून केल्या जातात. ही खरी समस्या किंवा सौम्य शब्दांत सांगायचे तर मर्यादा आहे. योगविद्या आसने, प्राणायाम आणि ध्यानापलीकडची आहे. ती जीवनपद्धती आहे आणि राहील. या विद्येचे रूपांतर व्यायामात करणे किंवा कशाबरोबर मिश्रण करणे म्हणजे तिचे आकलन न झाल्यासारखे आहे. परंपरेने मिळाली म्हणून फायदा उठविण्यासारखे मला हे वाटते.

तुम्ही जर काही विशिष्ट नृत्यप्रकार, व्यायाम करत असाल की ज्यामध्ये पोट ताणले जाते तर मग त्यांना तसेच नाव द्या. किती साधे आहे हे? तुम्ही माझ्यावर कदाचित 'शुद्धते'चा आग्रह धरते म्हणून आरोपही कराल पण जर मी 'योगा' साठी जात असेन तर मला खरी योगविद्या मिळायला हवी, बरोबर?

२) अयोग्य वातावरणात आसनसराव

गरम हवा असलेल्या किंवा वाफेने भरलेल्या खोल्या, बर्फाच्या लाद्या, डोंगरमाथा जिथे भरपूर वारा वाहत आहे अशा जागी किंवा विचित्र वेळेस योगासने करणे.

हठयोगप्रदीपीकेत स्पष्ट म्हटले आहे की, गैरसोयीच्या वातावरणात – अती थंड/उष्ण जागी योगासने करणे हितावह नाही. योगसरावाचा मूळ हेतू

आपल्या आत्मस्वरूपाची जाणीव होणे हा असतो. या हेतूला असे केल्याने बगल मिळते. सदैव स्थिर चित्त, समाधान, आनंद प्राप्त करणे अशक्य होते; म्हणून शरीराला अती ताण होईल, समतोल बिघडेल अशा गोष्टी टाळायला हव्यात.

२०११ मध्ये इंडो-चायना योगा समीट च्या वेळेस बीकेएस अय्यंगार गुरुजी म्हणाले होते, **'Yoga practice should be sensible and not sensual'** गरम वाफेने भरलेल्या खोल्यांमध्ये घामाघूम होणे किंवा बर्फावर कुडकुडणे किंवा डोंगरमाथ्यावर मॅचिंग स्वेटर, सॉक्स घालणे यात काही विशेष केल्यासारखे वाटेल किंवा मजा येईलही; पण तो योगसराव असेल का? **तो 'उपभोग' घेणे असेल, 'योग' च्या बरोबर उलट!**

३) विशिष्ट फायद्यांसाठी योगसराव

उदा. - अँटीरींकल (सुरकुत्या जाण्यासाठी), मन शांत होण्यासाठी, प्रकाशझोत दिसण्यासाठी इत्यादी किंवा मोक्ष/पैसा-अडका/नोकरी/लैंगिक समाधान का...ही...ही!

'भ्रम' (hallucination) हा खरोखरी होऊ शकतो, मी हॅरी पॉटरच्या एका सिनेमात ऐकलेले वाक्य सांगते, 'आणि तुमच्या या क्षणी जे डोक्यात चालले आहे ते खरं नाही, हे तुम्हाला कोण सांगते?' पण योगविद्या खरं-खोटं/सत्य-असत्य या पलीकडची आहे. ती कला, विज्ञान आणि सर्वात महत्त्वाचे म्हणजे **'वैराग्याचा अभ्यास'** आहे. म्हणजे फळाचा विचार न करता योगसाधना करत राहणे. पातांजलीने योगसूत्रांमध्ये हेच सांगितले आहे. हेच कृष्णाने भगवद्गीतेत सांगितले - कर्म करा, कर्मफळाची आशा धरू नका. पण काय करणार? कलियुगात असं सांगितले तर लोक ऐकतील? हो, लोक ऐकतात. काही संस्था आणि शिक्षक जे उद्धट/साधे/मूर्ख/बावळट/सरळ (तुम्हाला जितपत उपहास वाटत असेल, त्याप्रमाणे विशेषण वापरा) आहेत, ते असे शिकवतात. स्पष्टपणे सांगतात. प्रश्न असा आहे की, तुम्ही त्या प्रकारचे शिष्य आहात का याचा आणि असं म्हणतात, जिथे शिष्याची तयारी असते, तिथे गुरू प्रगटतो. तोपर्यंत रिंकल फ्री फेस/मन:शांती/रक्तदाब इ. साठी सराव करा; पण लक्षात ठेवा की, फायद्यासाठी सराव म्हणजे मर्यादित

दृष्टी. ती खरी योगसाधना नव्हे, श्रीकृष्णाच्या मते नक्कीच नाही. कर्मण्येवाधिकारस्से... आठवतेय ना?

४) आहार नियंत्रण करून योगसाधना

उदाहरणार्थ - दूध - दुग्धजन्य पदार्थ बंद/फक्त कच्चे खा/फक्त हिरव्या भाज्या खा इ.

खरं तर मी 'योग आणि आहार' यावर पुस्तक लिहून 'आगाऊ रक्कम' मागू शकते; या पुस्तकाला परदेशांमधूनही मागणी येईल असं म्हटलं की झालं! पण बघा, माझे विचार योगिक जीवनाला अनुसरून होणार नाहीत. भविष्याच्या योजना आहेत ह्या! योगशास्त्रानुसार फक्त चालू क्षणाचा विचार करायचा असतो. भूतकाळाचा आणि भविष्यकाळाचा नाही. ठीक आहे, फार तत्त्वज्ञानात शिरत नाही, मुख्य मुद्याकडे वळते.

हठयोगप्रदीपीकेनुसार मीताहार हा एक 'यम' आहे. यम म्हणजे स्वत:वर घातलेली बंधनं - स्वशिस्त. इंडो-चायनीज योगा ॲण्ड हेल्थ समीट' मध्ये बीकेएस अय्यंगार गुरुजी म्हणाले होते, 'यम हे नाव देण्याचे कारण ते मृत्युदेवतेचेही नाव आहे, जर तुम्ही यम पाळले नाहीत तर यम तुमचा पाठलाग करेल.' असे एखादे तत्त्वज्ञान सहज गळी उतरवण्यासाठी अय्यंगारांसारखी बुद्धिमान व्यक्ती हवी. या समीटला गुरुजींबरोबर फक्त एका व्यक्तीला आमंत्रित केले होते, अंदाज आहे कोण? ...हो, मीच! बाप रे! इतका देखावा करणे हे भोग्याचे लक्षण आहे, योग्याचे नव्हे. चला, मीताहाराकडे जाऊ या.

मी ह्याच एका शब्दाची (मीताहार) का रट लावली आहे असं वैतागून विचारू नका. तुम्ही माझं पहिलं पुस्तक विकत घेतले आहे. इ...सांगू नका कारण हठयोगप्रदीपीकेतही हा शब्द आणि त्यांचे महत्त्व पुन्हा पुन्हा आले आहे. खरं तर त्या काळात गुरू-शिष्य इतके 'पहुँची हुई चीज' असत की गुरुंनी एकदा सांगितले तरी शिष्य ते जन्मभर पाळत असत (कुठच्याही रिमाइंडर शिवाय)

हे खरंच विलक्षण आहे. मीताहाराचे महत्त्व यावरून अधोरेखित होते. ही गोष्ट रोजच्या रोज पाळणे गरजेचे असते कारण योगसरावातील तुमची प्रगती अथवा अधोगती यावरून ठरते. गहू, तांदूळ (हो, कार्ब्जला नाकं मुरडू नका) आणि त्याबरोबर दूध, दही, डाळ, मसाले सगळे खा. मुख्य

स्थानिक, हंगामी, ताजे खा. शिळं, साठवून ठेवलेलं, प्रक्रिया केलेलं खाऊ नका. प्रयोगशाळा म्हणजे काय हेही माहीत नव्हते तेव्हापासून योगींना जाण होती की वेडा-वाकडा आहार घेणे म्हणजे पचन, शोषण, उत्सर्जन या सर्व क्रिया थोड्या-फार प्रमाणात कोलमडणे आहे. योगविद्येतील प्रगतीसाठी ते अयोग्य आहे.

म्हणूनच ताज्या फळांचा रस, क्वीनोआ खिचडी, कुठचेतरी अद्भुत नाव असलेले सॅलड, करमणूकीसाठी ठीक आहे पण ते योग्याचे लक्षण नव्हे, भोग्याचे आहे, कळले?

(वारंवार विचारले जाणारे प्रश्न)

प्र. १ – मला 'योगा' शिकायचे आहे पण मला भीती वाटते की ते माझे धर्मबाह्य वर्तन होईल?

उ. – योगविद्या शिकून उलट तुम्ही जास्त चांगले धर्माचरण कराल. जन्माने जो तुमचा धर्म असेल त्याचे मर्म तुम्ही जाणाल. मुंबईमधली काही उदाहरणे सांगते – बांद्रा चर्चचे फादर जो परेरा, ह्यांनी कृपा फाऊंडेशनच्या व्यसनी व्यक्तींना योगविद्या शिकवली. शमीम अख्तर ह्यांनी योगशास्त्रावर पुस्तके लिहिली आहेत. झुबेन झारथोटीमनेश हे माटुंग्याला योगवर्ग घेतात, जिथे मी सध्या शिकत आहे. विशेष म्हणजे वर्गाची जागा माटुंग्याच्या देवीमंदिराने त्यांना कायमची शिकवण्यासाठी देऊ केली आहे.

म्हणून त्यांच्या मूळ ख्रिस्ती, मुस्लीम, पारशी धर्माला बाधा आली नाही. भारतीय ऋषी-मुनींनी हे ज्ञान टिकवले आहे. या विद्येशी संपर्कात आलेल्या प्रत्येकाची उन्नती होते. सूर्य जसे प्रकाशताना तो प्रकाश कोणाला मिळतो – श्रीमंत, गरीब, ज्यू, मुस्लीम, हिंदू ते पहात नाही. तशीच योगविद्या आहे.

प्र. २ – मला शारीरिक पातळीवरील योगासने करण्यापेक्षा मानसिक पातळीवर योगविद्या अभ्यासायची आहे, तर कुठची संस्था निवडू?

उ. – पतंजली मुनी, ज्यांच्या ग्रंथांच्या आधारे सर्व उत्तम योग संस्था

कार्य करतात, अशा मताचे होते की, कायमस्वरूपी प्रगती (योगभ्यासात) साधण्यासाठी अष्टांग चढत्याक्रमाने अनुसरावे. यम, नियम, आसन, प्रत्याहार, प्राणायाम, ध्यान, धारणा, समाधी.

'जोपर्यंत शरीर कडक तपश्चर्येने मजबूत होत नाही तोपर्यंत मदमत्त हत्तीसारख्या असणाऱ्या 'प्राणावर' ताबा मिळवणे शक्य नाही. प्राण हा शारीरिक, मानसिक क्रियांसाठी आवश्यक असतो.

'पिसाळलेल्या हत्तीला ताब्यात आणण्यासाठी शिस्त व कौशल्य लागते.'

'प्रशिक्षित हत्ती तुमच्यासाठी मोठी ओझी वाहू शकेल, पण तो प्रशिक्षित नसला तर तुम्हाला त्याच्या वजनाखाली चिरडून टाकू शकतो.'

वरील सारख्या अनेक उपमांद्वारे एकच संदेश मिळतो - एकदम मानसिक पातळीवर उडी मारणे धोकादायक ठरू शकते. योगाभ्यासाचा मूळ हेतू बाजूला पडतो. **शरीर जर स्थिर राहू शकत नसेल तर श्वसनाचा, किंबहुना मनाचा, स्वत:च्या आत डोकावायला उपयोग होऊ शकत नाही.**

त्यामुळे सॉरी, कुठचीही सोपी रीत उपलब्ध नाही. योग्य तऱ्हेने केलेली आसने श्वासाला व मनाला स्वत:मध्ये डोकावायला भाग पाडतात. ज्ञानेंद्रिये मनाचे ऐकण्यास तयार होतात. हाच खरा काळाच्या परीक्षेस उतरलेला, कुठचाही धोका नसलेला तन-मनाच्या एकीकरणाचा (योग-जुळणे) मार्ग आहे.

म्हणून सर्वोत्तम संस्था ती ठरते जी धीर धरायला शिकवते आणि शरीराला वळण लावण्यास प्रथम महत्त्व देते.

प्र. ३ - 'पॉवर योगा' करणे नुसते 'योग' करण्यापेक्षा चांगले आहे ना?

उ. - आता तुमच्या 'योग', 'ताकद', 'चांगले' च्या व्याख्या काय आहेत यावर ते अवलंबून राहील. मी असे समजते की, 'पॉवर योगा' म्हणजे वेगाने केलेल्या विशिष्ट हालचाली आणि 'चांगले, म्हणजे ते, जे केल्यामुळे तुम्ही लवकर सडपातळ दिसू लागाल. तुमच्याकडे जर नियमित योगसराव

करण्यासाठी मन:शक्ती असेल व जसे तुम्ही दिसता त्यात तुम्ही आनंदी असाल, तर माझ्या मते ते चांगले आहे. पण हं, आता तुमच्या प्रश्नाचे उत्तर – जोराजोरात चपळाईने केलेल्या हालचाली म्हणजे 'पॉवर' नव्हे आणि तुम्ही हे प्रकरण वाचले असल्यामुळे योगाभ्यास/योगा म्हणजे काय हे तुम्हाला कळले असेल. एखादी गोष्ट पद्धतशीरपणे, नियमितपणे केली तर तुम्हाला पॉवर, सशक्तता, क्षमता, स्नायूंना आकार, हाडांची घनता या गोष्टी मिळतात व शरीरातील चरबीही कमी होते. पॉवर योगामध्ये ना 'योगा' ना 'पॉवर'; फक्त घाम गाळा; वजन कमी करा एवढेच! आत्तापर्यंत यातील फोलपणा तुमच्या ध्यानात येऊ लागला असेल.

प्र. ४ – पण योगासने केल्यामुळे फक्त लवचिकता वाढते, माझे वजन कसे कमी होईल?

उ. – योगासनांनी नुसती लवचिकता प्राप्त होत नाही तर जोर, क्षमता, हृदय-फुप्फुसाची ताकदही वाढते. सुदृढतेचे (फिटनेसचे) सर्व निकष सुधारतात. अेरोबीक, अनेरोबीक पाथवेज वापरात येतात. योगामुळे होणारे फायदे शारीरिक पातळीच्या पलीकडचे असतात. आयुष्याला नवी दिशा मिळते. 'शरीर व अन्न' याकडे बघण्याचा एक वेगळा दृष्टिकोन मिळतो. वासना, मोह याचा अर्थ कळतो आणि कधी नव्हे इतका शरीराचा आदर त्याची किंमत कळल्यामुळे तुम्ही करू लागता.

असे जबाबदारीने वागल्यामुळे शरीर सुदृढ, हलके राहते. वजन तर कमी होतेच पण आयुष्याकडे 'वजन' कमी करण्यापलीकडे बघायला आपण कधी शिकणार?

प्र. ५ – संध्याकाळी योगासने केली तर चालेल?

उ. – हो, हो, नक्की. दिवसभरात कधीही केलीत तरी चालेल.

प्र. ६ – माझ्या घराच्या आसपास चांगली योगसंस्था/गुरू नाहीत. मी पुस्तके/सीडी वापरून सराव चालू करू?

उ. – नक्कीच! हेच तर त्यांचे प्रयोजन आहे. 'लाइट ऑन योगा'

वाचून लाखो लोकांनी सराव चालू केला कारण त्यात आसने का व कशी करावीत याबद्दल विस्तृत माहिती आहे. 'आसन, प्राणायाम, मुद्रा, बंध' नावाचे बिहार स्कूल ऑफ योगाचे एक पुस्तक आहे. डीव्हाइन लाइफ सोसायटीचे एक १२ पायाभूत आसने करण्याची पद्धत दाखविणारे छोटे पुस्तक उपलब्ध आहे. मला गीता अय्यंगारांचे 'योगा इन ॲक्शन - प्रीलिमीनरी कोर्स फॉर कीड्स' (खरे ॲडल्ट्सनासुद्धा) आणि राजीव व स्वाती चाचानी चे 'योगा फॉर चिल्ड्रेन' ही पुस्तके आवडतात. ही सर्व पुस्तके पुस्तकांच्या दुकानात/ऑन लाइन मिळू शकतात; जर तुम्हाला प्रशिक्षकाविषयी खात्री नसेल तर पुस्तकच वापरलेले बरे, असे मला वाटते.

प्र. ७ – क्लासमधील बाकी सगळे माझ्यापेक्षा चांगल्या पद्धतीने योगासने करतात, त्यामुळे माझा उत्साह कमी होतो.

उ. – स्वत:च्या आसनांवर लक्ष केंद्रित न करता इतरांकडे बघत बसता हे ऐकून माझ्याच उत्साहावर विरजण पडले. म्हणून अंतर्दृष्टीने, बाह्य दृष्टीने स्वत:वर लक्ष केंद्रित करा. प्रत्येक आसनात पाय, पाठ, कंबर, बोटेसुद्धा कशी विशिष्ट ठिकाणी असायला हवीत ते पाहिलेत तर तुम्हाला आतूनही काही गोष्टी जाणवतील. योगाभ्यासाचा हेतू हा की, सगळ्या इंद्रियांना आतमध्ये बघण्यास लावणे, तुम्ही इतरांकडे लक्ष देता ते या हेतूच्या उलट होते. योगाभ्यास ही स्पर्धा नाही किंवा लवचिकता, ताकद इ. मिळवण्याची पद्धत नाही. हे सगळे आपोआप मिळते पण योगाभ्यासाचे मूळ उद्दिष्ट ते नाही. लक्षात ठेवा की आसनात शरीराची विशिष्ट स्थिती प्राप्त करणे यापेक्षा ती स्थिती कशी प्राप्त करता त्याला जास्त महत्त्व आहे. योगासने करण्याचा हेतू स्वत:मध्ये डोकावयास शिकणे हा आहे. ते साध्य झाले की तुम्ही इकडचा डोंगर तिकडे करू शकता.

प्र. ८ – माझ्या गुरुंचा आग्रह असतो की मी वेगवेगळ्या क्रिया कराव्यात, मी काय करू?

उ. – हठयोगप्रदीपीकेमध्ये काही क्रियांचे वर्णन आले आहे पण त्या करताना सावधानता बाळगावी लागते. हठयोगात गुरू-शिष्य परंपरेवर भर

दिला असून गुरू तुमच्या प्रकृतीनुसार क्रिया करावयास सांगतात. अगदी आजकाल ज्याच्या-त्याच्या तोंडी असलेली 'कपालभाती' किंवा साधीसुधी 'नेती' सुद्धा गुरुंच्या मान्यतेशिवाय करायची नसते. उदा. माझ्या प्रकृतीला कुठच्याही क्रिया मानवत नाही, मी त्या करत नाही. माझे गुरूही करायला सांगत नाहीत. अय्यंगार गुरुंच्या मतानुसार, सगळे शुद्धीकरण आसनांदरम्यान होऊन जाते. त्यामुळे वेगळ्या क्रिया 'शुद्धीकरणासाठी' कराव्या लागत नाहीत. क्रिया रोगनिवारणासाठी असतात म्हणून त्यांच्याकडे उपचार किंवा प्रभावी औषध म्हणून पहायला हवे. जशी औषधे डॉक्टरांच्या सल्ल्याशिवाय केमिस्टकडे जाऊन घ्यायची नसतात, तशाच क्रियाही, क्लासमधील इतरांची नक्कल करून, करायच्या नसतात; जर एखादी क्रिया क्लासमध्ये सरसकट सगळ्यांना करायला सांगत असतील तर समजा की प्रशिक्षक या प्रभावी औषधाचा उपयोग तारतम्याने करत नाहीये.

प्र. ९ – मी रोज एक तास ध्यान करतो, तसेच चालू ठेवू का आसने करायला सुरुवात करू?

उ. – 'ध्यान' करणे आसनसरावाच्या आड येणारे नसून उलट या दोन्ही गोष्टी एकमेकांना पूरक आहेत. आसने म्हणजे एक प्रकारे 'क्रियाशील ध्यान' आहे. ध्यानाला आवश्यक ती मानसिक तयारी होण्यासाठी आसने करणे अपरिहार्य असते; म्हणून 'एक' थांबवून 'दुसरे' चालू करू नका. आसनांमुळे 'ध्यान' चांगले होऊ लागेल.

प्र. १० – 'पीलेट्स' चे काय? योगाप्रमाणेच आहे ना ते?

उ. – काही पोस्चर्स् (शरीराची स्थिती) योगासनांमधून उचललेल्या आहेत पण या दोन्ही गोष्टी भिन्न आहेत. योगासने हा योगविषयक तत्त्वज्ञानाचा एक अविभाज्य भाग आहे. शरीराच्या पलीकडे जाऊन अन्नमय कोषाचा विचारही योगविद्येत केला आहे. पीलेट्स म्हणजे पोस्चर्स् आणि शरीराची ताकद वाढविणे. म्हणून पीलेट्स करायचे असतील तर पीलेट्ससाठीच करा. योगासारखे आहे म्हणून नको. आणि हो, बरोबरीने परिपूर्ण व्यायामाची आखणी करा.

प्र. ११ – मला 'इन्वर्जनस्' आणि 'बॅक बेन्ड्स' करायला भीती वाटते. डॉक्टरांनी आधीपासूनच 'फॉर्वड बेन्ड्स' करू नका, असे सांगितले आहे?

उ. – 'इन्वर्जन्स्' किंवा 'बॅक बेन्ड्स' करताना दुखापत झाली का कधी? उत्तर, बहुतेक नाहीच असेल. अशक्त, दुर्बळ पाठ हा कॉफी शॉपमध्ये बसून टवाळक्या करण्याचा, ट्रॅफिकमध्ये ताटकळत राहण्याचा किंवा फारशा हालचाली न करण्याचा परिणाम असतो. इन्व्हर्जनच्या वेळेसच फक्त पाठीच्या कण्याला व पायांना तुमचे वजन पेलायला न लागल्यामुळे आराम मिळतो. बॅकवर्ड बेन्डमुळे पाठ मजबूत होते तेव्हा या दोन्ही गोष्टींमुळे पाठीचा कणा ताठ व मजबूत राहतो. फॉर्वड बेन्ड्स मुळे पाठीचा कणा ताणला जातो. ही सर्व आसने पद्धतशीरपणे, योग्य तंत्राने करायला हवीत. योगासनांमुळे पाठीचा कणा ताणला जातोच पण त्या व्यतिरिक्त पायही ताकदवान होतात. पडलोच कधी तरी कमीत कमी दुखापत कशी होईल, या पद्धतीने पडतो. दुखापत झाली तरी बरी होण्यास फार काळ लागत नाही.

प्र. १२ – मुलांनी योगासने केली तर अपाय होणार नाही ना?

उ. – माझ्या मते टी. व्ही. बघणे व आय पॅड, मोबाइलवर गेम्स् खेळणे शारीरिक व मानसिकदृष्ट्या अपायकारक आहे. मुलांचे शरीर आणि मन संस्कारक्षम असते आणि आसनांमुळे मुले धीट, मोकळी होतात. त्यांना अपाय होणे दूरच राहिले, उलट लहान मुले तसेच पौगंडावस्थेतील मुले यांनी योगासने करायलाच हवीत. सगळ्यात मोठा फायदा म्हणजे त्यांचा तारुण्यात अलगदपणे प्रवेश होतो. आजकाल मुलं-मुली लवकर वयात येण्याचे प्रमाण वाढले आहे. त्यामुळे हे जास्तच महत्त्वाचे झाले आहे. त्याशिवाय लवचिकता, ताकद, हाडांची घनता वाढते. मात्र दोन गोष्टींबद्दल जागरूक असायला हवे – १) प्रशिक्षक २) कुटुंब. प्रशिक्षक तरबेज हवेत आणि त्यांनी मुलांना प्राणायाम, ध्यान इ. शिकवण्याच्या फंदात पडू नये. योगाभ्यास आचरावा आणि तो मुलांना प्रोत्साहन देण्यासाठी नको तर जीवन जगण्याचा तो मार्ग असावा. 'योगा फॉर चिल्ड्रेन' हे चांगले पुस्तक आहे.

६

सर्वसमावेशक आढावा

आत्तापर्यंत या पुस्तकातून जे तुम्ही शिकलात (ऊर्जास्रोत, पिरीऑडायझेनश, GAS मॉडेल, FITT इ.) त्याचा पुढील दोन गोष्टींद्वारे सारांश मांडण्याचा प्रयत्न करत आहे. या प्रकरणाच्या शीर्षकाद्वारे तुम्ही हे ओळखलेच असेल.

१) योग्य व्यायामाची चतु:सूत्री

२) खऱ्या घटना – व्यायामाची आखणी आणि विश्लेषण या घटनांमुळे तुम्ही 'कळण्याकडून' 'वळण्याकडे' प्रवास करा. परिषदेच्या वगैरे भाषेत बोलायचे तर 'संशोधनाकडून प्रात्यक्षिकाकडे वळू या' किंवा मुंबईत रिक्षाच्या मागे लिहिलेले असते 'मुलगी शिकली, प्रगती झाली' इथे मुलगी म्हणजे तुम्ही वाचक, तुम्ही शिकलात की, तुमची प्रगती होईल. विनोदी स्वभावाच्या एका रिक्षावाल्याने लिहीले होते 'मुलगी शिकली आणि वाट लागली.' हो, व्यायामाच्या नावाखाली जो आचरटपणा चाललेला असतो, त्याची वाट लागावी यासाठीच हे प्रयोजन आहे.

१) योग्य व्यायामची चतु:सूत्री

प्रत्येक व्यायामआखणीमध्ये चार महत्त्वाची सूत्रे पाळणे आवश्यक आहे. कुठच्याही प्रकारचा व्यायाम असो, ही तत्त्वे लागू पडतात आणि महत्त्वाचे म्हणजे परिणामकारक ठरतात. 'विमेन अँड द वेट लॉस तमाशा' वाचलेल्यांना ती लक्षात असतील तरी एकदा लोकाग्रहास्तव –

तत्त्व पहिले – उत्तेजना (Stimulate) प्रत्येक वेळी थोडे प्रमाण वाढवा.

तत्त्व दुसरे – अनुकूल होणे (Adapt) शरीराला जसे करू तसे वळण लागते.

तत्त्व तिसरे – पूर्वपदावर येणे (Recover) शरीर पूर्वस्थितीत येताना तुम्ही जास्त सुदृढ, सशक्त व सडसडीत होता.

तत्त्व चौथे – नियमितपणा/सातत्य (Regular) व्यायामाच्या बाबतीत सातत्य ठेवा नाहीतर उपयोग होत नाही.

तत्त्व पहिले – उत्तेजना – प्रत्येक वेळी थोडं प्रमाण वाढवा

अर्थ – शरीराला ज्या प्रमाणात व्यायाम करण्याची सवय आहे त्यापेक्षा थोड्या जास्त प्रमाणात व्यायाम करणे हे अत्यंत महत्त्वाचे तत्त्व आहे. प्रोग्रेसीव्ह ओव्हरलोड प्रिंसीपल (उत्तरोत्तर व्यायामाची तीव्रता वाढवणे). अेरोबीक अथवा अनेरोबीक, कुठचीही सीस्टिम वापरात असली तरी हे तत्त्व अंगिकारा. त्याबरोबर लवचिकता, सशक्तता, क्षमता पण थोड्या थोड्या प्रमाणात वाढीस लागतात; पण हे थोडं जास्त म्हणजे किती?

हे तत्त्व आता तुम्ही निवडलेल्या व्यायामासाठी लागू करून पाहू या.

१) कार्डिओ

जर तुम्ही रोज चालायला जात असाल, ग्राऊंडला ठराविक चकरा मारत असाल आणि त्या चकरा एका ठराविक वेळात पूर्ण करत असाल तर तुम्ही 'उत्तेजना' तत्त्व पाळत नाही. एक तर जास्त चकरा मारा किंवा चकरा तेवढ्याच ठेवून त्या कमी वेळात पूर्ण करा. तुम्हाला हळूहळू व्यायामाची तीव्रता वाढवायची आहे म्हणून एकाच वेळेस चकरा वाढवून वेळ कमी करण्याचा प्रयत्न नको.

आता 'चालणे' या व्यायामप्रकारास 'प्रोग्रेसीव्ह ओव्हरलोड' तत्त्व लागू करू.

पहिला आठवडा	तेवढेच अंतर (किंवा ठराविक चकरा) पार करण्यासाठी वेळ कमी करण्याचा प्रयत्न करा. काही सेकंद जरी कमी वेळ लागला तरी ती प्रगती होते.	वेळ कमी करा त्यामुळे RPE वाढेल. ते ७ ते ८ पर्यंत जाऊ द्या, ९ पर्यंत नको.

दुसरा आठवडा	ह्या कमी झालेल्या वेळेतच अंतर पार करत रहा, वेग वाढवून वेळ आणखी काही सेकंदानी कमी करा.	
तिसरा आठवडा	दुसऱ्या आठवड्यात जेवढ्या वेळेत चकरा मारल्या असतील तेवढ्याच वेळेत आणखी अर्धी चक्कर मारा.	अंतर वाढवा जेणेकरून RPE ६ते ७ राहील,९ पर्यंत RPE वाढवू नका.
चौथा आठवडा	तिसऱ्या आठवड्यात जेवढे चाललात, त्यात थोडी भर घाला, मग ती १०/२० मीटर्स का असेना!	
पाचवा व सहावा आठवडा	चौथ्या आठवड्यातील अंतर व दुसऱ्या आठवड्यातील वेळ, कायम ठेवा.	आताRPE ६ वर उतरायला हवा व मग परत वर दिल्याप्रमाणे (१ला आठवडा) चालू करा.
सातवा आठवडा	५व्या व ६ व्या आठवड्याचा पर्फामन्स हा पाया धरून परत पहिल्या आठवड्यापासून चालू करा. सहावा आठवडा येईपर्यंत हाच क्रम अनुसरा. चिकाटी सोडू नका. घाई करू नका कारण त्यामुळे दुखापती होऊ शकतात व त्या बऱ्या करण्यात वेळ फुकट जातो.	

नोंद घ्या – एका आठवड्यानंतर १०% पेक्षा जास्त व्यायामाची तीव्रता वाढवू नये. सगळी तत्त्वं अंमलात आणून जेव्हा १०–१५% प्रगती होते तेव्हा हुरळून जाऊ नका; कारण यावरून तुम्ही किती फिट आहात ते ठरत नाही, तर तुम्ही आधी करत असलेल्या व्यायामाची प्रत कळते.

१०% म्हणजे काय ते ठरवणं सोपं नसतं म्हणून RPE स्केल वापरायचे. जर RPE २–३आठवड्यात कमी झाले नाही तर तुम्हाला उत्तेजना जास्त झाली व त्यामुळे शरीराला सवय न लागता थकवा आला असे समजा.

आता जेव्हा १५ वा किंवा ३० वा आठवडा येतो तेव्हा तुम्ही कदाचित अंतर वाढवू शकणार नाही, तर तेव्हा व्यायामात थोडा फेरफार करायचा म्हणजे जिने चढणे, डोंगर/टेकडी चढणे, पृष्ठभाग बदलणे (ग्राऊंड ते वाळू, वाळू ते माती इ.). मुद्दा हा की, शरीराला वेगवेगळ्या प्रकारे प्रेरित करा.

कार्डिओ मशीनवर वेळ, अंतर, चढाव, आरपीएम यामध्ये बदल होऊ शकतो. म्हणून एका वेळेस यापैकी एकच वाढवायचे. या आठवड्यात रेझीस्टन्स (चढाव-इन्क्लाइन) वाढवलात तर तिसऱ्या आठवड्यात अंतर वाढवा.

२) वेट ट्रेनिंग

इथे 'सेट, वेट आणि रेप्स्' बदलू शकतात. एका वेळेला या तीनही गोष्टींमध्ये वाढ करायची नाही. १० पौंडावरून १०० पौंडांवर उडी मारायची नाही कारण प्रगती हळूहळू व्हायला हवी. अचूक तंत्राचा पाठपुरावा करायला हवा हे आता वेगळे सांगायला नको.

आता पाहू, तुम्ही वेट ट्रेनिंगमध्ये कशी प्रगती करू शकाल.

पहिला व दुसरा आठवडा	एक 'कम्पाऊंड एक्सरसाइज' - कुठल्याही एका मोठ्या स्नायूसाठी निवडा. उदा.पायांसाठी स्क्वॅट्स, पाठीसाठी 'डेड लीफ्ट' किंवा छातीसाठी डम्बेल प्रेस आणि या विशिष्ट व्यायामाच्या रेप्स् वाढवा. अर्ध्याने रेप वाढली तरी ती प्रगती गणली जाते, किंवा वेट तेच ठेवून सेट वाढवायचा प्रयत्न करा. उदा. समजा १० पौंडावर तुम्ही डम्बेल प्रेसचे २ सेट्स करता (प्रत्येक सेट १० ११ रेप्स्चा आहे). आता १० रेप्स् वरून रेप्स् वर जा किंवा ३ सेट्स करा. तिसऱ्या सेटमध्ये जरी ४-५ रेप्स् जास्त केलेत तर ती प्रगती आहे.	१० रेप्स् मध्ये ५ रेप्स् वाढल्या किंवा तिसऱ्या सेटमध्ये १० रेप्स् वाढवता आल्या तर तुम्ही सुरुवातच कमी 'वेट' वर केली असा अर्थ होतो.
तिसरा व चौथा आठवडा	निवडलेल्या 'एक्सरसाइज'मध्ये आता 'वेट' वाढवा; म्हणजे आधी १० पौंड घेत असाल तर आता १२.५ पौंड घ्या. आता रेप्स् १० च्या ऐवजी ६ ते ८ करू शकाल. रेप्स् ३-४ च करता आल्या तर उरलेल्या ६ रेप्स् कमी 'वेट' उचलून करा म्हणजे एकूण रेप्स्ची संख्या ८ ते १० राहील. म्हणजे तुम्ही २ रेप्स् १२.५ पौंडांवर व ८ रेप्स् १० पौंडावर केल्यात तरी चालेल.फक्त एकच सेट जास्त 'वेट' घेऊन करा. उरलेले सेट्स त्याच 'वेट'वर, म्हणजे या उदाहरणात १० पौंडावर करा.	२.५ पौंडाचा वजनात फरक असलेली डम्बेल्स जिममध्ये असावीत, नसल्यास जिमच्या मालकाला विनंती करून ती मागवून घ्या.

पाचवा व सहावा आठवडा किंवा जर स्नायू योग्य झाले नाहीत तर ७ वा आणि ८वा आठवडा	पहिल्या ते चौथ्या आठवड्यात स्नायूंना जसे 'ट्रेन' केले आहेत, ते पुढे टिकवायचा प्रयत्न करा. तिसऱ्या सेटमध्ये रेप्स् वाढतील तर पहिल्या सेटमध्येसुद्धा जास्त 'वेट' घेऊन (१२.५ पौंड या प्रकारे 'ट्रेन' उदाहरणात) रेप्स् वाढतील.	शरीराला अनुकूल होण्यासाठी वेळ द्या. घाई करू नका. ८ किंवा जास्त आठवडे लागले तरी हरकत नाही.
नववा आठवडा	पहिल्या आठवड्यापासून परत चालू करा. फक्त स्नायूंमध्ये बदल करा. १ ते ८ आठवडे छातीचे स्नायू ट्रेन केले असतील तर ९ ते १६ पायाचे व नंतर पाठीचे करा.	

३) योगा

योगासनांसाठी 'ओव्हरलोड' किंवा 'हळूहळू वाढवत नेणं' हे तत्त्व लागू करणं तेवढं सोपं नाही. 'वाढवणे' म्हणजे आसनसरावात 'आत आत घुसणे' असे फार तर होईल म्हणजे त्वचेकडून स्नायूंकडे, स्नायूंकडून हाडांपर्यंत असे करत प्रत्येक पेशीपर्यंत पोहोचा. अगदी चित्तापर्यंत म्हणायला हरकत नाही. अय्यंगार गुरुजींच्या शब्दात – शरीराला ताण देऊ नका, चित्त विस्तारू द्या.

जी व्यक्ती आसनसराव करतेय तिच्या दृष्टिकोनावर किंवा कौशल्यावर आसन सोपे का कठीण (किंवा नवशिक्याचे का सरावलेल्याचे) ते ठरते. ताडासन पुढच्या पायरीचे व मयूरासन नवशिक्याचे असे होऊ शकते. माझ्या चित्त व बुद्धीच्या मर्यादेमुळे 'आतील अनुभूति' मला पुस्तकात वर्णन करून सांगता येणार नाही. आसनांमुळे तुम्ही तुमच्या मर्यादांवर मात करू शकता. इथे प्रश्न आहे तो हा की तुम्ही कालच्यापेक्षा आज जास्त मानसिक तयारीत आहात का नाही याचा.

तत्त्व दुसरे – अनुकूल होणे – शरीराला जसे करू तसे वळण लागते

अर्थ – मानवी शरीराला जसे अनुभव येतात त्याप्रमाणे वळण लागते – व्यायामविज्ञान शास्त्रात त्याला **Specific adaptation to imposed demands (SAID principle)** असे म्हणतात. तुम्ही ताकद वाढविण्याचा व्यायाम केलात, तर ताकद वाढते; लवचिकता वाढविण्याचा प्रयत्न केलात, तर लवचिकता वाढते. म्हणून प्रत्येक एनर्जी सिस्टिमला उत्तेजना देणे महत्त्वाचे आहे. यालाच Principle of variation' फेरफार करण्याचे तत्त्व असेही म्हणतात. एकूण आरोग्य व सुदृढतेसाठी ते उपयोगाचे आहे.

प्रत्येक उत्तेजना विशिष्ट शारीरिक, रासायनिक, संप्रेरकीय, व मज्जातंतुविषयक परिणाम घडवून आणते; म्हणून धावण्यामुळे तुम्ही पोहण्यात तरबेज होऊ शकत नाही. १०० मी. वेगाने (Sprints) केल्याने तुम्ही मॅरॅथॉन धावू शकणार नाही. वेगाने धावण्याचे तंत्र शिकून तुम्ही लांबवर धावू शकणार नाही, वेगात धावाल. जिमिंगमुळे लवचिकता वाढणार नाही, ताकद वाढेल. योगासने करताना उजव्या व डाव्या, दोन्ही बाजूंचा समप्रमाणात उपयोग केला पाहिजे. फक्त उजव्या बाजूने केली तर उजव्या बाजूला परिणाम जाणवेल; आपण फक्त उजव्या हाताने लिहू शकतो, का? तर मज्जातंतूसुद्धा जसे काम करवू त्याप्रमाणे तयार होतात.

आता हे अनुकूलतेचे तत्त्व विविध व्यायामप्रकारांना लागू करू.

१) कार्डिओ

जर आज ट्रेडमीलवर धावण्याचा व्यायाम करायचा असेल तर ट्विस्टर किंवा सायकलवर 'वॉर्म अप' करू नका. ट्रेडमीलवरच धावा पण कमी वेग ठेवा. यामुळे शरीराच्या सर्व संस्था सावध होऊन क्रियाशील बनतील.

२) वेट ट्रेनिंग

आता ट्रेडमील किंवा सायकल करून तसेच जिने चढून तुमची, पाठ 'डेड लिफ्ट' करण्यासाठी क्रियाशील होणार नाही, त्यासाठी डेड लिफ्ट, पण कमी तीव्रतेने करावे लागेल. प्रकरण ३ मध्ये 'वॉर्म अप' चे नियम शिकला आहातच.

३) योगाभ्यास

आसनसरावाच्या आधी प्रार्थना म्हणण्याचा प्रघात आहे. त्यामुळे चित्तवृत्ती स्थिर होतात, बाह्य जगाकडे धावणारे मन 'स्व' च्या दिशेने वळायला मदत होते. योगासने करताना याचा फायदा होतो. जोराने हात-पाय-पाठ ताणून योगासनांचे 'वॉर्म अप' होत नाही; म्हणून योगसराव करताना त्यात दुसरे काही मिसळून चालत नाही. शरीर विशिष्ट पद्धतीने 'वॉर्म अप' मुळे तयार होते आणि त्यात 'थोडे ॲब्ज् (पोटासाठी क्रंचेस इ.) थोडे अष्टांग, थोडे ट्रेडमील अशा गोष्टींना थारा नसतो.

तत्त्व तिसरे रिकव्हर (पूर्वपदावर येणे) शरीर पूर्वस्थितीला येताना तुम्ही अधिक सशक्त, सुदृढ आणि सडसडीत होता.

अर्थ – व्यायाम मूळात 'कॅटबॉलीक' 'मोडतोड' प्रकारात मोडतो. व्यायामानंतरच्या काळात (रिकव्हरीची वेळ) तुम्ही जे करता त्यावर तुमचे व्यायामाला अनुकूल होणे आणि 'कॅटबॉलीक' चे रूपांतर 'ॲनबॉलिक' (जडणघडण) मध्ये होणे अवलंबून असते.

इथे तुमचे खाणे-पिणे-झोपणे, दृष्टिकोन, जीवनशैली इ. गोष्टी महत्त्वाच्या ठरतात. डाव तुमच्या बाजूला पडेल की, उलटेल हे या गोष्टींवर ठरते. अमितने घटस्फोटासाठी अर्ज केला आहे पण व्यायामाच्या बाबतीत तडजोड केली नाही आणि अथर्वचे प्रेमप्रकरण चालू आहे व तोही व्यायामात सातत्य राखून आहे. आता कोण घोटीव, आकाराचा दिसेल आणि कोण 'मला असं दिसायचं नव्हतं' म्हणेल? अरे वा! बरोबर ओळखलेत. अथर्व घोटीव आकाराचा दिसेल. मला वाटतं विश्रांती, मन:स्थिती आणि पूर्ण शरीरक्रियांवर होणारे त्याचे परिणाम विकी डोनर या सिनेमात प्रभावीपणे दाखवले आहेत. तणावग्रस्त शहरी तरुणाचे शुक्राणू संख्येने गतीमध्ये कमी आणि आरामात, शांत चित्ताने राहाणाऱ्या खेड्यातील तरुणाचे शुक्राणू संख्येने, गतीमध्ये जास्त आणि वर प्रतही चांगली.

तुम्ही घर, ऑफिस बदलत असाल, पाहुणे/सासु-सासरे आले असतील, नुकतेच धावपळीच्या सहलीवरून परतला असाल, मुलांच्या परीक्षांमध्ये अडकला असाल, मित्र-मैत्रीण भावंडांच्या लग्नाची धामधूम असेल तर 'ओव्हरलोड वाढवत नेणे' या तत्त्वाला बाजूला ठेवा कारण

शरीराला पूर्वस्थितीला येणे कठीण होईल.

'रिकव्हरी' बऱ्याच अंशी तुमच्या योग्य आहारावर- व्यायामाआधीच्या, नंतरच्या- अवलंबून असते; म्हणून या पुस्तकात आहार-नियोजन हा प्रत्येक प्रकरणाचा अविभाज्य घटक आहे.

तुम्ही निवडलेल्या व्यायामाला हे तत्त्व लागू करू या

१) कार्डिओ

अेरेबीक एनर्जी तुलनेने चटकन भरून निघते म्हणून दुसऱ्या दिवशी कुठचाही व्यायाम केलात तरी चालेल. पण समजा, तुम्ही एखादी 'टफ रन' (भरपूर धावला आहात) केली आहे आणि TBLJ पैकी काही दुखावले आहे तर स्वत:चे वजन पेलायला लागणार नाही (non-weight bearing) असा पोहणे किंवा **सायकलिंग** सारखा व्यायाम करा. अर्थात, वेट ट्रेनिंग मध्ये हा धोका नाही किंवा चक्क एक दिवस बुट्टी मारा.

२) वेट ट्रेनिंग

अनेरोबीक सिस्टिम वापरली जाते तेव्हा रिकव्हरीत पुढचे ४८ तास जातात म्हणून सलग दोन दिवस वेट ट्रेनिंग करू नये (वेगवेगळ्या शरीराच्या भागांसाठीसुद्धा). वेट ट्रेनिंग आणि कार्डिओ एक दिवसाआड तुम्ही सहज करू शकता.

३) योगा

एकमेव असा व्यायाम जो तुम्हाला उत्तेजना देईल, शरीर अनुकूल करेल आणि तरीही थकवा येऊ देणार नाही तो म्हणजे योगासने. अचूक तंत्राने केल्यास दररोज कितीही तास केलात तरी बिघडणार नाही. मात्र 'पॉवर योगा' किंवा स्कल्पटींग, टोनिंग करता सरावा करत असाल तर आठवड्यातून २ ते ३ वेळा. खरं तर थांबा, मला प्रामाणिकपणे सांगू दे - ते करणे टाळा. आठवड्यातून शून्य वेळा करा.

तत्त्व चौथे - Regular - /सातत्य - व्यायामाच्या बाबतीत सातत्य ठेवा नाहीतर परिणाम शून्य.

तुमच्या अंगी असलेली शिस्त इथेच आणि याचवेळी दिसून येईल. शिस्त

नसेल तर सगळे व्यर्थ!

सातत्य याचा अर्थ दररोज नव्हे, फक्त ठरलेल्या दिवशी (आठवड्यातून एकदा का असेना) व्यायाम करायचा. काहीही झाले तरी उद्यावर, परवावर, पुढच्या आठवड्यात ढकलायचा नाही. तुमचे मन व्यवस्थित कार्यरत असेल तर १०० मिली सेकंदांमध्ये तुम्हाला १०० वेगवेगळे पर्याय (व्यायाम टाळण्यासाठी) मिळतील, पण तुमची बुद्धी जागेवर असेल तर तुम्हाला कळेल की, जर १०० पैकी एखादा पर्याय निवडला तर पुढच्या वेळेस १००० पर्यायही मिळू शकतील.

यातून पुढे जायचा मार्ग म्हणजे ठरलेल्या दिवशी, ठरलेल्या वेळी व्यायाम करणे. व्यायाम चालू केला की, मन शांत होते व बुद्धीला शरण जाते. हे बोलणे सोपं आणि करणं कठीण आहे. पतंजली योगसूत्रात हेच सांगीतले आहे - जर वैराग्य आणि अभ्यास यातून एक निवडायचे असेल, तर अभ्यास महत्त्वाचा आहे. या मोहमयी दुनियेत वैराग्य कठीण आहे पण स्वशिस्त लावून घेऊन अभ्यास नियमित केला तर व्यायामामुळेच आनंद, समाधान मिळते. त्यामुळे होणाऱ्या 'वेट लॉस' ची वाट त्यासाठी पहावी लागत नाही.

तुम्ही निवडलेल्या व्यायामप्रकारास हे तत्त्व लागू करू या -

कार्डिओ, वेट ट्रेनिंग किंवा योगाभ्यास यातील काहीही निवडले तरी सातत्य ठेवण्यासाठी ते अवघडच वाटते. मनात नाना शंका-कुशंका उपस्थित होतात - अरे! मला स्पोर्ट्स शूज घालावे लागतील, वॉशिंग मशीनमध्ये 'टाइट्स' धुवायच्या तशाच राहील्या, जिमच्या बाहेरचे पार्किंग फुल झाले असेल, या वेळेला ट्रेडमील मिळणे कठीण आहे. इत्यादी! पण दरवाज्याच्या दिशेने जा आणि दार उघडून चालू लागा, सगळ्या काल्पनिक अडचणी गायब होतील आणि एकदा व्यायाम चालू केलात की (BDNF loop) चा वरदहस्त मिळेल. मस्त वाटू लागेल. आत्मविश्वास वाढेल म्हणून म्हणते आळस झटका आणि घराबाहेर पडून नियोजित व्यायाम करा.

चला, दुसरी एक बाजू सांगूनच टाकते - वापरा नाही तर गमावून बसाल (परत एकदा हे तत्त्व लागू पडेल). जर तुम्ही शरीराला व्यायामाची उत्तेजना दिली नाही तर आधी महिनोन महिने किंवा वर्षानुवर्षे गाळलेला घाम फुकट जातो. सपाट पोट, चपळता, लवचिकता २ ते ८ आठवड्यात व्यायामाचा

अभाव दाखवू लागतात. (याला उलटविण्याचे तत्त्व असे म्हणतात). पण तरी आशेचा किरण आहे कारण स्नायूंमध्ये 'स्मरण' राहते, म्हणून वाईट वाटू घेऊ नका आणि व्यायाम चालू करा.

होम फिटनेस टेस्ट्स

सहज करण्याजोग्या 'फिटनेस' च्या चाचण्या.

माझ्या क्लाएंट्सच्या प्रगतीचा अंदाज घेण्यासाठी मी 'फिटनेस असेसमेन्ट' करते. माझं सोपं समीकरण आहे. जर या चाचण्या समाधानकारक झाल्या तर इतरही फिटनेसचे निकष सुधारलेले असतात – थायरॉइड, इन्स्युलीन सेन्सीटीव्हीटी, रक्तदाब इ. आणि यात तुमची तुलना तुमच्याशीच होते त्यामुळे खरंखुरं चित्रं समोर येते.

सामान्यपणे केल्या जाणाऱ्या 'फिटनेस'चाचण्या पुढे देत आहे.

अ) खाली बसा आणि हात पायाला कुठपर्यंत पोचतात ते पहा. (बसताना पाय पुढे धडाशी काटकोनात ठेवायचे आहेत)

ब) 'कोअर स्ट्रेन्थ अँड स्टॅबीलीटी' स्नायूंची ताकद दर्शवते. (उर्ध्वमुखश्वानासनात किती काळ राहता येते?)

क) 'अेरोबीक फीटनेस'साठी VO2 max चाचणी उपयुक्त आहे.

तुम्ही ट्रेनरला या चाचण्या करायला सांगू शकता. यासाठी कुठच्याही उपकरणाची, पैसे खर्चायची गरज नाही. तुम्ही स्वत: www.exrx.net वर गुगल करून चाचण्या कशा करायच्या ते पाहू शकता. क्रीडाप्रशिक्षकांनी या चाचण्या योजल्या असून त्या आपली प्रगती किंवा अधोगती दाखवितात. तुम्हाला नाउमेद करण्याच्या हेतुने त्या केलेल्या नाहीत. दर १२ आठवड्यांनी या 'फिटनेस' चाचण्या करा. प्रत्येक चाचणीपूर्वी वॉर्म अप, स्ट्रेचिंग करा. हो, आणि या चाचण्या रिकाम्या पोटी नकोत. एखादं फळ किंवा दुसरं काहीतरी खा, तुम्हाला व्यायामाअगोदरच्या आहाराचे नियम ठाऊक आहेतच.

२) खऱ्या घटना व्यायाम उजळणी तक्ते व विश्लेषण

कल्पनेपेक्षासुद्धा सत्य कधीकधी विचित्र असते. आहार आणि व्यायामाच्या बाबतीत हे जितकं खरं आहे तितकं खचितच इतर बाबतीत असेल. माझ्या आधीच्या दोन पुस्तकांमध्ये मी काही क्लाएंट्‌सचे आहार-उजळणी तक्ते, दिले होते. हल्ली काही क्लाएंट्‌सचे 'वर्कआऊट रिकॉल्स्' पाहून मी अक्षरश: उडाले होते.

मी मनमानी करते असा आरोप माझे क्लाएंट्‌स माझ्यावर करतात. याचं कारण मी त्यांना आहार तसेच व्यायाम उजळणी - तक्ते करावयास भाग पाडते. लिहू कशाला? मला माहितीये मी चुकीचे करतेय, योग्य काय ते सांगा, असा त्यांचा सूर असतो. तुम्ही सध्या काय करता ते मला माहीत नसेल तर मी 'काय करा' कसं सांगू शकेन? माझा प्रतिवाद !

मी आग्रह धरते की ८ दिवस लिहा त्यामुळे वेळ वाचेल. मग माझ्याकडे 'वर्कआऊट रिकॉल्स' येतात. त्यातले काही तक्ते, त्यातील सुधारणा का व कशा केल्या याची माहिती देत आहे. तुम्ही त्यांच्या मदतीने स्वत:च्या चुका शोधाल व सुधाराल अशी आशा आहे.

पटकन संदर्भ मिळावा यासाठी मी कुठचे वर्क आऊट्‌स/परिस्थिती/व्यक्तिमत्त्वे घेतली आहेत ते पुढे देत आहे.

१) व्यायामाचा अतिरेक.
२) पोट सपाट करण्यासाठी कार्डिओ.
३) जाडजूड पायांना शिक्षा.
४) नुसते चालणे/रिकव्हरी न होणे.
५) इतरांवर मात करण्यासाठी व्यायाम.
६) 'फेरारी' बाळगणारा साधू.
७) खेळाडू.

१) व्यायामाचा अतिरेक

एका २०-२२ वर्षांच्या डॉक्टर मुलीबरोबर मी काम करत होते. ती वसतीगृहात राहात असे. आयुष्यातील एक महत्त्वाचा टप्पा ती पार करत होती. ज्येष्ठ डॉक्टरांबरोबर वॉर्ड्‌समध्ये चकरा मारायच्या आणि आपण पुढे स्वत:ची

प्रॅक्टीस करू तेव्हा कसा दृष्टिकोन ठेवायचा याचे शिक्षण घेण्यात ती मग्न होती. याच वेळेस असे होते की डॉक्टर आणि रुग्णसुद्धा 'इंटर्नशीप' करणाऱ्यांकडे साशंकपणे पाहतात. पण या सगळ्याची तिने सवय करून घेतली होती. मात्र तिच्या चुलत बहिणीचे लग्न ठरले आणि मग तिला 'नवा चेहेरा' मिळवण्याचा ध्यास लागला. 'ये जवानी है दीवानी' मधल्या दीपिकासारखा तिला 'चश्मीश ते चार्मिंग' असा प्रवास करायचा होता. 'अगं, तू आताच चार्मिंग आहेस', मी मनापासून म्हटले होते. माझ्या 'स्टार्स' मध्ये मी तिची गणना करत असे. तिने इलेक्ट्रीक कुकर घेतला होता आणि वसतिगृहाच्या टीचभर खोलीत ती डाळ-भात शिजवे. थोडक्यात, मी सांगितलेले सर्व ती मनापासून पाळत असे. नंतर मी तिला आठवड्यातून दोन वेळा वेट ट्रेनिंग करायला सांगितले, ते तिने चालू केले. पण नंतर तिचा मेला आला की कसे तिला बिलकूल ताजेतवाने वाटत नाही आणि राऊंडस् घेताना सुद्धा झोप येत रहाते. असे होणे अर्थात तिला अजिबात मान्य नव्हते. 'तू जिममध्ये काय करतेस ते कळव' मी सांगितले आणि पुढील तक्ता तिने पाठवला.

व्यायाम उजळणी

पहिला दिवस	१।। तास कार्डिओ-२० मिनिटे ट्रेडमील, १५ मिनिटे सायकल, १५ मिनिटे क्रॉस ट्रेनर, Floor exercises (जमिनीवर केलेले twister and sides).
दुसरा दिवस	१ तास वेट ट्रेनिंग, १५ मिनिटे ट्रेडमील, १५ मिनिटे सायकल.
तिसरा दिवस	पहिल्या दिवसाप्रमाणे १।। तास कार्डिओ.
चौथा दिवस	जिममध्ये जाऊ न शकल्यामुळे १५ मिनिटे अेरोबीक डान्स, Biceps and shouldders डम्बेल्स न घेता, २० ते २५ मिनिटे.

पाचवा दिवस	१ तास वेट ट्रेनिंग, २५ मि. ट्रेडमील व २-३ मिनिटे ट्विस्टींग.
सहावा दिवस	घरी गेल्यावर वर्क आऊट करायचे मनात होते पण अगदी गळून गेले होते म्हणून १० मि. ट्रेडमील केली.
सातवा दिवस	त्याच गोष्टीची पुनरावृत्ती, जिममध्ये गेले पण अंगात ताकद नव्हती. म्हणून १० मि. सायकलिंग, ५-७ मि. ट्रेडमील आणि पुढे काही करूच शकले नाही.

विश्लेषण

इन्टर्नशीप करताना डॉक्टर शारीरिक दृष्ट्या खूप अॅक्टीव्ह असतात. दिवसात ६ ते ८ तास सलग त्यांना वॉर्ड्स मधून चकरा माराव्या लागतात. एक नजर रसिकाच्या व्यायाम उजळणीवर टाका. तुम्हालाही कळेल की रसिका ही 'व्यायामाच्या अतिरेकाची' बळी आहे. 'जितक्या जास्त कॅलरीज जाळेन, तितके माझे वजन कमी होईल' हे तिचे तर्कशास्त्र होते.

१ ।। तास कार्डिओ अधिक floor Exercises केल्यावर तिचे 'फॅट बर्निंग' कसे होणार? उलट ती हायपोग्लायसेमीक (रक्तातील साखर कमी होणे) होत होती.

वेट ट्रेनिंग नंतर कार्डिओ तासभर केले तर ती 'कॅटबॉलीक झोन' मध्ये रहात होती. स्नायूंची झीज होऊन शरीर पूर्वपदावर येण्यासही विलंब लागत होता.

परत एकदा तिने कार्डिओ आणि ट्विस्टिंग केले. घरी केलेला अेरोबीक डान्स मजेत केलेला नव्हता, जिममध्ये न गेल्यामुळे आलेल्या अपराधीपणाच्या भावनेतून केलेला होता. असा व्यायाम फुकटच जातो. फॅट बर्निंग साठी उपयोगाचा नसतो. डम्बेल्स न घेता बाहू डोक्यावर घेणे, तेही थकवा येईपर्यंत, हा तद्दन मूर्खपणा आहे, स्ट्रेन्थ ट्रेनिंग नव्हे.

त्यानंतर परत दुप्पट जोमाने व दुप्पट अपराधी भावनेनेही मॅडम वर्कआऊट करतात; पण परत वेट ट्रेनिंग नंतर जास्त कार्डिओ केल्यामुळे शरीराला शिक्षाच मिळते. परिश्रमाने कमावलेले स्नायू फुकट गेले. फॅट बर्निंग थांबले.त्यामुळे

शरीर पूर्वस्थितीस आले नाही. रसिका 'ओव्हरट्रेन्ड झोन' मध्ये गेली होती.

सुदैवाने, योग्य आहारामुळे तिच्या शरीराची संवेदनाशक्ती धारदार होती. शरीर 'फॅट बर्निंग ' पेक्षा अस्तित्व टिकवण्यास धडपडते. त्यामुळे शरीराने पुढे होणारे नुकसान थांबवले. शरीर गळून गेले व म्हणून तिने व्यायाम थांबवला. 'गळून गेले म्हणून जिमला गेले नाही', यावरून हे दिसून येते. तिला थोडावेळ तरी 'रिकव्हरी' साठी मिळाला. पुढे दिलेला बदल मी तिला सुचवला.

बदलून दिलेली 'व्यायाम आखणी'

पहिला दिवस	धावणे चालणे	३० मिनिटे. RPE ६ ते ७
दुसरा दिवस	'अय्यंगार योगा बिगीनर्स गाइड' मधून आठवड्या-प्रमाणे योगासनांचा क्रम ठेवणे.	याला दोन कारणे आहेत- १) 'इन्व्हर्जन्स' शिकणे- 'काम आणि घर' यात अपराधीपणाची भावना न येता समतोल राखण्यास शिकणे. (मुलींना याची जास्त गरज वाटते). इन्व्हर्जन्समुळे हार्मोन्र्सचे कार्य नीट होते आणि ताकद येते. रसिकाच्या कामाचे स्वरूप पाहता तिच्या मेंदूला रक्तपुरवठा, ऑक्सिजन पुरवठा जास्त प्रमाणात व्हायला हवा. २) सेल्युलाइट (चेहऱ्याचे स्नायू व त्वचा ढिले पडणे) अय्यंगार पद्धतीने योगासने केल्यामुळे 'ऑरेंज पील' (चेहेऱ्यावर लावण्यासाठी वापरतात) पासून तुमची सुटका होईल - याचे कारण तुम्ही कधीही न वापरलेले स्नायू (चेहऱ्यावरचे सुद्धा) कामाला लावता.

तिसरा दिवस	अप्पर बॉडी 'स्ट्रेन्थ ट्रेनिंग'	प्रकरण २ मधून '2-day split' प्रमाणे करा.
चौथा दिवस	कार्डिओ	४५ मिनिटे RPE ६ ते ७ तिला 'ॲब्स्' करण्याची भलतीच हौस, त्यामुळे ती कार्डिओपूर्वी दोन सेट्स 'क्रँचेस' करायची. (कार्डिओनंतर नव्हे, ग्लायकोजनचा योग्य वापर.)
पाचवा दिवस	विश्रांती	–
सहावा दिवस	लोअर बॉडी, स्ट्रेन्थ ट्रेनिंग	दोन दिवसांच्या विश्रांतीच्या मधल्या दिवसात पायाचे व्यायाम ठेवले; कारण तिच्या कामामुळे तिला भरपूर चालावे लागतच होते. पायाच्या व्यायामाचा आदला दिवस तिला 'ग्लायकोजन साठा' करण्यासाठी दिला कारण पायांना व्यायामासाठी ते कमी पडू नये.
सातवा दिवस	विश्रांती	हा दिवस विश्रांतीचा ठेवला कारण तिच्या पायांना, तिच्या कामाच्या स्वरूपामुळे, विश्रांती मिळणे कठीण असते. २४ तासांची विश्रांती 'रिकव्हरीसाठी' मिळाली की मग कामाच्या वेळेस तिला पाय ओढत चालायला नको.

यथावकाश ती 'रिस्टोरेटीव्ह पोश्चर्स्' (शरीर योगासनांनंतर पूर्वस्थितीत येण्याची आसने) करू लागली. त्यामुळे व्यायामानंतरही ती त्वरित 'रिकव्हर'

होऊ लागली आणि हो, लग्नात तिने 'दिल्लीवाली गर्लफ्रेंड' या गाण्यावर धमाल नृत्यही केले.

२) पोट कमी करण्यासाठी कार्डिओ

फिरोझ - ३३ वर्षीय 'अॅड एक्झिक्युटिव्ह', त्याने नोकरी बदलली तेव्हा जिमला जायचे ठरवले; त्याच्या आधीच्या नोकरी दरम्यान तो लठ्ठ होत गेला. त्याची मावशी त्याला चिडवू लागली - नशीराने दुसरा नवरा शोधायला हवा कारण तो आता तिचा बाप शोभतो. त्याला तक्रार होती ती फक्त पोट सुटलेय याची, बाकी चेहरा इ. सर्व 'माशाल्ला' होते.

भरपूर मनधरणी केल्यानंतर त्याने त्याची 'व्यायाम उजळणी' माझ्याकडे पाठवली. त्याच्या म्हणण्यानुसार त्याचा व्यायाम 'केवळ पोट कमी करण्याच्या इराद्याने' असा होता.

व्यायाम उजळणी

पहिला दिवस	४५ मि. कार्डिओ - ३०० कॅलरीज 'अॅब्ज्' - ४ व्हॅरीएशन्स् - ३ सेट्स - १० रेप्स् 'वेस्ट' - ३व्हेरीएशन्स - ३ सेट्स, १० रेप्स्.
दुसरा दिवस	२० मि. EFX १०० कॅलरीज अप्पर बॉडी - २ व्हेरीएशन्स २० रेप्स्, लोअर बॅक २ व्हेरीएशन्स २ रेप्स्
तिसरा दिवस	४० मि. कार्डिओ २५० कॅलरीज लेग्ज - ६ व्हेरीएशन्स २० रेप्स् ऑल वीथ बॉडी वेट १० मिनिटांमध्ये ट्रेडमीलवर ५० कॅलरीज जळतात. १० मिनिटांमध्ये EFX वर १०५ कॅलरीज जळतात. ३ कि. पर्यंत वजनाचे डम्बेल्स उचलतो. चौथ्या, पाचव्या, सहाव्या दिवशी वरीलप्रमाणेच क्रम अनुसरतो.

विश्लेषण

आता तुम्ही जाणता EEEकसे काढतात; त्यामुळे अमुक मिनिटांमध्ये तमुक कॅलरीज जळल्या याला फारसा अर्थ नाही. तुमच्या मनात आता प्रश्नही येतील 'अरे EPOC चे काय?' 'आफ्टर बर्न' चे काय वगैरे! बघा, मला तुमचे मन ओळखंता येऊ लागले. बर आहे, हा व्यवसाय थांबला, तर दुसरा चालू करेन. फिरोझ ३-४ व्हेरीएशन्स् प्रत्येकी अॅब्ज् आणि वेस्ट साठी (२० रेप्स्) करत असेल तर तो 'फॅट' जाळेल का वेळेची बरबादी करेल? आपण पुस्तकाचे नाव बदलूया का? डोन्ट बर्न युवर कॅश, बर्न युवर फॅट! आता 'रेस्टींग मेटॅबॉलीझम' (म्हणजे जेव्हा फिरोझ गाडी चालवत असेल, मीटींगमध्ये असेल, सोफ्यावर लोळत टी. व्ही वरील चॅनेल्स् बदलत असेल) ही मुख्यत्वेकरून 'एरोबीक' पाथवे वापरते आणि म्हणून वैज्ञानिक दृष्ट्या 'फॅट' जळायला हवे पण 'आफ्टर बर्न' चा परिणाम नसल्यामुळे फारसे 'फॅट' जळत नाही. त्यामुळे ता 'माशाल्ला' चेहेरा जाऊन हनुवटीचा आकार मोठा व्हायला फार वेळ लागणार नाही.

फिरोझ अप्पर आणि लोअर बॉडीपेक्षा खूप जास्त वेळ 'अॅब्ज् आणि 'वेस्ट' साठी देत आहे. आता मोठे पोट आणि पाठीच्या कण्याला अती प्रमाणात केलेल्या 'अॅब्ज्' आणि 'वेस्ट' मुळे मिळालेले धक्के, यामुळे 'लोअर बॅक' (पाठीच्या खालची बाजू) अशक्त होते किंवा स्लीप डीस्कचा धोकाही उद्‌भवू शकतो. बसण्यामुळे हाती (फिरोझ जास्त बसून असतो) होईल, ते वेगळेच! ज्या दिवशी तो पायांचे व्यायाम करतो तेव्हाही त्याने आधी कार्डिओ ४५ मिनिटे केलेले आहे; म्हणजे ग्लायकोजन नसणारच! त्यामुळे फिरोझ वजन न उचलता फक्त स्वत:च्या शरीराच्या वजनावर (body weight)वेगवेगळे ६ व्यायामप्रकार करतो, यात नवल ते काय? त्याच्याजवळ इंधन (ग्लायकोजन) उरलेले नसते मग अनेरोबीक एनर्जीला मार्ग कसा मिळणार?

बदलून दिलेली व्यायाम आखणी

पहिला दिवस	वाळूवर चालणे किंवा जॉगिंग करणे.	३० ते ४० मिनिटे RPE ६ ते ७
दुसरा दिवस	विश्रांती किंवा सूर्यनमस्कार – २	जी मावशी नशीरासाठी दूसरा नवरा बघायला हवा असं म्हणत होती तिच्याकडून शिवानंद पद्धतीने सूर्यनमस्कार शिकला.
तिसरा दिवस	'अप्पर बॉडी' स्ट्रेन्थ ट्रेनिंग	३० मिनिटे
चौथा दिवस	विश्रांती	
पाचवा दिवस	'लोअर बॉडी' 'स्ट्रेन्थ ट्रेनिंग'	प्रकरण २ मध्ये दिल्यानुसार 2-day split. पायांचे व्यायाम (Leg work out) केल्यामुळे खूप कॅलरीज जळतात आणि 'पोट कमी करण्यात' मदत होते.
सहावा दिवस	विश्रांती	–
सातवा दिवस	बिल्डींग मधले जिने चढणे.	सुरुवात ६ मजले चढण्यापासून केली. (रेप्स् ७ ते ८). वर चढून लिफ्टने खाली येणे. परत तसेच करणे. ध्येय हे की २० मिनिटां मध्ये जास्तीत जास्त जिने चढून होतील. 'अनेरोबीक झोन' मध्ये हे जाते. निर्माण झालेले लॅक्टीक ॲसिड आठवड्याच्या पहिल्या दिवशी 'अेरोबीक पाथवे' ने ATP निर्माण करेल. असे 'नियोजन' करून दिले होते.

३) जाड-जूड असल्याबद्दल पायांना शिक्षा

जीनल ही एक सर्वसामान्य गृहिणी, ३८ वर्षांची आणि मुलं मोठी झालेली. परिक्षेच्या वेळेस लक्ष देण्याव्यतिरिक्त मुलांचे काही करायला लागत नसे. शेअर्समध्ये पैसे गुंतवायचे आणि सतत त्यावर लक्ष ठेवनू पैसे कमवायचे हा तिचा आवडता उद्योग. कधी गुंतवायचे, कधी काढायचे याचा तिला बरोबर अंदाज आलेला होता. तिला वाटे की, तिला ' गट फीलिंग' (आतूनच आपसूक कळणे) होते. ती सासू-सासऱ्यांबरोबर तसेच स्वयंपाकी, नोकर-चाकरांबरोबर रहात असे. तिला काळजी वाटे की वय वाढल्यावर ती तिच्या आई किंवा सासूसारखी दिसेल. म्हणजे कुल्याखाली जाडजूड मांड्या. 'माझी कंबर बारीक आहे, दंड पण ठीक आहेत, पण मांड्या मात्र बाजूने वाढलेल्या आहेत, Saddle bag सारख्या (घोड्याच्या पाठीवर पडशी टाकलेली असते तशा);

'मी भरपूर कार्डिओ करते पण हे काही हलत नाही; तिनेआपल्या मांड्यांना चिमटे घेत म्हटले. ' तू सांगितलेला आहार घेतल्यामुळे तो भाग काढून टाकून समुद्रात बुडवता येइल का मला?' ती वैतागून बडबडत होती. मी चेहेऱ्यावरची रेषही न हलवता म्हटले, 'वेट ट्रेनिंग करायला लाग; जितके जास्त स्नायूतंतू व्यायामात वापरशील, तेवढी व्यायामानंतर जास्त चरबी जळेल. (फॅट बर्निंग).

तुझ्या जिममधला एखादा चांगला ट्रेनर बघ आणि काही पहिली सेशन्स् तरी 'पर्सनल ट्रेनर' ठेव. मी सांगायचा प्रयत्न केला. पण पैसे खर्च करण्याची तिची तयारी नव्हती, ट्रेनिंग इ. वर तर नाहीच. तिने मला सांगितले की, आधी ती नियमितपणे जायचा प्रयत्न करेल आणि मग पर्सनल ट्रेनरचा विचार करेल. ती म्हणाली, 'माझं मी नीट करेन.' 'ठीक आहे, मात्र तू काय करशील ते मला लिहून पाठव. तसं तू सगळं नीट करतेस ते मला माहितीय.' काही दिवसातच तिची व्यायाम उजळणी मला मिळाली.

Original workout recall :

Exercise Tracker

Date	Exercise	Sets	Weights (Lbs/Kgs)	Repetitions
29[h] Aug	Leg Press/ Leg Curl/ Leg Extension Adductor! Abductor Dumbell Press Seated Rows Push ups/ Dumbbell Curl	2 2 2 2 2 2 2 2	20 lbs/ 40 lbs/ 40 lbs/ 25 kgs 20/25 lbs 5/10 lbs 40 lbs 40 lbs	20 20 20 20 20 20 20 20
31st Aug	Leg side kick (pyramid set)/ Leg Curl / Seated leg press (super set) Leg kick back (in glute machine) Lying leg press/ leg ext/calf raise (super set)	31 31 3	50 lbs 80 lbs /30 lbs	15
इतर सर्व दिवस मी चालायला जाते किंवा घरी ट्रेडमीलवर वेगाने व incline(सपाट न ठेवता काही अंशाचा कोन ठेऊन) चालते.				

विश्लेषण

जीनलबेनने तिच्या जाडजूड पायांना चांगली अद्दल घडवायची असे ठरवले होते. तिच्यासारखीच 'समस्या' असलेल्या इतर मैत्रिणींसोबत चर्चा करून तिने व्यायामआखणी केली होती. त्यात विविध मासिकांमधून येणारे 'आकर्षक दिसा' '५ कि. चे पैसे भरा, १० कि. कमी करा', 'पतीबरोबर पत्नीला मोफत'इ. मथळ्याचे लेख वाचून तिने त्यात भर घातली होती.

तिचा 'स्ट्रेन्थ ट्रेनिंग प्लॅन' असा होता की जणू तिला फक्त पायच आहेत; पाठ, खांदे, छाती, बाहू अस्तित्वातच नाहीत. 'अप्पर बॉडी'साठी नावाला २-४ व्यायाम होते.

जिममधला दुसरा दिवस हा पायांसाठी खास 'शेक इट लाइक शकिरा' या इंग्रजी मासिकामधून वाचलेल्या लेखाप्रमाणे आखला होता.

वेट ट्रेनिंगच्या पहिल्या दिवशी 'लेग प्रेस' हा एकमेव 'कम्पाऊंड एक्सरसाईझ' (बहुसांधा व्यायाम) तिने केला होता. यात अधिक सांधे व स्नायू वापरले जातात पण तिने आपण 'बल्क अप' (स्नायूंचा आकार वाढणे) दिसू या भीतीने कमी वजन उचलले होते. मात्र इतर व्यायाम करताना; उदा. एक्सटेन्शन, कर्ल, अॅडक्टर्स, अॅबडक्टर्स; तिने दुप्पट वजन उचलले होते कारण तिला त्या जागेवरची चरबी हटवायची होती.

रेप चेंज पण २० ठेवला होता; कारण फॅशन मॅगझीनमध्ये 'हाय रेप्स् आणि लो वेट' चरबी जाळण्यास उपयुक्त असते सांगितले होते. अर्थात फॅशन मॅगझीन ना EPOC वगैरे गोष्टींची पर्वा नसते आणि खरोखरच तुमची चरबी जळतेय की नाही याबद्दल त्यांना देणे-घेणे नसते.

अप्पर बॉडी करताना ती पाठीच्या साहाय्याने कमी वजन उचलते मात्र बायसेप्स करताना ४० पौंड्स उचलते. छातीला व्यवस्थित व्यायाम मिळतो पण तो पाठीच्या प्रमाणात घेतलेला नसतो. त्यामुळे 'अप्पर बॉडी' चा आकार विचित्र दिसतो.

जिमच्या दुसऱ्या दिवशी ती 'सुपर सेट्स' करते, यात ती ३ प्रमुख हालचाली एकापाठोपाठ एक करून 'लक्ष्य केलेल्या जागेवरचे' फॅट कमी होईल अशी अपेक्षा करते. तसंच तर मासिकांमध्ये आलेलं असतं! आता खरं म्हणजे सुपर सेट्स, पिरॅमीड सेट्स, ड्रॉप सेट्स या ट्रेनिंगच्या खूप पुढच्या पायऱ्या आहेत. त्या 'बॉडी बिल्डर्स' किंवा व्यायामात चांगली प्रगती केलेल्यांसाठी असतात. कमीत कमी तुमच्या वजनाच्या बार वर ८ रेप्स् स्क्वॅट्स च्या मारत असाल तर जरूर सुपर सेट करा! तेव्हा तुमचे शरीर प्रतिसाद देईल. पण ट्रेनिंगची नुकती सुरुवात आहे, तर अचूक तंत्रावर लक्ष केंद्रित करा. जिममध्ये नियमित जा, आहार नीट घ्या. सुरक्षितपणे उत्तमप्रकारे व्यायाम करा. 'रिकव्हरी'ला प्राधान्य ठेवा.

आता तिच्या कार्डिओवर नजर टाकू या.

'व्हेरी हाय स्पीड ॲण्ड इन्क्लाइन' असे कोणी म्हटले की माझ्या डोळ्यांसमोर एक चित्र उभे राहते. ती व्यक्ती ट्रेडमीलच्या 'रेल्स्'ना धरून, पाठीमागे झुकून उभी आहे, मान वळवून जाड्या मांड्या प्रत्येक पावलाला कशा पाठी-पुढे होत आहेत ते बघत आहे. छे! कल्पनेनेच माझ्या पाठीला, मेंदुला त्रास होतोय. एक नियम लक्षात ठेवा - इन्क्लाइन वर वेग नको आणि वेग हवा असेल तर इन्क्लाइन शून्य असला पाहिजे. कधीही 'ट्रेनिंग' करताना त्यातील एखादा भाग बदलावा किंवा आव्हानात्मक असावा; एकापेक्षा अधिक नको. कार्डिओत वेळ जास्त घेतलात तर इन्टेन्सीटी (तीव्रता, वेग) कमी करा आणि वेग वाढवला तर वेळ कमी करा.

काहीही असो, व्यायामआखणी बदलणे गरजेचे आहे; कारण स्नायूतंतूंचा अंतर्भाव ठरवेल की, ती किती कॅलरीज जाळत आहे व किती सुदृढ होत आहे. सशक्त मांड्या असल्या तरच त्या थुलथुलीत दिसत नाहीत.

बदलून दिलेली व्यायामआखणी

पहिला दिवस	जिममध्ये लोअर बॉडी	2-day split plan करणे. यामध्ये स्नायूतंतूंचा अंतर्भाव व्यवस्थित होईल व शरीर घोटीव दिसेल. तसेच हाडांची घनता वाढेल.
दुसरा दिवस	ट्रेडमील किंवा गवतावर आरामात चालणे अथवा विश्रांती	सांध्यांवर ताण येऊ नये व तरी शरीराच्या हालचाली व्हाव्या म्हणून.
तिसरा दिवस	जिममध्ये सायकलिंग	सायकलिंग हा वजन पेलावा लागणारा (वेट बेअरिंग) व्यायाम नाही.

चौथा दिवस	जिममध्ये अप्पर बॉडी	अप्पर तसेच लोअर बॉडी, दोन्हींना व्यायाम प्रमाणशीर मिळावा यासाठी.
पाचवा दिवस	चाळीस मि. चालणे, अधेमधे धावणे किंवा ट्रेडमील	इन्क्लाइन बंद केले. जॉगिंग तिला घाम गाळल्यासारखे वाटावे म्हणून करायला सांगितले.
सहावा दिवस	विश्रांती	
सातवा दिवस	मुलांबरोबर बागेत जाणे.	काहीही खेळावे – अभ्यासाव्यतिरिक्त मुलांबरोबर वेळ घालवणे. तसेच तिला sms पाठवला की, खेळणे हे शाळे इतकेच महत्त्वाचे आहे (जास्त नसले तरी.)

'कमी गुंतवणूक पण भरघोस नफा,' जीनलने ४ आठवड्यांनी फोन करून सांगितले. तिला कळत नव्हते की, ॲबडक्टर आणि ॲडक्टर न करता हे कसे शक्य झाले; पण तिला जाणून घ्यायचेही नव्हते. तिच्या भाषेत सांगायचे तर, 'मेरेसे ज्यादा मेरा हसबन्ड हॅपी है क्यूं की उसका स्ट्रेस कम हो गया।' कारण ती त्याला सतत विचारे की ती मांड्यांकडून जाडी दिसतेय का नाही? काहीही उत्तर दिले तरी, त्याचं मरण असे 'हाँ बोलेगा तो भी, ना बोलेगा तो भी मरा।'तिचा नवरा मागून 'थॅन्क्स ऋजुबेन' असं ओरडून म्हणाला.

४) रिकव्हरी नाही/फक्त चालणे

मिसेस कापडिया एक कर्तीसवरती गृहिणी आहेत. भला मोठा बंगला, लॉन आणि सगळ्या सोयीसुविधा दाराशी हात जोडून उभ्या आहेत. मुलं-सूनासुद्धा त्यांना मान देतात, त्यांची काळजी घेतात. त्यांना आयुष्यात एकच

समस्या होती, वाढलेले वजन आणि त्याबरोबरीने गुडघेदुखी. त्यांच्या डॉक्टरने त्यांना १५ किलो वजन कमी केल्यानंतर काहीही त्रास उद्भवणार नाही असे सांगितले.

ताबडतोब त्यांच्या सूनबाईने तिच्या पर्सनल ट्रेनरला त्यांच्यासाठी व्यायाम सूचविण्यास सांगितले. पुढे दिलेला व्यायाम करण्यास त्यांनी सुरुवात केली.

व्यायाम उजळणी (त्यांच्या ट्रेनरने ई-मेलवर कळवली.)

१) बागेत नेहमीसारखे चालणे - ३० मिनिटे- आठवड्यात ३ वेळा.

२) ट्रेनरबरोबर १ तास वर्क आऊट - आठवड्यात ३ वेळा.

१ तासाचे नियोजन पुढीलप्रमाणे

अ) ३० मिनिटे ट्रेडमील - लेव्हल स्पीड ५ ते ६, अधून-मधून इन्क्लाईनूड लेव्हल २.

पुढच्या ३० मिनिटांचे विभाजन पुढीलप्रमाणे

ब) ५० वेळा थ्रो बॉल (बॉल टाकणे) - बॉल दोन्ही हातांनी धरणे.

क) केबल पुल अप + अप्पर बॉडी एक्सरसाइज + आळीपाळीने वेट अथवा बॉक्सिंग.

विश्लेषण

मिसेस कापडियांनी अनेक गोष्टींमध्ये बदल करायला हवेत हे स्पष्टच दिसत आहे. त्या वर्क आऊट करत आहेत का? हो, आठवड्यातून तीनदा चालणे आणि तिनदा वेट ट्रेनिंग करत आहेत. त्यांना आशा आहे की, त्यांचे वजन कमी होईल व गुडघेदुखी बरी होईल.

एक नजर टाकलीत तर लक्षात येईल की, पायांसाठी 'स्ट्रेन्थ ट्रेनिंग' कुठेच नाही. त्याबद्दल मी छेडल्यावर त्या म्हणाल्या 'मी 'लोअर बॉडी'साठी चालतेय आणि मला दुखऱ्या गुडघ्यांना जास्त ताण द्यायचा नाहीये.' चालण्यामुळे अशक्त गुडघे आणखी अशक्त होतील आणि पायांसाठी वेट ट्रेनिंग न केल्यामुळे त्यात आणखी भर पडेल. पायांमधली ताकद पायांच्या स्नायूंना तसेच टेन्डन्स्, लीगामेन्ट्स व हाडांना विशिष्ट चालना दिल्यानेच वाढेल आणि त्यासाठी लेग प्रेस, स्क्टॅट्स, लंजेस, एक्सटेन्शन आणि कर्ल्स् करावे लागतील.

'अप्पर बॉडी' साठी सुद्धा 'थ्रो बॉल, केबल पुल अप' पुरेसे नाही. लहान स्नायूंच्या आधी मोठे स्नायू वापरावे लागतील, एक सांध्याच्या आधी बहुसांध्यांचे व्यायाम करावे लागतील. हे सगळं आपण स्ट्रेन्थ ट्रेनिंगमध्ये शिकलो आहोत आणि तुम्ही 'कार्डिओ' पण नीट वाचला आहे. मिसेस कापडियांना गुडघे दुखी आहे म्हणजे आधीच स्नायू व TBLJ अशक्त आहेत, मग त्यांनी एवढे चालावे का? आणि त्यांनी ट्रेडमील व बाग, (म्हणजे गवत) यातील कुठचा पर्याय निवडावा? गुडघे दुखावलेल्या परिस्थितीत 'इन्क्लाइन' वर चालणे बरोबर आहे का? वा! उत्तरे बरोबर! हुशार वाचक मिळाल्याबद्दल देवाचे आभार!

व्यायामात सुचवलेले बदल

आपल्याला असलेल्या माहितीआधारे व्यायाम आखणी करायला हवी. पहिली गोष्ट त्यांच्यासाठी विश्रांती जरुरीची आहे कारण 'रिकव्हरी' न झाल्यास त्याचे शरीर वाढवलेल्या व्यायामाशी अनुकूल होण्याऐवजी त्यांना थकवा जाणवेल. (Exhaustion stage) म्हणजे पुढे फुल स्टॉपच.

पहिला दिवस	विश्रांती	
दुसरा दिवस	बागेत फिरणे, गवतात किंवा मातीत	अशा वेगाने चाला की जो ३० मि. पर्यंत कायम ठेवता येईल. रेप्स्-४ ते ५
तिसरा दिवस	पूर्ण शरीरासाठी स्ट्रेन्थ ट्रेनिंग.	जोपर्यंत पायात पुरेशी ताकद, येत नाही तोपर्यंत त्यांना 'जास्त सेट्स' करून चालना देणे मूर्खपणाचे आहे. किंवा एक स्वतंत्र दिवस पायांसाठी ठेवा. त्यांना हळूहळू चालना द्यायला हवी. रिकव्हरीसाठी, अनुकूल होण्यासाठी वेळ द्यायला हवा.

चौथा दिवस	विश्रांती	घरात फेऱ्या मारायला उद्युक्त केले.
पाचवा दिवस	स्थिर बाइकवर सायकलिंग	२० मिनिटं पण जास्त कि.मी. होतील असे पहावे. रेप्स् ५ ते ६.
सहावा दिवस	अय्यंगार योगोपचार वर्ग	ओटीपोट आणि मांड्या सशक्त करण्यास मदत. गुडघ्याच्या मागच्या स्नायूंची लवचिकता वाढते पार्श्वभाग सुदृढ राहातो.
सातवा दिवस ट्रेडमील	ट्रेडमीलवर चालणे	२० ते ३० मिनिटे कारण त्यांना आवडते. (त्यांच्या मुलाने खास त्यांच्यासाठी खरेदी केली आहे म्हणून त्यांना पैसे वाया जाऊ द्यायचे नाहीत.)

अशा प्रकारे सुरुवात केली. ८ आठवड्यात त्यांच्या दिसण्यात फरक पडला. स्थूलत्व कमी झाले. गुडघेदुखी गायब झाली. त्यांनी मला विचारले, कसं शक्य आहे हे? माझं वजन थोडंच कमी झालेय (३ ते ४ किलो). मी फार व्यायामही केलेला नाही; पण जेव्हा शरीराची संरचना बदलू लागते तेव्हा स्नायू आकाराने वाढतात. TBLJची काळजी घेतली जाते. त्यामुळे त्यांना धक्का पोचत नाही. चरबी कमी होऊ लागते व त्यामुळे गुडघेदुखी होत नाही आणि व्यायामाला प्रतिसाद म्हणून मेंदू वेदना शमन करू लागतो, हे विसरता कामा नये.

५) 'किल् द बीचेस' वर्क आऊट

'मी असं वीर्क आऊट करतेय की माझ्या जिममधलं कोणीही करू शकणार नाही' निलीमा म्हणाली. मी म्हटलं, 'वा, फारच छान!' पण उपयोग काय, मी बारीक दिसत नाही असं म्हणत ती उभी राहिली आणि तिच्या

'जीन्स्'वरच्या पोटाच्या वळ्या मला दाखवल्या. पुढे सांगू लागली, 'आहाराने फरक पडतो, जास्त व्यायाम केल्यामुळे मी बारीक दिसते पण मला पाहिजे तेवढी नाही. माझं वर्क आऊट झालं की, जिमच्या बाहेर चालत येणं पण इतकं कठीण होतं की, मला कोणीतरी उचलून बाहेर नेलं तर बरं असं वाटतं. म्हणजे मी कशीबशी बाहेर येते, अर्धमेल्यासारखी! मला वाटते की, माझ्या डोक्यात कोणीतरी गोळी मारावी म्हणजे या गुबगुबीत मांड्या, दुखरे गुडघे आणि जाडजूड दंड या सगळ्यांतून माझी सुटका होईल. 'कृपा करून असं स्वत:चं वर्णन करू नकोस; तू काय बोलतेस ते तुझं शरीर ऐकत असतं; तुझा 'वर्क आऊट प्लॅन मला पाठवून दे.' मी म्हटले.

निलिमाची व्यायाम उजळणी

Original workout recall:

Day 1 - Cardio workout

10 workouts, each 3 mins with 20 sec in between Warm up + stretching (5 mins)

1. Jogging
2. Cycling
3. Bench jumps (plyometrics)
4. Stepper
5. Ski machine
6. Jump over step bench
7. Row machine
8. Jog with 10 kg bag
9. Squats on ball
10. Step jump (10 reps) with push-ups (10 reps)
11. Cool down (5 mins)

Day 2 - Full body workout called 'Belts, bands, Bajao!' (because we use only bands, balls, TRX and work out till we die) OR Functional workout

Warm up (10 mins)

Each of the following sets lasts 40 sec each with 20 sec break in between

1. Squats + single-legged squats (2 sets)
2. Low row (2 sets)

3. Chest press (2 sets)
4. Tricep extensions (2 sets)
5. Bleep curls (sets)
6. Suspension lunges (3 sets)
7. Hamstring curls (2 sets)
8. Plank Crunch (2 sets)
9. Suspended lateral Plyo-push up (2 sets)
10. Pike Crunch (2 sets)
11. Cool down (5 mins)

Day 3 - Fitness Challengers
Warm up + stretching (10 mins)

All workouts below performed 3 sets (21 reps, 15 reps, 9 reps) with 30 sec break between workouts. No break between sets. Below workout done with 2 nos. 5 kg plates

1. Incline push ups with both feet on the step bench + combination barbell shoulder press & squatting on the way down
2. (lying on the step-up) barbell pullover with tricep raises combination workout + squat jumps
3. Mountain climber + combination of barbell front raise & barbell upright row
4. Rear barbell + ski jumps using step bench (alternating between left and right leg while maintaining the squat position)
5. Squats while holding plate (5 kg) upright + ab crunch with 5 kg plate

वर तीन दिवसांमध्ये व्यायामाची विभागणी दाखवली आहे. आठवड्यातले उरलेले तीन दिवस याच प्रकारे व्यायाम करते. माझा ट्रेनर तू बघत राहशील असा आहे आणि त्याच्या घामट वासाच्या काखा मला आवडतात. त्याच्या तोंडाला वास येतो म्हणून सतत 'च्युंईग गम' तोंडात असते. मला त्याचा रागही येतो आणि एक प्रकारचं आकर्षण वाटतं. मी हे सगळं तुला का सांगतेय? पण असो, नाहीतरी माझ्या आयुष्यातलं सगळं तुला ठाऊक आहेच! ए, पण पुस्तकात नाहीतर ब्लॉग वर टाकू नकोस हं! पण लिही, कशाला कोणाची पर्वा करायची!

विश्लेषण

तुमच्या मनातले विचार कळतात मला, बरं का! सर्वांना नवल वाटेल असेच माझे काम आहे आणि तुम्ही ते ओळखलेय; पण अशा गोष्टींचा मी कशासाठीही बभ्रा करत नाही. मात्र एक सांगते, ट्रेनर बद्दल आकर्षण, प्रेम वाटणं यात नवीन काही नाही. एखाद्या पटकथा लेखकासारखे ट्रेनर हे स्वत:च्या दुनियेत मश्गुल असतात, इथे स्नायू जिवंत रहातात, फॅट (चरबी) स्वर्गवासी होते. एखाद्या अभिनेत्यासारखे स्वत:ला आरशात निरखत असतात. त्यामुळे तुम्ही त्यांच्याकडे बिनधास्तपणे बघू शकता. एक प्रकारे ते मूर्ख असतात त्यांना पैसा, अर्थशास्त्र, इतिहास, राजकारण, वगैरे गोष्टींशी देणं-घेणं नसतं व त्यामुळे ते जास्तच 'रांगडे गडी' वाटतात. नुसतं बघा त्यांच्याकडे, प्रेमात पडा, पण हो, फक्त त्यांच्याकडून ट्रेनिंग घ्या, पुढे जाऊ नका.

आता निलिमाच्या व्यायामाकडे वळू.

नवशिक्यांसाठी हे 3 days split नाही. जिममध्ये 'किल् द बिचेस' (याचा मतितार्थ असा की व्यायामाचा खूप अतिरेक करणे) साठी असे 3 days split वापरतात. जे मुलं-मुली ट्रेनरच्या मागे भुणभुण लावतात की त्यांचे वजन, फॅट कमी होत नाही त्यांना ट्रेनर्स bitches असे म्हणतात. शारीरिक कष्ट आणि व्यायाम यात गल्लत करू नका; त्या दाने टोकाच्या गोष्टी आहेत. मुलाला कडेवर घेऊन मॉल फिरलात, अंधेरी स्टेशनवर 'फास्ट लोकल' साठी धावलात इत्यादी; या सर्व गोष्टी व्यायामात मोडत नाहीत. त्यामुळे 'फॅट बर्निंग' होणार नाही जे तुमच्या जीवनातले अंतिम ध्येय आहे.

असो, पहिल्या दिवसाकडे पाहू. हे कार्डिओ मधले सर्किट ट्रेनिंग आहे आणि यात तुम्ही एका व्यायामाकडून दुसऱ्याकडे उड्या मारत आहात. हरे राम! आणि हेच प्रत्येक दिवशी करता. एक तरी कार्डिओ ॲक्टीव्हीटी तुमच्या शरीराला ३५-४० मिनिटे सलग करणे शिकायला हवे. सद्यपरिस्थितीत तुमचे गुडघे तुमचे वजन पेलत नाहीत तर १० कि. ची बॅग घेऊन जॉग करत त्यांना आणखी का दुखवायचे? १० कि. चा बार घेऊन स्कॅट केलेत तर गुडघ्यांना बरे पडेल मग स्कॅट्स बॉलवर का करायचे? याचं उत्तर काय तर ट्रेनर सांगतो म्हणून? ठीक आहे, व्यायाम - विज्ञान शरणारगती पत्करते. ट्रेनर जिंकतो!

दुसरा दिवस – परत बॅन्ड्स, बॉल्स् सस्पेन्शन वायर्स – काय चाललेय काय? धूम ३ चे शूटींग चाललेय का? GAS model आठवते? चालना द्या, अनुकूल व्हा, थकून जाऊ नका. पहिला दिवस पाय, दुसरा दिवस छाती, खांदे, ट्रायसेप्स आणि तिसरा दिवस पाठ आणि बायसेप्स, असा 3 days split करायला हवा. अशी स्नायूंची सरमिसळ करायची नाही. तुमच्या मांड्यांची ताकद फक्त २०%, ने वाढवा म्हणजे गुडघेदुखी पळेल, हे तुम्हाला माहितीए का? हे तुम्हाला माहिती नसते पण यु.एस. ने हे वर्क आऊट अफगाणिस्थानमध्ये आर्मीसाठी वापरले; हे माहिती असते. पण ते लोक सुपरफिट असतात. त्यामुळे त्यांना हे वर्क आऊट चालेल, तुम्हाला नाही. 'हो, पण मी देखील फिटनेससाठी करत आहे, पुढच्या वेळेस हे वर्कआऊट टायरवर उड्या मारून करणार आहोत.' परत एकदा ट्रेनरचा विजय!

ती पुढे सांगत होती, 'फिटनेसला आव्हान देणे ही खरी **मसल कन्फुजन** थिअरी आहे, पुढच्या वेळेस ट्रेनर वेगळे काही व्यायाम सांगेल आणि परिणाम काय होईल, ते आपण सांगू शकत नाही.' मी तिला सांगितले 'स्नायूंचा काही गोंधळ (Confusion) नाही, आपलाच आहे. त्यांना फक्त हळूहळू ताण वाढवत नेणे, हे तत्त्व कळते. फॅट बर्निंगसाठी नेहमीची लहान स्नायूंआधी मोठे स्नायू इ. तत्त्वे पाळायची.' आता व्यायाम-विज्ञान आठवा. २१ रेप्स् करून ९ रेप्स्‌ला जाताना 'अेरोबीक' कडून 'अनेरोबीक' कडे जाता, मात्र ९ रेप्स् ला तुम्ही २१ रेप्स्‌ला उचलत होतात. त्याहून जास्त वजन उचलू शकत नाही; कारण शरीरातील ग्लायकोजन कमी झालेले असते. ९ रेप्स् अचूक तंत्राने उचललेत तर ५ कि. पेक्षा जास्त वजन उचलू शकाल आणि तेव्हा 'आफ्टर बर्न' मिळेल. आता निलिमा करतेय तो ताण आहे, ट्रेनिंग नव्हे.

बदलून दिलेली व्यायाम आखणी

शेवटी मांडवली झाली. तिच्या आवडत्या 'ट्रेनर' पासून ताटातूट होऊ न देता मी तिला व्यायामआखणी करून दिली कारण शेवटी कशाही पद्धतीने का होईना त्याने तिला व्यायाम करण्यास प्रवृत्त तरी केले होते.

पहिला दिवस	२५ मिनिटे स्प्रिन्ट्स	६ वेळा, दोन स्प्रिन्ट्समध्ये १ मिनिट चालणे.
दुसरा दिवस	४०मिनिटे जॉगींग	मऊ पृष्ठभागावर, तिला वाळूत सांगितले.
तिसरा दिवस	लोअर बॉडी स्ट्रेन्थ ट्रेनिंग	४५ मिनिटे ते १ तास लागायचा. तिच्या मांड्या, कंबर, पोटऱ्यांची ताकद वाढवली. पाय आणि मांड्या (मागील बाजू)च्या व्यायामाने जास्त कॅलरीज जळतात.
चौथा दिवस	ताणण्याचे व्यायाम	सुदैवाने तिचा ट्रेनर 'स्ट्रेचिंग क्लास' घ्यायचा, मात्र या मॅडम जात नसत कारण त्यात 'कॅलरीज' जाळल्या जात नाहीत.
पाचवा दिवस	तिला आवडणाऱ्या ३ वर्क आऊटमधले कुठचेही एकच जे सोडायची तिची तयारी नव्हती.	खरं तिने एलिप्टीकल किंवा सायकलवर कार्डिओ केलेले मला आवडले असते कारण त्यामुळे गुडघ्यांवरील भार कमी झाला असता.
सहावा दिवस	अप्पर बॉडी स्ट्रेन्थ ट्रेनिंग	अप्पर बॉडी मजबूत करणेही महत्त्वाचे कारण गुडघे दुखू लागले की बरोबरीने कंबर, पूर्ण पाठ, मान सगळ्यांवर ताण येतो. सगळ्या सांध्यांना सांभाळायला हवे फक्त दुखऱ्या नको.
सातवा दिवस	विश्रांती	सुदैवाने एक दिवस विश्रांती घेतली.

‘बघ, माझ पोट कसं मस्त घट्ट आणि सपाट झालेय.’ असे माझा हात धरून तिच्या पोटावर ठेवत म्हणाली. ‘अरे वा!’ मी दाद दिली. ‘माझा ट्रेनरही सगळ्यांना माझं उदाहरण सांगत असतो व माझ्या सारखा व्यायामही करायला सांगतो.’ अशी पुस्ती तिने जोडली. माझी बहीण अशा परिस्थितीला ‘विन्-विन् सिच्युएशन’ असे म्हणते; कारण इथे विज्ञानाबरोबरीने घामट ट्रेनही जिंकला!

६) ज्याने ‘फेरारी’ विकली नाही असा साधू

शामबाबू योगिकजीवन ‘फेरारी’ सकट आचरत होते. माझ्या काही इतर क्लाएन्ट्सप्रमाणे त्यांनी मला उपदेशामृत पाजून वस्तुस्थितीची जाणीव करून देण्याचा प्रयत्न केला. ‘तू वेळ फुकट घालवत आहेस’ ते म्हणाले. त्यांच्या मते २०० कोटींचा उद्योग नसेल तर तो उद्योग म्हणजे वेळेचा अपव्यय आहे. ‘मला माझ्या कामाची गुणवत्ता राखायची आहे व म्हणून उद्योग वाढवायचा नाही.’ हे माझे मत त्यांच्या मते माझी अकार्यक्षमता सिद्ध करत होते. त्यांचा फक्त ‘योगा’ वर गाढा विश्वास होता व बाकी सगळे ‘कृत्रिम व्यायाम’ त्यांना अजिबाद पसंत नव्हते. त्याच्या घरी एक ‘सर’ पहाटे ४ वाजता येत असत, कारण त्या ब्राह्म मुहूर्तावर योगासने करणे योग्य होते. ४ ते ६ शामबाबू आणि सर योगसराव करत असत. शामबाबूंचा योगसराव आणि उद्योग धंद्यातील कौशल्य लखनौच्या व्यापारीवर्गात प्रसिद्ध झाले होते. ज्या दिवसापासून त्यांनी सुरुवात केली, त्या दिवसापासून एकही दिवस न चुकवता ते योगसराव करत होते.

तरीही, त्यांचे ‘ब्लड प्रेशर’ जैसे थे होते. याचं कारण मात्र त्यांना कळत नव्हते. ते काहीही करायचे सोडत नव्हते. गॅस, कोलेस्टेरॉल, हृदय इ. ना फायदा होईल असं प्रत्येक आसन त्यांच्या दैनंदिनीत बसवलेले होते. तसेच रात्री एक ग्लास ‘ड्रींक’ही ‘रिलॅक्स’ होण्यासाठी योजलेले होते. ते माझ्याकडे ‘आहार’ नियोजनासाठी आले कारण त्यांना पुस्तक थोडं आध्यात्मिक अंगाने जाणारे वाटले. त्यांना वाटले ‘स्काईप’ वर भेटू, लखनौहून मुंबईला न येता काम होईल. त्यांचा आहार खरोखरी योग्य होता, सगळं स्थानिक आणि हंगामी. त्यांची पत्नी व नोकर-चाकर इमानेइतबारे त्यांना हवे तसे खाणे -

पिणे बनवत व डबे ऑफिसमध्ये जात असत. कोणालाही त्यांच्या मर्जीविरुद्ध जायचे नव्हते.

'तुमचा आहार चांगला आहे, तुमचे काम तुम्हाला आवडते. घरी सगळे ठीक चालले आहे. मला कळत नाही की, तुम्हाला उच्च रक्तदाब (ब्लड प्रेशर), कोलेस्टेरॉल, बद्धकोष्टता (Constipation) का होते?' मी म्हटले आणि हे गृहस्थ शिस्तशीर होते, गेल्या ६ वर्षांत रोजचा २ तासांचा व्यायाम एक दिवसही चुकवलेला नव्हता. ''बरं, तुम्ही 'योगा' कुठच्या प्रकारचे करता?'' मी विचारले. त्यांनी 'पातांजली योगा'' असे उत्तर दिले. मी त्यांना सांगितले की, सर्वच योगसंस्थांचे मूळ 'पतंजली' सूत्रांमध्ये आहे. पण बिहार स्कुल अय्यंगार स्कुल, इत्यादींपैकी कुठचीही पद्धत आपण स्वीकारू शकतो यावर त्यांनी ते सगळ्यांची सरमिसळ करून योगसराव करत असल्याचे सांगितले. त्यांच्या शब्दात सांगायचे तर - 'थोडा वेट लॉस, १५-२० सूर्यनमस्कार, प्राणायाम, ध्यानधारणा, एकदम ऑल राऊंड प्रोग्रॅम बनाया है हमने!' यावर मी म्हटलं, 'अभी मेरा दीमाग ऑल राऊंड हुआ है, आप लिखिए प्लीज आप क्या कर रहे है।' त्यांनी लिहीले ते पुढे देत आहे.

'हे तुमचे आठवड्याचे आहे ना?' मी विचारले. 'नाही गं, एका दिक्साचे, रोज सकाळी ४ ते ६ मध्ये असा सराव करतो. एवढा मस्त 'प्रोग्रॅम' आहे! आता सगळ्यांना माझा ट्रेनर हवा आहे. खूप मागणी आलीये त्याला. म्हणजे 'करीना' नंतर तुला आली ना तशीच, नाहीतर तुला आधी कोण विचारत होतं?' मी माझ्या मुद्यालाच अजूनही चिकटलेले होते व म्हणून परत विचारले, ''एवढे सगळे व्यायाम तुम्ही खरंच एका दिवसात, करता?'' ते म्हणाले, ''हो, अगदी रविवारीसुद्धा चुकवत नाही.'' 'मग दमत नाही एका दिवसात एवढे सगळे व्यायाम करून?' 'नाही, नाही, आरामात करतो ६ वाजेपर्यंत आणि नंतर शवासन करतो. ९-९ ।। ला ब्रेकफास्ट/नाश्ता करतो.' 'मग मधल्या वेळात काय करता?' 'शवासन! ८ ।। पर्यंत मी शवासन करतो.'

Original workout recall:

Group I	Group 2
SURYA NAMASKAR -12 Core Work - single leg up, then opposite side, up again then down to 20 deg -10 on each leg Did the same with two legs Cycling Bending and straightening Open the leg wide at 90 deg and closing Leg up to 90 Deg - in 8 counts, dropping the leg to 20 Deg Rolling and Rocking Utkat asan with wall (Had the block bet the thigh) Utkat asan on the mat Garur asan with the wall Garur asan on the mat Warrior 2 Pashvakon Pashvoveer Warrior 1 Wide angle forward bend and then into side lunging Wide angle forward bend to lunge by taking the right arm under the leg - Both sides Knelt down and then extend one leg and then side stretching (Gate Pose) Pigeon Wide angle chakki Wide angle boat rowing Squatting and wood Chopping Squat and then forward bend Kapal Bhati (3 sequence of 100 each)	Tadasan Triyaka Tadasan Kati Chakra Single leg lift and then double leg lifts Single circles and then double Single leg cycling and then double leg cycling Knees circle Spinal twists Rolls & Rocks Navasan Sit with leg stretch and do shakti bandha including chakki and boat rowing with legs together and legs apart Squat Wood chopping Twisting Crow walking and then back Squat forward bending Classical surya Namaskar 12 Anuloma — Viloam — 10 rounds Nadi shodhan — 10 rounds Om meditation — 10 rounds End with Savasana.

विश्लेषण

वा! मी बेशुद्धच पडणार होते. तुमचा ट्रेनर भले कांदिवली, कानपूर, कन्याकुमारी आणि काश्मीरमध्ये प्रसिद्ध असेल, पण प्रसिद्ध आणि महागडा म्हणजे नेहेमीच सुजाण, काळजीवाहू असेल असे नाही. २ तास कोणी शवासन करते का? ते एवढ्या प्रमाणात शारीरिक हालचाली योगाच्या नावाखाली करत होते की शेवटी हायपोग्लायसेमीआत जात असणार.

सर्वप्रथम हा विचार करून की फक्त 'योगसराव' करून पुरते का? जीवन व्यतीत करायलाही योगाभ्यास पुरेसा होतो आणि त्यामुळे वजन घटेल? हो, नक्कीच ! पण योगसराव हा अभ्यास आणि वैराग्यसकट करायला हवा, जसा पतंजलीने करायला सांगितला आहे. म्हणजे सर्व समजून घेऊन, चिकाटीने, फळाची आशा न धरता करायला हवा. त्याच्याशी वजन कमी करणे, गॅस कमी होणे, पोट सपाट करणे असे फायदे जोडू नयेत. एखाद्या योगपरंपरेशी प्रामाणिक असलेला प्रशिक्षक निवडावा. सगळ्या परंपरांचा हेतू समान असतो; पण वेगवेगळ्या प्रवृत्तीच्या व्यक्तींना वेगवेगळ्या परंपरा सोईस्कर वाटतात. एकमेकांच्या चांगल्या गोष्टींचे अनुकरणसुद्धा केले जाते; पण प्रत्येक परंपरा आपलं वैशिष्ट्य जपते.

एखादी परंपरा निवडणे म्हणजे धोकारहित सराव, ठराविक आसनक्रम जो विचारपूर्वक ठरवलेला असतो. जो इंद्रियांनी जाणण्यायोगा असतो, इंद्रियउद्दिपक नसतो. जो प्रशिक्षक सगळ्या गोष्टींची सरमिसळ करतो, तो स्वत:च गोंधळलेला असतो. कशामुळे फायदा होईल हे त्याला पक्के ठाऊक नसते. तो योगसरावाचे रूपांतर जोरजोरात केलेल्या हालचालींमध्ये, कधी शारीरिक तर कधी श्वसनाच्या मार्फत करतो. हे मिश्रण धोकादायक असते. यामुळे मृत्यू ओढवणार नाही पण शारीरिक व मानसिक संतुलन मात्र नक्की बिघडेल. 'बिहार स्कूल ऑफ योगा' मध्ये थोडी सोपी प्राथमिक (Primary), नंतर थोडी अवघड (infermediate) आणि जास्त अवघड (advanced) आसने शिकवली जातात. यालाच अष्टांग (म्हैसूर) पद्धतीत Series (क्रम) असे म्हणतात. शिवानंदमध्ये १२ मूळ आसनांच्या (Postures) समावेश असून विद्यार्थ्यांच्या क्षमतेनुसार पुढे शिकवले जाते. अय्यंगार योगा पद्धतीत

प्रत्येक दिवसाचा आसनक्रम सांगून आठवड्याचे, महिन्याचे, वर्षाचे नियोजन केले जाते. प्रत्येकाची पद्धत परिपूर्ण असून तिची चिरफाड तसेच 'न्यू एज योगा टिचर्स' च्या सांगण्यानुसार मिश्रण करू नये. असे असले तरी वेगळ्या गरजांसाठी वेगळ्या शास्त्रीय पद्धती बरेच योगगुरू व शिष्य वापरतात. उदा. अय्यंगार योगाबरोबर आग्रा घराण्याचे संगीत आणि राकेशभाई, दादा किंवा स्वामी पार्थसारथींकडून वेदाभ्यास; याचे कारण सर्वांची मुळे योगिक तत्त्वांमध्ये सापडतात. त्यामुळे हे मिश्रण चालते, दुसरे नाही. दुसरे म्हणजे मला म्हणायचे अय्यंगारमधले त्रिकोणासन, ऑफिसमधल्या कॅम्पमध्ये सांगितलेली कपालभाती आणि मांड्या कमी करायला मावस बहिणीने मसुरीच्या ट्रीपमध्ये दाखविलेला व्यायाम हे सर्व एका तासात अजिबात चालणार नाही.

सूचविलेले बदल

पोटतिडकीने आणि संतापाने मी शामबाबूंना सुनवले आणि त्यांनी 'बिगीनर्स गाईड टु योगा' या मी पाठवलेल्या पुस्तकातून योगासने करायला सुरुवात केली. त्यांनी त्यात दिलेल्या सूचना बारकाईने पाळल्या, मात्र या वेळेस बी.पी., कोलेस्टेरॉल, गॅस सगळे त्रास कमी झाले. शामबाबू म्हणाले – '१२ आठवड्यांमध्ये एवढा फरक? कमाल आहे.' त्यावर मी म्हटले, 'यात कमाल काहीच नाही, तुम्ही करत होतात ती मात्र कमाल होती.'

७) खेळाडू

शिशिरला कसलीही कमतरता नव्हती. गोंडस मुले मनासारखी बायको, गाडी, बंगला सगळे काही होते. भारतभर हात–पाय पसरलेल्या एका सिमेंट कंपनीचा 'ब्रेन' त्याचाच होता आणि त्यामुळे त्याला वेळेचे तसे बंधन नसे. कधीही ऑफिसला जावे–यावे, काम असले की मात्र, फक्त काम आणि काम, घरी जाणेच नाही. त्याला वाटे की आपल्याला एखादी खडूस किंवा बथ्थड डोक्याची बायको मिळणार, पण त्याची बायको अगदी देवताच निघाली. स्वत:चा मुलगा झाल्यावर मुलगी दत्तक घेतली होती, गंगा शुद्धीकरण प्रकल्पावर काम करत होती, स्वत: गाडी चालवत असे आणि त्याच्या गुणदोषांसकट त्याला आपले समजत असे. त्यामुळे आता त्याच्या दुसऱ्या

समस्येवर, वजनावर- नेमकेपणाने पोटावर, विचार करायला त्याला फुरसत होती; 'मी बऱ्यापैकी नियमित टेनिस खेळतो, तरी का?'

लहान शहरांमध्ये राहणाऱ्या लोकांसाठी क्लबमध्ये/जिमखान्यात जाणे हे गरजेचे असते, असे त्याचे म्हणणे होते. एकतर एरवी करमणूकीला वाव नसतो आणि दुसरे म्हणजे चांगल्या ओळखीपाळखी होतात, हे त्यामागचे कारण त्याने वयाच्या ३३ व्या वर्षी टेनिस खेळणे चालू केले कारण बाकी सगळी लब्धप्रतिष्ठित मंडळी तेच खेळत असत; पण यथावशाक हे 'सक्तीचे खेळणे कधी प्रिय' झाले ते कळलेच नाही. आता तो खेळाच्या प्रेमासाठी खेळतो आणि बाकी मंडळी त्याच्याशी लागेबांधे जोडलेले रहावेत म्हणून खेळतात. 'आता मी ३६ वर्षांचा आहे, चाळिशीला मी नॅशनल लीगमध्ये जातो की नाही बघ! सचिन तेंडुलकरचे बघ ना!'

शिशिरचा आहार म्हणजे एक गोष्टच होईल खरं! पण थोडक्यात त्याने प्रोटीन शेक (तंतू असलेले) घेण्यासाठी नेहमीच्या आहारावर पाणी सोडले होते. असे केल्यामुळे त्याचे वजन कमी होईल. ही अपेक्षा होती. 'तू नेहमीचे जेवण सोडल्यामुळे 'गेम्स लुज' करशील', 'वेट लुज करणार नाहीस', असे मी त्याला सांगितले. असो लवकर त्याचा आहार रुळावर आला. नुसते प्रोटीन शेकवर न राहाता आता तो आहाराबरोबर सप्लिमेंट (तंतूमय पदार्थांशिवायचे) म्हणून घेऊ लागला. आता त्याने लिहून पाठवलेली व्यायाम उजळणी पहा-

व्यायाम उजळणी

खरं तर मी रोज तेच करतो, पण तुझा आग्रहच आहे म्हणून लिहितो.

सकाळी ६ ।। ते ९ - रोज टेनिस खेळतो. २ ।। तासांची विभागणी पुढे देत आहे.

पहिली तीस मिनिटे - टेनिस कोर्टला चकरा, शरीराला ताण देणे ७ ते या वेळेत ८.२० टेनिस खेळतो. मार्करला कठीण शॉट्स मारायला सांगतो म्हणजे जास्त धावणे होते.

८.२० ते ८.३० - ताण देणे. माझा ट्रेनर माझा पाय उचलून त्याच्या खांद्यावर ठेवतो, काय जबरी ताण बसतो.

८.३० ते ९ - जिममध्ये जाऊन 'ट्विस्टर' वापरतो. २५ वेळा उजवीकडे

२५ वेळा डावीकडे, नंतर 'सीटेड ट्विस्टर'वर परत तसेच करतो. दररोज असेच करतो, फक्त प्रवासात असेन किंवा शाळेत पालकसभा असेल तर सुट्टी होते.

विश्लेषण

राज्य पातळीवर किंवा स्पर्धेसाठी जेव्हा टेनिस खेळले जाते तेव्हा त्यातील खेळाडू कसलेले असतात. त्यांच्या हालचाली इतक्या चपळतेने होतात की अनेरोबीक ऊर्जा वापरात येते. मात्र जेव्हा करमणूकीसाठी टेनिस खेळले जाते तेव्हा खेळाडूंची क्षमता बेताची असते, जरी त्यांचे कपडे, शूज इ. स्पर्धेतल्या खेळाडूंसारखे असतात. ऊर्जा 'अेरोबीक सीस्टिम'ची वापरली जाते आणि म्हणून 'आफ्टर बर्न' नसतो. त्यामुळे ३ वर्ष खेळा नाहीतर ३० वर्ष खेळा, करमणूक म्हणून टेनिस खेळणाऱ्या व्यक्ती लीगमध्ये खेळू शकणार नाहीत, हे नक्की! म्हणून सर्व 'टेनिस प्लेअर' अंकल्स् चे पोट सुटलेले दिसते.

३० मिनिटे धावणे 'अरोबीक झोन' मध्ये मोडते. तुम्हाला 'हार्ड शॉट्स' झेलायचे असले तर तुम्हाला 'अनेरोबीक झोन' मध्ये जायला हवे, मग तुम्ही 'वॉर्म अप'चे तत्त्व अंमलात आणायला हवे ना? ३० मिनिटांचा अेरोबीक 'वॉर्म अप तुमचे 'ग्लायकोजन' खाऊन टाकतो. ग्लायकोजन कमी असताना जेव्हा तुम्ही 'हार्ड शॉट' 'मारायला सांगाल, तेव्हा तो फक्त तसे ढोंग करेल. जर तुम्ही 'मार्करशी खरी स्पर्धा करत असाल तर तुम्हाला त्याला 'हार्ड शॉट्स' मारण्यासाठी विनंती करावी लागणार नाही, थोडे सांभाळून मार अशी विनंती करावी लागेल.

तसेच, तुमचा पाय कोणाच्या खांद्यावर ठेवून ताण देणे यामुळे कंबर वेडीवाकडी होईल व एखाद्या दिवशी हॅमस्ट्रींग तोडून घ्याल. हॅमस्ट्रींग्स् ताणायला हवेत, त्यांना थप्पड मारू नका. आणि ट्विस्टरवरच्या हालचालींमुळे पाठ सुटणार नाही, आणखी अडकेल आणि खेळानंतर जेव्हा पाठ आधीच दमलेली असते (हो, हो, पाठही दमते आणि तुम्ही पायांनी धावलात तरी पाठीचा कणार, त्याभोवतीचे स्नायू यांचाही त्यात सहभाग असतो) तेव्हा ती पिळवटून तुम्ही अगदी क्रूर वागता असे मी म्हणेन.

चांगला ताण मिळण्यासाठी पाठीला किंवा हॅमस्ट्रींग्ज्ना २५ रेप्स्ची गरज नाही. २-३ वेळा दोन्ही बाजूंनी व्यवस्थित ताणणे पुरते आणि आपल्या

शरीरात फक्त पाठ आणि हॅमस्ट्रींग्जूना माहीत हे लक्षात घ्यायला हवे. ताण देताना मान, खांदे, मांड्या, बाहू यांचाही समावेश हवा.

'रॅकेट' स्पोर्ट्समध्ये प्रगती करण्यासाठी शरीर अनेरोबीकली वापरणे गरजेचे असते. जिममध्ये वेट ट्रेनिंग करा. शरीराला व्यवस्थित ताण द्या आणि वॉर्म अप खेळानुरूप करा; रोज खेळायला जाणे एवढेच पुरेसे नाही. आणि हे सर्व योग्य वयात (६ वर्षापासून पुढे विशीपर्यंत) झाले तर प्रगती शक्य असते. मुलांना हे खेळ लहानपणापासून शिकवा. त्यांची प्रगती पहा. त्यांच्या प्रगतीत तुमची प्रतिष्ठा शोधू नका. खेळाच्या आवडीसाठी खेळू द्या.

बदलून दिलेली व्यायाम आखणी

माझा क्लाएंट सी.ए. होता, तल्लख बुद्धीचा असल्यामुळे अेरोबीक, अनेरोबीक त्याने नीट समजून घेतले. त्यांची तुलना तो दोन वेगळी चलने असलेल्या देशांशी करत असे. जसे वेगवेगळे देश वेगवेगळी चलने वापरतात तसे प्रत्येक एनर्जी सिस्टीम वेगळे इंधन वापरते. त्याने ठरवले की आठवड्यातील जास्त दिवस तो 'अनेरोबीक झोन' मध्ये राहील, म्हणून पुढीलप्रमाणे व्यायाम आखणी केली.

दिवस	व्यायाम आखणी	टिप्पणी
पहिला दिवस	लोअर बॉडी स्ट्रेन्थ ट्रेनिंग	अनेरोबीक
दुसरा दिवस	विश्रांती	--
तिसरा दिवस	लॅक्टेट थ्रेशोल्ड-रनिंग/सायकलींग	LT
चौथा दिवस	टेनिस खेळणे	अेरोबीक
पाचवा दिवस	अप्पर बॉडी स्ट्रेन्थ ट्रेनिंग	अनेरोबीक
सहावा दिवस	विश्रांती	--
सातवा दिवस	टेनिस खेळणे	अेरोबीक

सुरुवातीला आठवड्यातून दोन वेळा टेनीस खेळत होता. पण त्याची ताकद हळूहळू वाढीस लागली आणि १२ आठवड्यात त्याची प्रगती आठवड्यातून तीन वेळा खेळण्यापर्यंत पोहोचली. त्याच्या शरीरावरील चरबी कमी झाली व खेळातही सुधारणा झाली. ट्विस्टरला त्याने राम राम ठोकला त्याजागी तो 'कोअर स्टॅबीलीटी एक्सरसाईझेज व स्ट्रेचिंग' करू लागला. त्याच्या चाहत्यांमध्ये वाढ झाली, व यावेळी 'वेट लॉस टीप्स्' ही मित्रमंडळी विचारू लागले.

इकडचे-तिकडचे

१) डॉक्टर-आहारतज्ज्ञ- व्यायाम प्रशिक्षक यांच्यामधला घोळ

खरं म्हणजे या तिघांचा मुख्य हेतू तुमचे आरोग्य राखणे, अस्वस्थता घालवणे हा असावा पण बरेचदा असं घडताना दिसत नाही.

डॉक्टरना व्यायाम-विज्ञान शास्त्राची ओळख नसते पण हे कबूल करण्याची त्यांची हिंमत नसते किंवा अज्ञानापोटी तसे करतात मात्र तुम्ही जो काही थोडा-फार व्यायाम करत असाल तो सोडण्यासाठी ते जंगजंग पछाडतील अर्थात्; चालणे सोडून (भरताला राज्य, रामाला वनवास)! तुम्हाला क:पदार्थ समजून, वाट बघायला लावून, तुमच्याशी बोलताना ब्लड रिपोर्ट बघत/प्रिस्क्रिप्शन लिहीत मानही वर न करणारे डॉक्टर जेव्हा तुम्हाला बोलूही न देता उपदेश करतात, तेव्हा तुम्ही मात्र तो अतिशय गांभीर्याने घेता. आपल्या डोक्यात मात्र तो/ती खूप शिकलेले, प्रसिद्ध, व्यग्र दिनक्रम असलेले असे असल्यामुळे त्यांची 'वाकू नका, उचलू नका, हलू नका' ही वाक्ये आकाशवाणी समान वाटतात.

आहारतज्ज्ञ पण अशीच वागणूक देते, फरक इतकाच की फार वाट बघायला लावत नाही व त्यामुळे तुम्हाला तिचे फार कौतुक नसते. तिने सांगितलेले आहार नियोजन तंतोतंत न पाळल्यामुळे ती तुम्हाला सुनवेल. तुम्ही काय खाऊ नये याची मोठी यादी दिलेली असते. तुम्ही केळ, चिक्कू, डाळ-भात-तूप यातल काही खायचं नाही, तर मग खायचं तरी काय, हा प्रश्न तुम्हाला सतावत असतो. व्यायाम, वेट ट्रेनिंग करावयास सांगत नाही,

प्राणायाम चालतो. प्रत्येकाने कृपया चालावे, हे नक्की! व्यायाम - विज्ञान शास्त्राशी सुतराम संबंध नसतो, कॅलरीज मोजण्यातच रस असतो. खर्च झालेल्या कॅलरीज शरीरात घेतलेल्या कॅलरीज (आहारातून) पेक्षा जास्त असल्या तर वजन कमी होईल हे समीकरण आहार तज्ज्ञाला आजही खरे वाटते. पण आपण खूश असतो काण पेपरमध्ये वाचनात येते आणि डॉक्टर सहमती दर्शवतात, तेच ती सांगते. अ) तुमचे कुटुंबीय आणि पूर्वज करत होते ते सगळे साफ चूक आणि ब) तूप, भात, साखर तुमचे शत्रू; शक्यतो ते सोडा; जमल्यास दूध पिऊ नका, प्यायलेत तर ते 'स्कीमड्' प्या.

ट्रेनर तुमच्याबरोबर खूप वेळ काढतो. तुम्ही यायची जिममध्ये वाट पाहातो. तुमचं नाव, तुम्ही कुठे फिरून आलात, तुम्हाला पाठीचा त्रास कसा चालू झाला इ. सगळी इत्थंभूत माहिती त्याला असते; तुमच्या मुलाचा रोल नंबरही वाटल्यास सांगेल; पण तो साधारणत: खालच्या किंवा मध्यम वर्गातला असून दहावी-बारावी पलीकडे फार गेलेला नसतो. 'ट्रेनर' हा व्यवसायही अजून फारसा रुजलेला नाही. त्याचं इंग्रजीचं ज्ञान बेताचं असतं. तुम्ही का 'वेट ट्रेनिंग' करावे? वेट ट्रेनिंगने होणारे मधुमेहावरील, रक्तदाबांवरील सकारात्मक परिणाम रक्तातील साखरेच्या रिपोर्ट्स प्रमाणे रक्तातील साखरेच्या प्रमाणात एकाएकी होणारी वाढ व घट.(Sugar Spikes and drops)याबद्दल तुम्ही का चिंता करावी इ. सर्व गोष्टींची त्याला माहिती असते. पण तुम्ही विचारा त्याला, ती/तो हमखास गोंधळेल. असो आपल्या समाजाची मानसिकता अशी आहे की, आपण शिक्षण, उच्च-नीचता, इंग्रजी बोलण्याची क्षमता (याच क्रमाने असे नव्हे) यालाच महत्त्व देतो. आपल्याबद्दल त्या व्यक्तीला किती काळजी आहे ही गोष्ट बाजूला पडते. मग यात नुकसान कोणाचे होते? ट्रेनरचे नाही, त्याला दुसरा क्लाएंट मिळतो. डॉक्टरकडे रुग्णांची रांग लागलेली असते आणि आहारतज्ज्ञाला 'रोटरी'मध्ये व्याख्यानाचे निमंत्रण असते. या सगळ्या घोळात तुमचे नुकसान होते. बिचारा गोंधळलेला रुग्ण/क्लाएंट, काहीही म्हणा, त्याची सर्व बाजूंनी कोंडी होते. तुम्ही आरोग्यासाठी ज्यांच्यावर विश्वास टाकता त्यांच्याकडूनच ही कोंडी होते.

आता खरे कसे व्हायला हवे - डॉक्टरने तुम्हाला व्यायाम करण्यास सांगावा, कुठचा करावा ते सांगू नये. तुम्ही पण लक्षात घ्या की डॉक्टर

व्यायामाच्या बाबतीत उपदेश करू शकत नाहीत. तुमच्या आहारतज्ज्ञांनीसुद्धा कॅलरीजच्या समीकरणाच्या पलीकडे जाऊन विचार करायला हवा. पाश्चिमात्य देशांचे अंधानुकरण टाळावे. ट्रेनरला पण शिक्षित करायला हवे, त्याने इंग्रजीवरील किंवा एकूणच भाषेवरील प्रभुत्व वाढवायला हवे आणि तुम्हीही हे समजून घ्या की, आरोग्य 'व्यावसायिक' व्यक्तींच्या हाती नसून शरीर धारण केलेल्या तुमच्या स्वतःच्या हातात आहे.

तुम्हाला जास्त आरोग्यपूर्ण रहायचे असेल, आतून छान वाटायला हवे असेल तर त्याची जबाबदारी स्वतः घ्या. स्वतःची काळजी स्वतःच घ्या. स्वतःचे निर्णय, वैद्यकीय किंवा इतर बाबतीत, स्वतः घ्या आणि हे निर्णय भीतीपोटी नव्हे तर प्रेमापोटी घ्या. मानवी मन नैसर्गिकपणे प्रगल्भ होत असते. निसर्गाशी बांधिलकी ठेवायची असेल तर वयपरत्वे तुमच्या शरीराची क्षमताही विस्तारू द्या. अर्थात् हे सगळं काळं-पांढरं नाहीये. सगळे ट्रेनर्स कामात चांगले असतातच, असं नाही. काही डॉक्टर्सही व्यायाम-विज्ञान आहार या गोष्टींमध्ये चांगले लक्ष घालतात. सगळे आहार तज्ज्ञही पाश्चिमात्यांना अनुसरून उपदेश देत नाहीत. हल्लीचे आहारतज्ज्ञ पूर्वीच्या ठराविक साच्यातून बाहेर पडत आहेत म्हणून डॉक्टर, आहारतज्ज्ञ व व्यायाम प्रशिक्षक यांनी एकत्र येऊन समन्वयाने काम केले तर त्याहून चांगली गोष्ट नाही. त्यामुळे तुम्ही दुखण्यातून लवकर बाहेर पडाल. आधीच्या वेदना विसरून जाल; सर्वांत महत्त्वाचे म्हणजे जास्त आरोग्यपूर्ण व फिट होऊन स्वतःचे आरोग्य स्वतःच्या ताब्यात आल्यासारखे वाटेल कोणीही तुम्हाला घाबरवणार नाहीत, मोठ्या वार्ता करणार नाहीत. डॉक्टर-आहारतज्ज्ञ व्यायामप्रशिक्षक हे त्रिकुट तुमच्या भल्यासाठी, सुखा-समाधानासाठी आहे!

२) दुर्लक्ष करण्यास शिका

बऱ्याच वर्षांपूर्वी, नेमकं सांगायचं तर २००४ मध्ये मी एका प्रसिद्ध क्लाएंटला ट्रेन करत असे. एकदा अल्टामाऊंट रोडवर आम्ही दोघे चढावर धावत होतो. मॉर्निंग वॉकर्सच्या गर्दीत आम्ही दोघे धावत असताना कानावर शब्द आले, 'गधेडो बहु फास्ट भागेछे.' हे ऐकल्यावर माझा संताप अनावर झाला. प्रत्येक मुंबईची मुलगी करेल तसेच मी केले; मागे वळून खुन्नस दिला.

मग त्यांच्यामध्ये थोडी कुजबुज होऊन खसखस पिकली. धावता धावता मी परत मागे वळून जास्तच खुन्नस दिला. त्यानंतर मात्र शांतता पसरली आणि बोलणाऱ्यांच्या माना खाली गेल्या. अल्टामाऊंट रोडवरची पांढरे टी-शर्ट-शॉट्र्स घातलेली लठ्ठ, शिष्ठ मंडळी मग चढावर चालत गेली.

शिष्ठ लोक गेल्यावर मला माझा राग कोणावर तरी काढायचा होता आणि आता ती पाळी माझ्या क्लाएंटची होती. तो दिवस चढावर जायचा होता व मी मॉर्निंग वॉकर्स भेटेपर्यंत प्रसन्न चित्त होते. क्लाएंट धावताना एकदाही रेंगाळला नव्हता, आधी टाचांवर धावणारा आता बरोबर तळपाय मध्यावर खाली ठेवत धावत होता. सांध्यांना धक्के लागत नव्हते. हवाही चांगली होती, गरम होत नव्हते. सगळं कसं मनाजोगं होतं आणि मी खूश असायला हवं होतं, पण मी अजिबात खूश नव्हते.

धावल्यानंतर स्ट्रेचिंग करताना माझ्या क्लाएंटने मला विचारले, "अग, इतकी रागावलीयेस का?" मी चिडून उत्तरले, "कारण तुम्ही रागावला नाहीत." त्याने मला विचारले, "त्या लोकांची बडबड ऐकून चिडलीस तू?" मी हाताची घडी घालून दुसरीकडेच पाहिले. "काय म्हणाले ग ते एवढे?" "तुम्ही पण ऐकलेय, मला माहितीये." "हो, मी ऐकले. पहेली बार लडकी इसके आगे पीछे दौडी, अपोजीट होये, साला मर्सिडीज ने, बीएमडब्ल्यु पार्क करकीच, पर गधेडो बहु फास्ट भागे छे।"

"पण RD, तू जेव्हा काही ऐकतेस तेव्हा तुला पाहिजे असेल तेवढेच तू ऐकायचे. मी वेगाने धावत असल्याचे त्यांच्यासुद्धा लक्षात आले, ह्याने तुला आनंद नाही झाला? आपण जुलैपासून ट्रेनिंग चालू केले, फक्त ऑक्टोबर चालू आहे आणि येणाऱ्या-जाणाऱ्यालाही मी वेगाने धावू लागल्याचे कळत आहे. आपण आनंद साजरा करायला हवा, तू रागावून वेळ फुकट का घालवतेस? तू एवढी रागावली आहेस की, तू मला वेळेपूर्वी थांबवलेस, कसा धावलो ते सांगितले नाहीस आणि हॅमस्ट्रींग्ज् मी व्यवस्थित ताणले नाहीत या गोष्टीकडे तुझे लक्षही नाही."

"जर नको ते काही कानावर पडलेच, तर काय ऐकायचे आणि काय ऐकून न ऐकल्यासारखे करायचे, हे समजायलाच हवे." त्यानंतर माझे हे एक जीवनविषयक तत्त्वज्ञान बनले. विषेशत: जिम, इतर व्यायाम करण्याची

ठिकाणे, पार्टीज जिथे आहार-व्यायाम तसेच आहारतज्ज्ञ, व्यायामप्रशिक्षक यांच्याबद्दल चर्चा केली जाते तिथे हे तत्त्व फार उपयोगी पडते.

काय बोलले जाते व त्यातील काय ऐकायचे हे दाखवण्यासाठी पुढील उदाहरणे उपयोगी पडतील.

काय बोलले जाते	काय ऐकावे
ती अजिबात साईझ झीरो नाही पण चांगलीच फिट आहे.	ती चांगलीच फिट आहे
जिममध्ये नियमित येते, नवरा काळजीवाहू असावा.	जिममध्ये नियमित येते.
पोट बघ तिचं पण अंगाला चिकटलेले कपडे घालून आत्मविश्वासाने वावरते.	जे करेल ते आत्मविश्वासाने करते.
तुझा चेहेरा सुंदर आहे. वजन कमी केलेस तर आणखी सुंदर दिसशील.	तुझा चेहरा सुंदर आहे.
जिममध्ये नियमित जायला लागल्यापासून सतत आरशात न्याहाळत असतो.	जिममध्ये नियमित जातो.
नेहेमी उशिरा उठेल पण क्रिकेट /फुटबॉल खेळायचा असला की पहाटे ५ ला उठेल.	मनापासून खेळण्यात भाग घेतो.
तुम्ही कितीही आग्रह करा, रात्री जेवल्यानंतर काही खाणार नाही.	योग्य आहाराच्या बाबतीत काटेकोर आहे.

व्यायामाची उजळणी

तुम्ही कुठचा व्यायाम केलात, काय चूका झाल्या, कशी प्रगती केलीत हे पाहाण्यासाठी पुढे दिल्याप्रमाणे तक्ते बनवा. १२ आठवड्यापर्यंत असे तक्ते बनवलेत की, एखाद्या फिटनेस गाइडपेक्षा ते अधिक उपयोगी पडतील.

Weight training days

Date	Exercise	Sets	Weights (Lbs. Or Kgs.)	Repetitions

Cardio days

Date	Exercise	Speed/ Rpm	Incline/ Resistance	Time (Mins)	Distance (Kms)	Rpe

ऋणनिर्देश

आजपर्यंत मला पुष्कळ लोक जिम, ट्रेन, कॉफी-शॉप, लग्न कार्य, अंत्ययात्रा इ. ठिकाणी भेटले. त्यांच्यामध्ये होणारे संवाद माझ्या कानावर पडून, तसेच त्यांच्याशी थेट बोलून जे कळत-नकळत माझ्यावर संस्कार झाले त्यातून हे पुस्तक जन्माला आले असे म्हणणे वावगे ठरणार नाही आणि हो, फेसबुक आणि ट्वीटर पेज यांचाही त्यात मोलाचा सहभाग आहेच. मात्र, ऋणनिर्देश करताना नाव माहीत असलेल्या व्यक्तींचे उल्लेख मी करू शकते. या सर्वांची बहुमोल मदत मला झाली आहे. पुढे केलेले उल्लेख हे प्राधान्य क्रमानुसार नाहीत.

- मुंबई शहर जिथे माझ्यासारख्या अनवट मार्ग चोखाळणाऱ्या व्यक्तींनाही आपला चरितार्थ चालविता येतो आणि तो ही प्रतिष्ठा सांभाळून!
- माझे कुटुंबीय आणि मित्रमैत्रिणी जे माझ्या कुठल्याही उपक्रमास, ज्यात लेखनही आले, मनापासून पाठिंबा देतात.
- माझे क्लाएन्टस् जे हर प्रकारे माझं नाव 'रोशन' करत असतात. परतफेड न करण्याजोगे हे उपकार आहेत.
- माझे 'ट्रेनर फ्रेंडस्' ज्यांच्याकडून जिममधल्या रसभरीत कहाण्या ऐकायला मिळतात. तसेच त्यांचे ट्रेनिंग ते घड्याळे, हेअरस्टाईल्स्, आर्थिक नियोजन इ. विषयांवरचे सल्ले मला खूप उपयुक्त ठरतात.
- डॉक्टर्स जे स्वत:ची मते वेळेला बाजूला ठेवतात व माझ्या क्लाएन्टस्नी व्यायाम केलेला त्यांना चालतो असं नव्हे, तर त्यासाठी ते उत्तेजनही देतात.
- माझी टीम जी मला वेळोवेळी सांभाळून घेते.
- 'दीप्ती' आणि 'वेस्टलँड' मधील प्रत्येक व्यक्ती ज्यांनी मला समजून घेतले.

- ‘जीपी’, ज्याच्याशिवाय माझे एकही पुस्तक लिहून होणे शक्य नाही.
- माझे योगगुरू दिवंगत कॅरीन ओ-बॅनॉन, झुबीन झार्थोश्टीमनेश, कोबाड वरीयावा, उषादेवी (ऋषिकेशच्या) या सर्वांनी मला न कंटाळता, प्रेमाने शिकविले.
- ओंकारानंद आश्रमाचे सिद्धार्थ कृष्ण आणि शिवानंदचे गोविंदानंद यांनी आचारण्याजोगे तत्त्वज्ञान शिकविले.
- पुस्तकाचे यश हे फक्त लेखकावर, प्रकाशकावर, विक्रेत्यांवर अवलंबून नसून ते मुख्यत्वेकरून वाचकांच्या प्रतिसादावर अवलंबून असते. तुम्हा वाचकांचे अगदी मनापासून आभार!

– ऋजुता दिवेकर

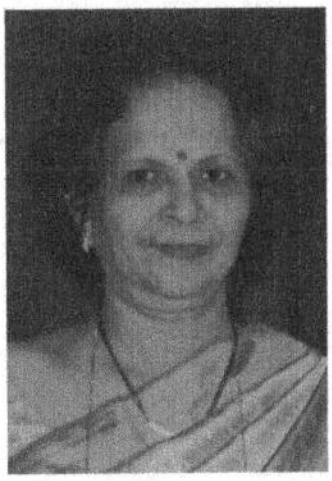

अनुवादिकेचे मनोगत

अनुवाद केलेले हे चौथे पुस्तक वाचकांच्या हाती देण्यास मला खूप आनंद होत आहे. याचे मुख्य श्रेय श्री. उल्हास लाटकर आणि ऋजुता (माझी कन्या) यांना जाते. श्री. उल्हास लाटकरांनी माझ्यावर विश्वास दाखविला व केवळ ऋजुताचीच नव्हे, तर इतरही पुस्तके अनुवाद करण्याची संधी मला दिली म्हणून त्यांचे खरंच मनापासून आभार !

ऋजुताने पुस्तके लिहिली आणि अनुवाद करण्याची पहिली संधी मला तिच्यामुळे मिळाली. २४/७ ती माझ्यासाठी उपलब्ध असते आणि कुठल्याही शंकेचे निराकरण मी करून घेऊ शकते.

ती बाहेरगावी असल्यास तिच्या ऑफीसमधील संपूर्ण टीम तसेच गौरव पुंज (जीपी–माझे जावई) मला सहकार्य करत आले.

माझी दुसरी कन्या अंकिता, ही मला नवीन टेक्नॉलॉजी शिकायला भाग पाडून मी 'अपडेट' राहीन हे पहात असते. याचा उपयोग मला अनुवाद करण्यासाठी होतो.

हे पुस्तक आकारात येण्यासाठी मोलाचा हातभार माझ्या वाचकमंडळाच्या (संवादिनी) मैत्रिणी स्नेहल चव्हाण व सुप्रिया घोटगे यांचा आहे. त्या चोखंदळ वाचक असून अनुवादाची पहिली प्रत त्या दोघींनी वाचली व मोलाचे फेरफार सुचविले. स्नेहल फिजीओथेरपीस्ट, सुप्रिया उत्कृष्ट 'शेफ' व मी अनुवादिका अशी उत्तम टीम जमल्यामुळे हे काम आम्ही मजेत केले.

माझे पती श्री. विनयकुमार यांचे घरीच ऑफीस असल्यामुळे ई मेल, कुरिअर इ. कामे बिनबोभाट होत राहतात. हे पुस्तक वाचून तुम्ही जिममध्ये जाण्यास उद्युक्त व्हाल अशी आशा करते !

– रेखा दिवेकर

diwekar.rekha@gmail.com